中国科学院大学研究生教材系列

离子治疗中的医学物理学
Medical Physics in Ion Beam Therapy

李　强　陈卫强　等　编著

科学出版社

北　京

内 容 简 介

本书介绍离子治疗中的物理学相关问题,包括离子治疗现状、放射物理学基础、放射生物学基础、相对生物学效应模型、剂量学、治疗计划系统、运动管理及图像引导、临床案例分析等,高度概括目前离子治疗领域研究的最新成果及发展趋势;医学物理、生物物理概念明确清晰,图文并茂,内容系统全面,信息丰富。

本书适合核科学与技术专业的教师、本科生以及研究生使用,也适合从事放射治疗的专业人士、医疗行政管理人员以及离子治疗装置研发专业技术人员使用;对卫生医疗领域的决策者或了解放射治疗技术的患者均有重要的参考价值。

图书在版编目(CIP)数据

离子治疗中的医学物理学 / 李强等编著. -- 北京 : 科学出版社, 2025.3.
(中国科学院大学研究生教材系列). -- ISBN 978-7-03-080862-2

I. R815;R312

中国国家版本馆 CIP 数据核字第 2024KY4856 号

责任编辑: 陈艳峰 孔晓慧 / 责任校对: 彭珍珍
责任印制: 张 伟 / 封面设计: 无极书装

科学出版社 出版
北京东黄城根北街 16 号
邮政编码: 100717
http://www.sciencep.com
北京九州迅驰传媒文化有限公司印刷
科学出版社发行 各地新华书店经销
*
2025 年 3 月第 一 版 开本: 720×1000 1/16
2025 年 3 月第一次印刷 印张: 15
字数: 300 000
定价: **118.00 元**
(如有印装质量问题, 我社负责调换)

本书编委会

主　编：李　强　陈卫强

编　者：（以姓氏笔画为序）

马圆圆（中国科学院近代物理研究所）

申国盛（中国科学院近代物理研究所）

刘新国（中国科学院近代物理研究所）

李　强（中国科学院近代物理研究所）

狄翠霞（中国科学院近代物理研究所）

张　晖（中国科学院近代物理研究所）

陈卫强（中国科学院近代物理研究所）

金晓东（中国科学院近代物理研究所）

贺鹏博（中国科学院近代物理研究所）

戴中颖（中国科学院近代物理研究所）

序

  离子治疗作为现代放射治疗的前沿领域，凭借其独特的物理特性和生物学优势，正在为癌症治疗带来革命性的进展。与传统的 X 射线和 γ 射线相比，重离子 (如碳离子) 和质子束的深度剂量分布具有布拉格峰 (Bragg peak)，能够在精确控制高剂量分布的同时，最大限度地减少对周围健康组织的损伤，而且重离子还具有高的相对生物学效应 (RBE)。这种精准的治疗方式不仅提高了肿瘤的局部控制率，还显著降低了对患者的毒副作用，为许多难治性肿瘤提供了新的希望。

  医学物理学在离子治疗中扮演着核心角色。从离子束流的产生、加速、传输到最终剂量的精准配送，每一个环节都离不开医学物理学的理论支持和技术创新。医学物理师不仅需要深入理解离子与物质相互作用的物理机制，还需要结合临床需求，优化治疗计划，确保离子治疗的安全性和有效性。此外，随着人工智能和大数据技术的快速发展，医学物理学在图像引导、剂量计算和治疗监控等方面也取得了重要突破，进一步推动了离子治疗的精准化和个性化发展。

  《离子治疗中的医学物理学》一书旨在系统介绍离子治疗中的医学物理学基础、关键技术及其临床应用。通过对离子束的生物物理特性、治疗计划设计、剂量测量与验证、设备质量控制等内容的深入探讨，希望为从事离子治疗的研究人员、医学物理师和临床医生提供一本实用的参考书。同时，该书也展望了离子治疗技术的未来发展方向，包括新型治疗技术研究以及多学科交叉融合的前景。

  离子治疗的发展离不开科研机构和临床团队的共同努力。感谢所有为这一领域做出贡献的科学家、工程师和医务工作者。希望该书能够为离子治疗的进一步普及和优化提供助力，最终造福更多患者。

中国科学院院士

中国科学院近代物理研究所

2024 年 12 月 20 日

前　　言

　　我怀着无比感慨和激动的心情写下本书的前言。在我三十二年的职业生涯中，我一直致力于重离子治疗相关的医学物理研究，见证了这一领域的巨大变革和发展。本书是我团队多年研究成果的结晶，也是我对这一领域的一份总结与回顾。

　　医学物理学是医学与物理学的交叉学科，在肿瘤治疗领域中扮演着不可或缺的角色。我始终相信科学的力量可以为人类的健康创造奇迹。重离子治疗技术的出现，为癌症患者带来了新的希望和机会。作为一名医学物理学工作者，我深知自己肩负着重大的责任，将竭尽所能为这个美好的事业贡献力量。在此，特别感谢中国科学院大学教材出版中心的资助。

　　在本书中，我将分享自己对重离子治疗技术的见解，分析重离子与物质的相互作用及其辐射生物学效应，探讨重离子相对生物学效应模型、剂量算法与治疗计划系统，并结合运动管理与图像引导等技术，探索其在临床实践中的应用，同时围绕未来新技术对离子治疗发展进行展望。我希望本书能够为从事医学物理研究或者肿瘤治疗工作的同行们提供参考，也能够为患者及其家属提供一些有益的信息和启示。

　　时光如梭，岁月匆匆，但我愿意将一生的精力和热情投入到这项美好的事业中，为肿瘤患者带来希望和治愈的机会。谨以本书献给所有支持和关心我的人，愿我们共同努力，为医学物理学的发展和肿瘤治疗的进步贡献力量。在此，特别感谢中国科学院大学教材出版中心的资助。

　　医学物理学是一个多学科的交叉领域，本书涉及各学科的大量名词术语，由于作者水平有限，书中缺点在所难免，恳望广大读者批评指正。

李　强

2024 年 5 月 10 日

目　　录

第 1 章 绪 论

1.1 背 景

1.1.1 放射性的发现及应用

放射性是指某些原子核不稳定,不断自发地放射出粒子或电磁辐射的现象。它是 20 世纪初现代物理学的重要发现之一,也是科学技术发展历程中的重要里程碑。

1.1.1.1 放射性的发现

1) 非自发辐射的发现

非自发辐射是威廉·伦琴 (W. Röntgen) 发现的 [1]。1895 年,伦琴将一块铝箔覆盖在一张被放射线照射了两个小时的纸片上,铝箔表面出现了微小的黑点,这是由于纸片被辐射而产生的非自发辐射穿过了铝箔。同时,1896 年,该实验被其他研究者重复并得到了类似的效果 [2,3]。这些实验的结果揭示了辐射的类型和本质,为后来的研究奠定了基础。

2) 自发辐射的发现

1896 年,法国物理学家亨利·贝可勒尔 (H. Becquerel) 发现了自发辐射。他将包在黑纸中的感光底板与双氧铀硫酸钾盐放在一起时,发现底板被感光了,他推测可能是因为铀盐发出了某种未知的辐射。同年 5 月,他又发现纯铀金属板也能产生这种自发辐射。此后,他继续对铀进行了研究 [4-6]。随后,法国物理学家玛丽亚·居里 (M. Curie) 和皮埃尔·居里 (P. Curie) 在研究中发现了两种放射性元素——镭和钋 [7-9]。他们发现,这些元素会持续释放辐射能量,这种现象被称为放射性衰变。贝可勒尔与居里夫妇一起获得了 1903 年诺贝尔物理学奖。约瑟夫·约翰·汤姆孙 (J. J. Thomson) 在部分抽真空的放电管中研究阴极发出的射线,并确定这些射线是电荷的载流子,证明它们是由离散的粒子组成的,这种粒子后来被称为 "电子"[10],进一步揭示了原子的结构和成分构成 [11]。

1.1.1.2 放射性的应用

放射性现象的发现对科学研究产生了深远的影响。随着对核物理学和放射性的研究不断深入,放射性被广泛应用于医学、工业和农业等领域。

1) 医学应用

在 X 射线被发现后仅仅三周，在利物浦，医生罗伯特·琼斯 (Robert Jones) 和物理学家奥利弗·洛奇 (Oliver Lodge) 用 X 射线拍摄了一颗嵌在男孩手中的子弹 [12]。除了应用于诊断，X 射线也被用于肿瘤治疗。第一次放射治疗早在 1896 年就开始了，也就是在伦琴发现 X 射线的一年后，维也纳外科医生利奥波德·弗罗因德 (Leopold Freund) 便使用 X 射线治愈了贝克痣 [13]。直至一个多世纪后的今天，放射医学干预措施一直在癌症治疗的各个阶段发挥重要作用，包括预防、早期发现和筛查、诊断、治疗和姑息性治疗。荷兰放射学家伯纳德·泽德斯·德斯普莱特 (Bernard Zeides des Plates) 在 20 世纪 30 年代发明了断层扫描技术，使获得人体纵向剖面的 X 射线图像成为可能 [14]。后来，计算机断层成像扫描 (CT) 技术的出现和正电子发射断层成像 (PET) 技术的发展，推动了放射性在医学中的应用 [15]。随着核医学的发展，1910 年，放射性示踪剂方法被第一次提出，即通过各种合成放射性药物进行疾病诊断，如利用碘 (^{131}I) 无机盐诊断甲状腺疾病。对于消化道和血管等腔内器官，使用含碘或钡的造影剂进行成像，其 X 射线衰减系数大，可获得有用的诊断信息 [16]。其次，放射性也可以用于摧毁癌细胞来治疗癌症。一些放射性物质也被用于治疗一些难以手术去除的肿瘤，如脑肿瘤等 [17,18]。此外，放射性同位素还可以被用于研究生物化学过程，如测定药物代谢的速率等 [19]。放射治疗 (radiotherapy，RT) 的里程碑事件见表 1.1。

表 1.1   放射治疗的里程碑事件 [17]

年份	人名或机构名称	里程碑事件
1895	威廉·伦琴 (W. Röntgen)	X 射线的发现
1896	亨利·贝可勒尔 (H. Becquerel)	首次放射治疗
1903	威廉·亨利·布拉格 (W. H. Bragg)	布拉格峰的发现
1913	格里·福塞尔 (G. Forssell)，海曼 (J. Heyman)，埃利斯·伯文 (E. Berven)，马格努斯·斯特兰德奎斯特 (M. Strandqvist)，罗尔夫·希沃特 (R. Sievert)，罗尔夫·托雷乌斯 (R. Thoraeus)	斯德哥尔摩近距离治疗剂量学系统
1928	罗尔夫·维德罗 (R. Wideröe)	离子射频直线加速器
1929	欧内斯特·奥兰多·劳伦斯 (E. O. Lawrence)	提出了回旋加速器的基本理论
1938	罗伯特·斯通 (R. Stone)	首例中子治疗
1951	威廉·斯威特 (W. H. Sweet)，高登·布朗内尔 (G. Brownell)	首次硼中子俘获治疗
1954	欧内斯特·奥兰多·劳伦斯，罗伯特·威尔逊 (R. Wilson)	在劳伦斯伯克利国家实验室 (LBL) 进行了首位患者的质子治疗
1979	玛丽·卡特罗尔 (M. Catterall)，大卫·贝利 (D. K. Bewley)	快中子放射治疗
1990	洛马林达大学 (Loma Linda University)	首个医用质子治疗设施

续表

年份	人名或机构名称	里程碑事件
1994	日本国立放射线医学综合研究所 (NIRS)	碳离子束临床放射治疗
2004	詹姆斯·登普西 (J. F. Dempsey)，巴斯·雷梅克 (B. W. Raaymakers)，简·拉根代克 (J. J. Lagendijk)	核磁共振引导的直线加速器原型机
2014	美国 Viewray 公司	第一台医用核磁共振引导的直线加速器
2020	日本南东北医院	首个基于加速器的硼中子俘获治疗中心正式临床运营

2) 工业应用

放射性在工业领域中得到广泛应用，主要用于材料检测、质量控制和消毒。放射线的穿透能力很强，可以用于检测钢、铝等金属材料的内部缺陷状态。例如，闪光 X 射线技术可穿透火光和烟雾，在国防兵器测试中得到广泛的应用，已成功用于弹道过程、雷管爆炸等研究 [20]。放射性同位素在工业生产中可用于筛选和分离出特定的元素，例如工业生产的化学分离过程 [21]。

放射性能源是指核反应中产生的能量，它被认为是一种清洁能源，因为它不会产生二氧化碳等气体废物 [23]。放射性能源的主要生产方法是通过核裂变，利用铀等放射性同位素将核子分裂成两个较小的核子。这个过程会释放出大量的能量和其他的同位素，如放射性核碎片和放射性同位素 [24]，这些产物需要经过特殊的处理来避免对环境和人类造成影响。

3) 农业应用

放射性同位素在农业领域中也有应用。通过不同放射性同位素的测量，可以了解动植物的营养情况和环境地质变化，判断诸如土壤肥力和植物的成熟时间等多方面因素 [22]。通过这样的方法，可以对土壤和植物的营养状况进行更准确的调查和评估。

1.1.1.3　放射性对人类和环境的影响

虽然放射性在医学、工业和农业等领域有广泛的应用，但是它对人类健康和环境安全会产生一定的影响。尽管放射性不可避免地存在于人类周围的环境中，但是任何潜在的放射性危险都应该受到重视和控制。

1) 对人类的影响

放射性会对人类产生负面影响，例如引起癌症和遗传变异等，甚至可能会导致死亡。正因为如此，使用放射性元素需要特别小心并严格控制。例如，在医疗领域使用放射性药物必须严格遵守安全措施和程序，以避免对患者、医护人员和公众造成危害。

2) 对环境的影响

放射性会对自然环境造成影响，例如溶解于水中的放射性物质会进入湖泊、河流和海洋，从而影响生态系统的稳定和生物多样性。在能源生产中使用放射性同位素，可能会产生放射性废料，需要特别处理和储存，以尽量减少它们对环境和人类的影响。

1.1.1.4　未来展望

放射性的研究和应用将继续推动现代科技的发展。随着技术的进步，放射性的应用将更加广泛和深入，例如，通过基因改造植物来提高产量和抗病虫害的能力，还有可能在医疗领域开发更加智能、高效和安全的放射性药物。虽然放射性在科技的发展中具有不可替代的作用，但仍需要注意安全控制和管理，确保对人类和环境的影响降至最低。

总之，放射性的发现和应用是现代物理学发展历程中的重要里程碑。放射性在医学、工业、农业和能源等领域具有广泛应用，但也对人类健康和环境安全有不可忽视的影响。我们需要进一步加强对放射性的安全控制和管理，并不断推动其技术应用，以满足社会的需求。

1.1.2　X 射线放射治疗技术及其发展

1) X 射线放射治疗技术

X 射线放射治疗技术是医疗领域中一种常见的放射治疗方式。由德国物理学家伦琴在 1895 年发现 [3]。这一发现极大地促进了科学技术的发展，标志着医学放射学的开端。在 X 射线发现后的两个月内，它被用于诊断目的的照片拍摄，以及治疗包括恶性肿瘤在内的各种疾病 [16]。从那时起，放射治疗的首要原则就是确定病灶靶区的剂量，同时尽量减少正常组织损伤。1913 年，英国生物物理学家威廉·亨利·布拉格 (W. H. Bragg) 和他的儿子发现，在放射性元素铀和钍周围的空气中放射出来的 α 粒子和 β 粒子可以产生高能 X 射线，这使得医学领域中的 X 射线诊断和治疗开始走向实用化。

20 世纪 30 年代，放射治疗成为癌症治疗中的重要手段之一。20 世纪 50 年代，远距离钴机、直线加速器 (linear accelerator, Linac) 等高能加速器被研制出来并应用于临床，标志着现代放射治疗的开始。20 世纪 60 年代，电子线加速器的发明使得 X 射线放射治疗技术的治疗效果得到极大提升 [17]。此后，直线加速器、同步辐射等技术的应用，使放射治疗技术的真三维 (3D) 治疗和强化差异化放射治疗等技术得以应用，同时，计算机技术的发展也为放射治疗提供了重要的支持。

在 20 世纪后期，调强放射治疗 (intensity-modulated radiation therapy, IMRT) 和立体定向放射治疗 (stereotactic radiotherapy) 等高科技方法得以应

用，有助于改善治疗效果并广泛用于肿瘤治疗。IMRT 从多个不同角度向靶区发射光子束，从而在减少治疗靶区体积外的非必要剂量的同时，能够实现靶区的高剂量照射。

目前光子治疗已经得到广泛应用，被称为"常规"放射治疗，以区别于新兴的带电粒子放射治疗，如质子和碳离子放射治疗以及硼中子俘获治疗等。

2) 放射治疗技术原理 [17]

X 射线治疗是利用电离辐射的生物学效应，破坏肿瘤细胞的 DNA 链和增殖能力，达到消灭肿瘤细胞的目的。具体来说，放射治疗设备产生高能 X 射线，并通过调节 X 射线的能量、方向、剂量和线性能量转换系数等参数，使得放射线精准照射到肿瘤部位，同时尽可能少地照射到正常组织。当 X 射线照射到肿瘤组织时，由于肿瘤细胞需要更多的能量来维持其新陈代谢和生长，因此，肿瘤细胞对 X 射线辐射更为敏感，而正常组织受辐射后损伤则相对较少，从而达到治疗的目的。

3) 放射治疗临床应用

X 射线放射治疗是最常见的癌症治疗方式之一。它既可以独立使用，也可以与其他治疗方式结合使用，如外科手术、化学药物以及免疫治疗 (immunotherapy) 等。放射治疗可以用于治疗几乎所有的癌症类型，包括乳腺癌、前列腺癌、肺癌、淋巴瘤和脑瘤等。常见的治疗方式包括三维适形放射治疗、容积调强放射治疗、图像引导放射治疗 (image-guided radiation therapy，IGRT)、立体定向放射治疗和自适应放射治疗等。

与其他放射治疗技术相比，X 射线放射治疗技术具有治疗范围广、操作简便、无创伤等优点。随着放射治疗技术的发展，未来 X 射线放射治疗技术将会更加普遍和个性化。例如，通过基因检测和计算机模拟等方式，可以实现对患者个体的自适应放射治疗计划，从而实现更加精确的治疗，达到更好的治疗效果。同时，机器学习技术的发展也将为放射治疗提供重要的支持，如通过对大量病例的分析与建模，优化放射治疗计划，从而提高治疗的效果和安全性。

尽管 X 射线放射治疗技术具有广泛的应用前景，但由于辐射对人体和环境造成的危害是不可逆的，因此，需要进行必要的安全控制和监管。首先，需要正确操作放射治疗设备，以确保辐射量控制在合理的范围内。其次，需要正确评估患者的安全情况，随时监测患者的生命体征，尽量避免和减轻并发症的发生。需要注意的是，X 射线放射治疗并非适用于所有癌症患者，对于某些情况，如儿童和孕妇，或对辐射过敏的患者，应该避免使用该技术。

1.2　离子治疗的发展历程

1.2.1　离子治疗概念的提出

1.2.1.1　质子的发现

1816 年，英国化学家威廉·普劳特 (William Prout) 根据早期对原子量值的简单解释提出所有原子均由氢原子组成 [25]，在 19 世纪，人们称之为 "普劳特假说"。但当测量到更准确的原子量时，这一假说就被推翻了。作为其他原子的组成部分，类氢粒子的概念是经过很长一段时间才发展起来的。1886 年，尤金·戈尔德斯坦 (Eugen Goldstein) 发现了阳极射线，并表明它们是从气体中产生的带正电的离子 [26]。然而，与约瑟夫·约翰·汤姆孙发现的负电子不同，它们无法与单个粒子区别，因为来自不同气体的粒子具有不同的荷质比 (e/m)。1899 年，欧内斯特·卢瑟福 (Ernest Rutherford) 使用金属箔片研究了放射性的吸收 [27]，发现了两种形式的辐射：① 阿尔法 (α)，它被千分之几厘米的金属箔吸收；② 贝塔 (β)，它在被吸收之前可以穿透几毫米厚的铝箔。后来，科学家发现了第三种形式的辐射，称为伽马 (γ) 射线，它可以穿透厚达几厘米的铅。这三种辐射粒子受电场和磁场影响的方式也不同。

1911 年，卢瑟福发现了原子核。不久之后，安东尼乌斯·范登布鲁克 (Antonius van den Broek) 提出每个元素在元素周期表中的位置 (即它的原子序数) 等于它的核电荷。亨利·莫塞莱 (Henry Moseley) 于 1913 年使用 X 射线光谱通过实验证实了这一点。1919 年，卢瑟福报告了他的实验结果，他描述说，当他将 α 粒子发射到空气中，尤其是发射到纯氮气中时，他的闪烁探测器显示出氢原子核的特征，表明氢原子核存在于其他原子核中——这一结果通常被描述为质子的发现 [28]。卢瑟福确定这种氢只能来自氮，因此氮必须含有氢原子核。一个氢核受到 α 粒子的撞击而被击落，在这个过程中产生了氧-17。这是首次报道的核反应，即 $^{14}N + α → ^{17}O + p$。卢瑟福将氢原子核命名为质子，以希腊语 "第一" ($\pi\rho\tilde{\omega}\tau\text{ov}$) 的中性单数形式命名。

1.2.1.2　离子放射治疗的首次提出

1930 年，欧内斯特·奥兰多·劳伦斯 (E. O. Lawrence) 发现了一种在不使用高压的情况下将粒子加速到非常高能量的方法，他在加州大学 (UC) 伯克利分校的劳伦斯伯克利国家实验室 (LBNL) 领导研制了回旋加速器，并因这项工作获得了 1939 年诺贝尔物理学奖 [29]。劳伦斯回旋加速器的第一个模型是由黄铜、电线和密封蜡制成的，直径只有 4 英寸 (1 英寸 = 2.54cm)，可以用一只手握住。《时代》新闻杂志封面展示了劳伦斯手里拿着第一个回旋加速器的照片。

在各种类型的带电粒子中，质子和碳离子在全球范围内被最广泛地应用于癌症治疗。质子深度剂量分布的特点是在较浅的深度处剂量相对较低，在质子射程末端附近出现峰值，然后快速下降 (图 1.1)。对于质子、α 射线和其他离子射线，峰值出现在粒子静止之前，这一现象是威廉·亨利·布拉格在 1903 年发现的，因此，后来就以他的名字命名，称为布拉格峰[30]。

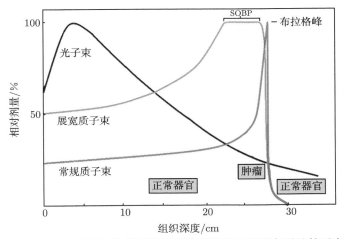

图 1.1　光子和可变能量范围/强度调制质子束的深度剂量比较示意图
蓝线表示质子展宽布拉格峰 (SOBP) 的剂量分布，质子 SOBP 在肿瘤靶标处提供了一个剂量高且均匀的区域，而在更深处剂量快速跌落到零

1946 年，美国物理学家罗伯特·威尔逊 (Robert Wilson) 首次提出带电粒子束在医学和生物学方面应用的假设，阐述了质子治疗的物理学优势以及其他相关问题。在第二次世界大战期间，他参与了洛斯阿拉莫斯国家实验室的原子弹研制。战后，他回到伯克利寻找和平的原子能项目，意识到布拉格峰的优势，在 1946 年发表了他的开创性论文[31]，探讨了使用加速质子和重离子治疗人类癌症的基本原理。这是第一个将带电粒子用于医疗目的的建议。他后来成为费米实验室的第一任主任，在那里对 3100 多名患者进行了快中子治疗的临床研究。与传统的光子治疗相比，带电粒子可以精准地提供足够的剂量，同时降低对肿瘤附近正常组织的非必要剂量，因此，可能有更高的治愈率和更低的并发症概率。威尔逊还认为碳离子束可能优于质子束。

威尔逊是第一个指出质子具有有利剂量分布及其治疗癌症潜力的科学家。他提出将高剂量的电离辐射输送到深部肿瘤，同时不超过正常组织的耐受剂量，并且没有剂量会被肿瘤以外的正常组织吸收。同时他还提出了几个创新概念，这些概念随后被用于癌症治疗中的质子束传输，包括使用射程调制轮来产生展宽布拉格峰 (spread-out Bragg peak，SOBP)，从而实现更大肿瘤靶区的治疗。在实际应用中, 通过使用物理设备 (脊形过滤器或能量调制轮), 或通过加速器的能量选择, 以及每个布拉格峰的可变权重来产生不同宽度的 SOBP 以满足临床需求 (图 1.2)。

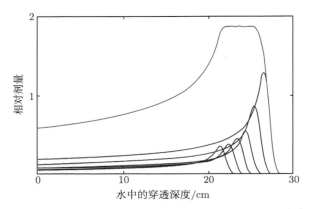

图 1.2   布拉格峰的射程和强度调制可以实现 SOBP[32]

1.2.2   离子治疗的早期探索

1.2.2.1   质子束放射治疗的早期探索

1947 年, 欧内斯特·奥兰多·劳伦斯在加州大学伯克利分校完成了 184 英寸同步加速器的建造, 使将质子、氘核和氦核加速到几百兆电子伏每核子 (MeV/u) 的能量成为可能。质子和更重的离子的质量比电子质量大得多 (一个质子的质量约为一个电子质量的 1836 倍), 需要更大的加速器来加速它们, 以产生足够的动能来治疗深层肿瘤。在劳伦斯的建议下, 加州大学伯克利分校的 C. A. Tobias 和 J. H. Lawrence 等联合使用 184 英寸的回旋加速器来测试威尔逊思想 [33] 的科学有效性。

人类患者的第一次质子治疗是由 C. A. Tobias、J. H. Lawrence 等在 20 世纪 50 年代在 LBNL 回旋加速器上进行的, 治疗的是垂体靶区。他们利用布拉格峰技术, 让布拉格峰停留在垂体靶区中, 束流以与垂体相交的路径完全穿过大脑 [34]。1958 年, B. Larsson 和 L. Leksell 等首次报告了通过距离调制来形成 SOBP, 使用束流扫描在横向维度上产生较大的治疗区域。他们开发了使用乌普萨拉回旋加速器的质子束治疗脑肿瘤的放射外科技术 [35]。1961 年, 马萨诸塞州总医院 (MGH) 的神经外科医生 R. N. Kjellberg 和他的同事在马萨诸塞州剑桥的哈佛回旋加速器实验室 (HCL) 用放射外科技术治疗颅内小靶区 [36]。1957 年, 184 英寸同步回旋加速器被改进用来加速氦核。到 1992 年该设施关闭时, 共有 2054 名患者接受了氦离子治疗。在 20 世纪 50 年代至 70 年代, 这些使用质子的初步治疗主要针对垂体肿瘤，因为它们可以通过正交平面 X 射线胶片和颅骨的刚性固定来定位，这是在计算机断层扫描 (CT) 发明之前的质子治疗方式。

随着 1972 年 CT 的出现，带电粒子治疗才被逐步用于癌症治疗，CT 可以准确地确定束流辐照患者的路径。1974 年，H. D. Suit 等开始了用质子进行分次放射治疗的研究 [37]。然而，在 20 世纪 70 年代和 80 年代，世界各地使用质子治疗的肿瘤主要是脉络膜黑色素瘤、颅底肿瘤和颅内肿瘤。其中，使用质子束治疗的患者数量最多的是脉络膜黑色素瘤，这是第一种大剂量 (60~70 GyE) 安全治疗的肿瘤，每周进行 4~5 分次照射。当时在日本筑波大学开展了肺部肿瘤、深层肿瘤、食管肿瘤、肝脏肿瘤、子宫颈肿瘤、前列腺肿瘤以及头颈部恶性肿瘤的治疗 [38]。

1990 年，J. M. Slater 在加利福尼亚州洛马林达大学医学中心委托下建造了一个医用的质子设施，这是世界上首个专门用于医疗服务和研究的 250MeV 质子加速器设施。它配备了被动式束流头和四个治疗室，其中包括三个旋转机架治疗室和一个固定束线治疗室 [39]。从那时起，世界各地越来越多的设施开始进行质子治疗。

1.2.2.2 碳离子放射治疗的早期探索

高能重离子束最先是在伯克利贝瓦特龙号获得的，它是一个建于 1954 年的基于同步加速器的设施，设计了可用来获得氢、碳、氧和氖等离子的注入器。伯克利的研究团队在 1957 年开始了氦离子放射治疗，然后在 1975 年开始了氖离子放射治疗。1977 年，在劳伦斯伯克利国家实验室 (LBNL) 开展了碳离子放射治疗 I 期临床试验研究，完成了第一例患者的碳离子放射治疗 (carbon ion radiation therapy, CIRT)[40-42]。然而，当时只有少数患者接受碳离子放射治疗，大多数患者接受氖离子和氦离子的放射治疗。截止到 1988 年底，在 LBNL 共有 433 名患者接受了氖离子放射治疗，其中，239 例患者接受了最低 10 Gy 的氖离子物理剂量治疗 (幸存者的中位随访时间为 32 个月)[43,44]。与历史结果相比，在几种类型的肿瘤中均观察到良好的氖离子放射治疗效果，包括晚期或复发的宏观唾液腺癌、鼻窦肿瘤、晚期软组织肉瘤、宏观骨肉瘤、局部晚期前列腺癌和胆道癌。然而，恶性胶质瘤、胰腺癌、胃癌、食管癌、肺癌、晚期或复发性头颈部癌的治疗效果并不优于常规 X 射线治疗。不幸的是，由于预算限制和机器老化，LBNL 的重离子放射治疗临床研究于 1992 年终止。

在日本国立放射线医学综合研究所 (NIRS)，碳离子的临床试验开始于 1994 年 6 月，对各种类型的肿瘤进行 I/II 期剂量递增研究，旨在确认碳离子放射治疗的安全性并评估其抗肿瘤作用。在德国亥姆霍兹重离子研究中心 (GSI)，托马斯·哈贝勒 (Thomas Haberer) 等开发了用于离子束肿瘤放射治疗的主动扫描技术——栅式扫描方法，允许碳离子束精确且选择性地扫描肿瘤体积 [45]。采用这种方法，通过改变加速器的能量层来控制离子的速度和穿透深度，并逐层扫描整个肿瘤。扫描是通过磁铁控制束流在每一层内水平和竖直方向的偏转来完成的，类似于阴极射线管中的电子束。因此，即使是体内形状不规则的肿瘤也可以被均匀地照射到最后一毫米，从而将辐照对健康组织的损害降到最低。1997 年在 GSI 实施了世界上第一例使用主动扫描技术的重离子治疗。这一技术的成功应用是粒子治疗的一个重要里程碑，为全球范围内的癌症患者提供了更有效和更精确的治疗选择。

1.2.3 离子放射治疗技术的发展

1.2.3.1 离子适形放射治疗

直到 20 世纪 80 年代前半叶，直线加速器的照射野都是矩形的，需要避开的部分用挡块遮挡。所用照射方法简单，如对向入射照射。80 年代后半叶，多叶准直器 (MLC) 商品化，90 年代初出现了以 MLC 为标准规格的直线加速器。由于 MLC 大大简化了任意塑造照射野的形状，因此，三维适形放射治疗 (3DCRT) 得到了广泛应用。

由于带电粒子束在组织中的停留深度由它们的入射能量和与路径中穿过组织的相互作用决定，因此，了解治疗体积中的三维解剖结构非常重要，包括每个粒子的位置和密度组织元素。麻省总医院/哈佛大学回旋加速器实验室 (MGH/HCL)、加州大学旧金山分校/劳伦斯伯克利国家实验室 (UCSF/LBNL) 和新墨西哥大学/洛斯阿拉莫斯国家实验室 (UNM/LAMPF) 的带电粒子治疗计划是最早为粒子治疗计划安装专用 CT 扫描仪的放射治疗计划。由于 HCL 和 LBNL 均使用水平束流对坐姿的患者进行治疗，因此，这些设施购买并改装了 CT 扫描仪以实现垂直扫描功能，以便可以对坐姿的患者进行扫描。洛斯阿拉莫斯国家实验室的离子束传输通道是垂直的，因此，可以使用传统的 CT 扫描仪对仰卧或俯卧位的患者进行扫描。

可用的三维患者 CT 数据使粒子疗法执行体积治疗计划成为可能。在麻省总医院 (MGH)，迈克尔·戈伊坦 (Michael Goitein) 开发了一个质子治疗计划系统，该系统结合了几个重要的治疗计划工具，包括束眼视图、剂量体积直方图和误差分析。这些工具几乎已用于每个现代治疗计划系统。被动散射带电粒子治疗必不可少的另一个三维治疗计划内容是射程补偿。射程补偿允许调整剂量以匹配目标体积的远端表面。它校正了患者表面的形状、束流路径中的组织异质性 (例如，空气和骨骼) 以及远端目标体积表面的形状。在洛斯阿拉莫斯国家实验室，每个患者治疗区域都使用了射程补偿器。起初，补偿器是手工计算的，并使用聚苯乙烯泡沫塑料构建了一个三维模型。然后使用该模型构建模具，用蜡浇注模具来制作三维射程补偿器。在肿瘤近端有关键器官的情况下，还开发了实用技术来调整靶区近端表面的剂量，这可能是双侧射程补偿器和近端目标体积表面整形的首次使用。在 HCL 和 LBNL，射程补偿器都是使用有机玻璃等丙烯酸树脂在铣床上制造的。麻省总医院开发了一种将患者设置和计算误差纳入射程补偿器的方法，以补偿补偿器和目标体积之间的偏差 [46]。

1.2.3.2 离子调强放射治疗

由于单能带电粒子束的原始布拉格峰太窄，只能治疗如脑垂体的小靶区，因此，有必要使用射程调制在深度上扩展剂量分布。射程调制轮和在不同时间段内在束流中放置多层吸收器的脊形滤波器都用于调制各个布拉格峰的强度，以实现均匀的 SOBP，最大程度地匹配目标体积深度。正如 2009 年史密斯 (A. Smith) 总结的那样，这种实现 SOBP 的方法是简单的强度调制。他还指出了简单强度调制的另一个方面，使用几个非均匀场在靶区体积中实现与肿瘤相关的凹靶体积整体均匀的剂量分布治疗，如颅底脊索瘤和软骨肉瘤。现代质子治疗利用扫描点束来实现全面的强度调制。第一次调强质子治疗是在瑞士保罗·谢尔研究所 (Paul Scherrer Institute, PSI) 进行的。

1.2.3.3 图像引导离子放射治疗

从早期开始，使用成像技术来指导射束传输过程，一直是质子和重离子放射治疗领域非常感兴趣的话题。由于高剂量粒子放射治疗所需的精度高，靶区与束流的理想对准只能通过成像技术来实现。早期带电粒子设施开发的成像系统是机载成像系统的前身，这些系统目前应用于使用高能光子和电子束的现代放射治疗设施中。在 HCL 和 LBNL，治疗室都安装了立体定向成像系统，以针对每个治疗区域准确定位患者。在洛斯阿拉莫斯国家实验室，在治疗室外建设了一个成像室，用于进行治疗前患者摆位。然后，用激光对准患者并将其运送到沙发上的治疗室，治疗床有效、准确地与从治疗室地板升起的撞锤对接。治疗孔径和射程补偿器固定在出束口，并与治疗室外的激光对准。该程序可确保高效的患者交换和精确粒子治疗的准确治疗摆位。由于质子束的剂量率非常低，因此，需要这种转移机制来最大程度地减少患者在治疗室中的交换和准备时间。

1.2.4 离子放射治疗临床应用及推广

1.2.4.1 临床试验研究

1954 年劳伦斯伯克利国家实验室完成了世界首例人体质子治疗。1955 年瑞典乌普萨拉大学开展了一系列质子治疗的动物实验，并于 1957 年完成了首例患者治疗，乌普萨拉大学也是世界上首个在质子治疗中采用射程调节器的机构。20 世纪 60 年代起，哈佛大学回旋加速器实验室联合麻省总医院开始质子治疗临床研究，截至 2002 年关闭前共治疗 9000 多名患者，同期进行质子治疗相关研究的还有俄罗斯、日本、瑞士等国家。

1990 年，世界上首台医学专用的质子加速器在美国洛马林达大学开始运行，同时安装了世界首个质子治疗旋转机架，开展质子治疗的临床试验研究。

1994 年 6 月，日本 NIRS 开始了碳离子治疗的临床试验研究，在所有肿瘤特异性方案中，碳离子放射治疗每周给予 4 次，同时保持分次和治疗时间的固定。在最初的临床研究中，选择了局部晚期的头颈部肿瘤，之后将应用范围扩大到许多其他肿瘤。截至 2012 年 3 月，已有超过 7300 名不同类型的肿瘤患者在 NIRS 接受了 50 多种方案的碳离子治疗 [47]。

用包括碳离子和快中子在内的高传能线密度 (linear energy transfer, LET) 辐射进行的实验表明，增加它们的分次剂量倾向于降低肿瘤和正常组织的相对生物学效应 (relative biological effectiveness，RBE)，但肿瘤的 RBE 下降速度没有正常组织的 RBE 快。这些结果证实，即使分次剂量增加，治疗比也会增加而不是降低。在日本 NIRS 的碳离子放射治疗中，可以在大约 3 周内完成一个平均 13 分次的疗程，这意味着碳离子治疗设施可以更有效地运行，在相同时间内比其他方式为更多的患者提供治疗。

在德国 GSI 的临床研究中，有超过 450 名患者使用主动束流扫描进行碳离子放射治疗。GSI 碳离子放射治疗的主要适应证为局部晚期腺样囊性癌 (ACC)、骶骨脊索瘤、软骨肉瘤和前列腺癌 [48]。碳离子放射治疗为这些肿瘤提供了一种毒性可接受的、有效的治疗选择。基于 GSI 的这些经验和德国对粒子治疗的总体需求，海德堡大学医院建设了海德堡离子束治疗中心 (HIT)。

截至 2023 年 5 月，根据世界卫生组织国际临床试验注册平台的数据，从 1990 年到 2023 年登记的质子治疗临床试验共有 1193 项，从 2009 年到 2023 年注册的重离子治疗临床试验共有 240 余项，从 1999 年到 2023 年注册的硼中子俘获治疗临床试验共有 51 项 (数据来源：https://trialsearch.who.int)。

1.2.4.2   医用离子治疗装置

放射治疗的成功在很大程度上取决于加速器、束流配送系统、治疗计划系统 (treatment planning system, TPS) 和许多其他相关设备的性能。

第一个临床用质子治疗设施于 20 世纪 80 年代后期在美国加利福尼亚州洛马林达的洛马林达大学医学中心 (LLUMC) 建成。该设施有一个 250 MeV 同步加速器，它是在费米国家实验室设计和生产的，带有三个由 HCL 的安迪·科勒 (Andy Koehler) 设计的等中心机架。1990 年，该设施正式开放用于患者临床治疗 [49]。后来，麻省总医院东北质子治疗中心 (NPTC) 上线，并于 2001 年和 2002 年将 HCL 治疗项目转移到该中心，建设了用于眼部黑色素瘤治疗和放射外科手术的水平束流线。NPTC 束流传输系统有几个新颖的方面：治疗头能够使用被动散射和束流扫描技术横向扩展离子束，射程调制轮完全整合在治疗头内。入射到调制轮上的质子束强度被调制，以扩展调制轮可以实现均匀 SOBP 的能量范围[50]。到 2010 年，美国已建立了另外七个以医院为基础的区域性质子治疗中心；到 2023 年底，美国已经建设了 44 个质子治疗中心，并且在全球范围内建立了更多中心。

第一个医用重离子加速器中心是千叶的重离子医用加速器 (Heavy Ion Medical Accelerator in Chiba, HIMAC)，由日本国立放射线医学综合研究所研发并建成，并于 1994 年开始碳离子治疗的临床应用[51]。美国劳伦斯伯克利国家实验室的许多离子束放射治疗经验被转移到 NIRS。继 NIRS 之后，德国 GSI 也在 1997 年开始了碳离子放射治疗的临床研究[21]，但随后终止了临床使用，并在 2009 年由 HIT 接替[48,52]。HIT 是世界上第一个使用质子和碳离子治疗扫描束输运系统的粒子治疗设施。

1.2.4.3 临床治疗病种及患者数量统计

离子治疗临床成效显著，根据国际粒子治疗协作委员会 (PTCOG) 统计数据，截至 2022 年底，全世界范围内采用质子治疗的患者人数已经超过 31.2 万，采用碳离子治疗的患者人数超过 4.68 万 (图 1.3)，采用氦离子、π 介子及其他离子治疗的患者人数分别约为 2050、1100 和 430。

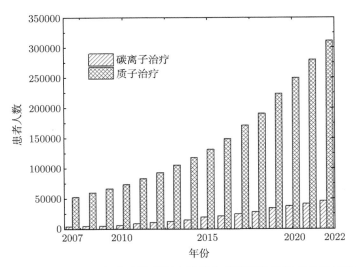

图 1.3 2007~2022 年全世界范围内质子和碳离子治疗患者总数统计图

质子治疗适应证广泛，几乎涵盖了所有使用光子放射治疗的癌症类型，在降低正常组织的毒副作用方面具有一定优势，更适合癌症患儿。碳离子治疗因其特殊的物理和生物学优势，在对光子放射治疗不敏感的肿瘤、缺氧肿瘤、复发肿瘤的再治疗以及一些特殊部位的肿瘤治疗等方面具有突出的优势。

离子治疗病种可涵盖目前临床放射治疗的所有实体瘤种,包括:头颈部癌症,如原发和复发鼻咽癌 (nasopharyngeal carcinoma,NPC)、局部晚期口咽癌等;颅底和眼部肿瘤,如黑色素瘤、听神经瘤、脊索瘤、视网膜母细胞瘤等;中枢神经系统肿瘤,如脑肿瘤、垂体腺瘤、动静脉畸形瘤、室管膜瘤、脊柱肿瘤等;胸腹部癌症,如肺癌、肝癌、胰腺癌、结直肠癌、乳腺癌等;盆腔癌症,如前列腺癌、不可切除的盆腔肿瘤、子宫癌、卵巢癌、膀胱癌、睾丸癌等;其他肿瘤,包括淋巴瘤、神经母细胞瘤、肝母细胞瘤、肾母细胞瘤、横纹肌肉瘤、软骨肉瘤等。

1.2.5　离子治疗中心全球分布情况

根据 PTCOG 网站统计的数据显示,截至 2023 年 10 月,全世界范围内已建成 116 个离子治疗中心,其中只有质子治疗设备的中心 100 家,只有碳离子治疗设备的中心 10 家,既有质子治疗设备又有碳离子治疗设备的治疗中心 6 家;在建离子治疗中心 39 家,其中碳离子治疗中心 5 家;计划建设项目 38 个。

从地域分布看,北美洲、亚洲、欧洲和大洋洲分别有 44 家、41 家、30 家和 1 家。以国家为单元统计,美国 44 家离子治疗中心全部为质子治疗中心;日本 23 家,其中质子治疗中心 16 家,碳离子治疗中心 6 家,质子碳离子治疗中心 1 家;中国共 14 家离子治疗中心,其中中国大陆地区有 6 家质子治疗中心 (包括中国香港的 1 家质子治疗中心)、3 家碳离子治疗中心、1 家质子碳离子治疗中心,中国台湾地区有 3 家质子治疗中心和 1 家碳离子治疗中心;俄罗斯和英国各有 5 家质子治疗中心;德国和意大利各有 4 家离子治疗中心;法国、韩国和荷兰分别有 3 家、2 家和 2 家质子治疗中心;其他国家如澳大利亚、比利时、捷克、丹麦、波兰、新加坡、西班牙、瑞典、瑞士和泰国各有 1 家质子治疗中心 (图 1.4)。

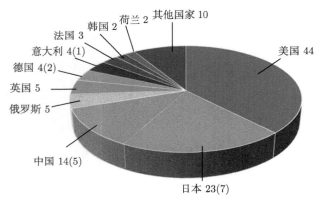

图 1.4　全球已建离子治疗中心分布情况

数字为离子治疗中心数量,括号中的数字为碳离子/质子碳离子治疗中心数量

1.3 我国的离子治疗发展及现状

1.3.1 我国放射治疗发展概况 [17]

中国使用放射治疗治疗癌症的经验起始于 20 世纪 20 年代早些时候，北京协和医院安装第一台浅层 X 射线机，然后在上海的法国医院 (French hospital) 安装第一台 200kV X 射线机。1932 年，北京大学附属医院建立第一个放射治疗科，20 世纪 30~60 年代，中国的放射治疗领域还处于婴儿期，一方面是所有的手术设备都源于国外，癌症患者接受放射治疗非常困难；另一方面是民众对放射治疗知之甚少。因此，当时中国放射治疗的发展一直非常缓慢。

直到 20 世纪 70 年代中期，我国研发并生产出国产的 ^{60}Co 机和直线加速器，中国放射治疗先驱吴桓兴、谷铣之、刘泰福、殷蔚伯等努力将放射治疗带入中国并规划了今天的中国患者怎样接受治疗，因此，放射治疗逐渐成为癌症治疗的一种主流手段。1986 年，中华医学会放射肿瘤治疗学分会成立，标志着在中国正逐步形成先进放射肿瘤学实践网络，1987 年第一本中国放射肿瘤学杂志出版，为国内放射肿瘤学的临床研究提供了一个平台。

在过去的四十年中，中国放射治疗技术紧随时代脉搏，伽马刀、立体定向放射治疗、3D 适形放射治疗、调强放射治疗、图像引导放射治疗以及质子重离子放射治疗等先进技术不断涌现，一方面引进先进的放射治疗设备和技术，另一方面依托国内科研院所和医疗器械企业消化吸收国外先进技术，发展国产化设备，因此，中国经验不仅在放射治疗设备和装置上前进了一大步，而且放射肿瘤学团队在全国范围内得到了快速的成长。中国放射治疗发展的里程碑事件见表 1.2。

表 1.2　中国放射治疗发展的里程碑事件 [17]

时间	里程碑事件
1920 年	第一台浅层 X 射线机在北京协和医院安装
1923 年	200kV X 射线机在上海的法国医院安装
1932 年	在北京大学附属医院建立第一个放射治疗科
1969 年	山东省新华医疗设备厂打破国外垄断，研发并生产了第一台国产的 ^{60}Co 机
1970 年	东方红医疗设备厂在北京批量生产 250kV 深部治疗 X 射线机
1972 年	上海核医学仪器厂研发并生产了带旋转功能的 Co-60 机器，源皮距为 80 cm
20 世纪 70 年代	计算机断层扫描 (CT) 作为诊断影像技术大规模应用
1986 年	中华医学会放射肿瘤治疗学分会成立
1987 年	第一本中国放射肿瘤学杂志出版
20 世纪 90 年代	3D 适形放射治疗和立体定向放射治疗在中国应用
2000 年	先进的调强放射治疗技术研发与应用
2004 年	图像引导放射治疗在中国多个放射治疗中心应用

时间	里程碑事件
2004 年	山东淄博万杰肿瘤医院引进的 IBA 公司的质子设备投入使用
2006 年	中国科学院近代物理研究所 (IMP) 开始碳离子治疗的前期临床研究
2008 年	中美治疗放射学和肿瘤学网络建立
2009 年	北京肿瘤医院安装首台容积弧形放射治疗设备
2015 年 5 月 8 日	引进德国西门子质子重离子设备的上海市质子重离子医院正式运营
2019 年 9 月 29 日	我国首台自主知识产权碳离子治疗系统获批上市 [53]
2020 年 3 月 26 日	甘肃省武威肿瘤医院重离子中心投入运营
2021 年 4 月 16 日	首台引进的磁共振 (MR) 引导直线加速器在山东省肿瘤医院进入临床治疗 [54]
2022 年 9 月 26 日	我国国产首台质子治疗系统获批上市 [55]

1.3.2 我国的离子治疗研发历程

1) 质子治疗

受美国质子治疗发展的影响，深圳奥沃公司 1994 年提出引进质子治疗设备；同年山东淄博万杰肿瘤医院也提出相同的构想，2001 年，万杰医院在世界银行国际金融组织的支持下，引进世界上先进的质子治疗设备，组建成国内第一家质子治疗中心，并于 2004 年 12 月投入运营开始临床应用，万杰医院成为世界第四家、中国第一家拥有质子治疗设备的医院 [56]，截至 2022 年 7 月共计治疗近 2000 例患者。2015 年以后，先后有河北一洲肿瘤医院 (位于河北涿州)、广州恒健质子治疗中心、广州泰和肿瘤医院、佛山和祐国际医院、西安国际医学中心医院等民营医院引进国外质子治疗设备建设相应的治疗中心。

与民营医院引进质子治疗设备相比，公立医院也跃跃欲试。1998 年，北京中日友好医院提出建设质子中心的设想，作为原卫生部正式批准的第一个质子项目，2002 年开始筹备，2004 年停工至 2017 年。2017 年上半年紧锣密鼓完成了施工图强审、监理单位确定、施工合同签订等工作。2017 年 6 月 12 日，北京市住房和城乡建设委员会同意质子治疗楼复工建设并颁发施工许可证 [57]，至今该项目尚未完工。

2015 年 10 月，合肥离子医学中心质子放射治疗项目正式启动，由合肥市财政资金全资投入，2017 年 6 月开工建设，2021 年 7 月获得国家卫生健康委颁发的质子放射治疗系统准予许可，11 月获得生态环境部颁发的辐射安全许可证，2021 年 12 月 30 日正式开始临床试验，2022 年 8 月 10 日完成所有临床试验患者治疗工作，2023 年 12 月 28 日质子放射治疗系统获得国家药监局医疗器械注册证，2024 年 4 月 3 日正式开诊 [58]。

2018 年 7 月，山东省肿瘤医院质子中心项目动工建设；2019 年 10 月获国家卫生健康委甲类大型医用设备配置许可证，12 月项目医疗综合楼封顶；2020 年 8

月质子治疗区主体封顶，12 月医疗综合楼完工；2021 年 3 月举行超导回旋加速器吊装仪式；2022 年 4 月质子临床研究中心正式启用，5 月生态环境部辐射源安全监管司组织专家组对质子治疗系统项目开展辐射安全许可证发证前检查；2022 年 7 月 6 日，山东省肿瘤医院质子中心质子设备经生态环境部审批，获得辐射安全许可证；2022 年 7 月 13 日，质子治疗系统启动临床试验，2023 年 4 月 20 日完成临床试验；2023 年 11 月，质子治疗系统获得国家药监局医疗器械注册证。截至 2024 年 5 月 20 日，已完成治疗的患者近 450 例 [59]。

此外，中国医学科学院肿瘤医院深圳医院质子肿瘤治疗中心 2019 年 12 月动工建设，2021 年深圳医院成功申请到华南地区首张质子设备大型配置许可证，配置 IBA 公司的 Proteus PLUS 质子治疗系统，包括 4 间 360° 旋转机架治疗室及 1 间科研用固定枢纽实验室。2023 年 2 月 27 日举行了加速器吊装仪式，预计 2025 年治疗室可投入科研使用。

相比于国外质子治疗设备，我国医用质子治疗装置的研发要晚近二十年。2011 年 2 月，上海市政府明确将 "首台国产质子治疗装置研制" 和 "瑞金医院肿瘤质子中心" 项目作为科技部、国家卫生健康委、中国科学院与上海市的战略性、高新技术合作项目，推动产、学、研、医一体化融合。在此背景下，由中国科学院上海应用物理研究所、中国科学院上海高等研究院、上海艾普强粒子设备有限公司和上海交通大学医学院附属瑞金医院联合研发的 "首台国产质子治疗示范装置" 于 2012 年 2 月正式立项，由上海光源科学中心主任赵振堂和瑞金医院院长宁光领衔研发。2016 年，项目获 "十三五" 国家重点研发计划 "数字诊疗装备研发" 试点专项的支持。项目团队在紧凑型同步加速器结构、超强场磁铁、超稳定电源、磁合金高频腔、注入引出、精密定时、调制引出、旋转机架、点扫描治疗头、机器人治疗床、图像引导及呼吸运动管理等关键技术上，取得发明专利 55 项、实用新型 18 项，攻克了多项核心技术难题。2020 年首台国产质子治疗示范装置研制成功，打破了大型尖端放射治疗设备长期依赖进口的局面。2021 年，质子治疗系统进入国家创新医疗器械 "绿色通道"。瑞金医院作为国产首台质子治疗示范装置临床试验承担单位，自 2021 年底起开展质子治疗系统固定束和 180° 旋转束治疗室临床试验。2022 年 9 月 26 日，国家药监局官网宣布批准了上海艾普强粒子设备有限公司生产的 "质子治疗系统" 创新产品注册申请，国产首台质子治疗示范装置获第三类医疗器械注册许可证。

2) 重离子治疗

中国科学院近代物理研究所是国内唯一从事重离子治疗装置研发的单位，相比于发达国家，我国涉足重离子放射治疗领域较晚。1993 年，中国科学院近代物理研究所利用兰州重离子研究装置 (HIRFL) 提供的中能重离子束开始了重离子辐射生物学效应研究。1995 年，中国科学院近代物理研究所承担了国家 "九五"

攀登计划 (B)"核医学和放射治疗中先进技术的基础研究" 中的子项目 "重离子治癌技术研究" 以及此后的一系列项目，开展了放射生物学、医学物理实验和动物实验等临床前实验研究，为重离子治癌临床试验研究积累重要的基础数据。

2005 年，中国科学院近代物理研究所依托 HIRFL 建成了重离子束浅层肿瘤治疗终端。2006 年 11 月 6 日，中国科学院近代物理研究所和兰州军区兰州总医院 (现中国人民解放军联勤保障部队第九四〇医院) 合作利用 HIRFL 提供的 80 MeV/u 的碳离子束，在浅层治癌终端对 4 例浅表肿瘤患者进行了第一次临床前期治疗试验，使我国成为世界上第四个进行重离子束治癌的国家。到 2009 年底，中国科学院近代物理研究所与兰州军区兰州总医院和甘肃省肿瘤医院两家医院合作，利用 80 MeV/u 及 100 MeV/u 的碳离子束共治疗 103 例浅表肿瘤患者。2008 年，随着兰州重离子研究装置冷却储存环 (HIRFL-cooling storage ring, HIRFL-CSR) 项目的竣工，中国科学院近代物理研究所依托 CSR 装置建造了深层肿瘤治疗终端。2009 年 3 月 31 日，中国科学院近代物理研究所与上述两家医院进行了首次深层肿瘤患者的临床前期治疗试验。在 CSR 治疗终端进行的深层肿瘤的治疗试验一直持续到 2012 年 4 月，总共收治了 110 例患者。随着临床试验项目的结题，原卫生部对临床试验政策的收紧，以及重离子治疗示范装置 (HIMM) 武威项目及兰州项目合同的签订，依托中国科学院近代物理研究所科研装置的临床试验研究工作正式结束。此后，中国科学院近代物理研究所及其控股的兰州科近泰基新技术有限公司的科研与工程技术人员将主要精力用于武威及兰州项目的工程建设中。

上海市质子重离子医院项目于 20 世纪 90 年代开始筹备，作为我国首个拥有质子重离子技术的医疗机构，上海市质子重离子医院由上海申康医院发展中心建设，依托复旦大学附属肿瘤医院在肿瘤诊治领域的丰富资源开展实际临床运营，于 2003 年正式启动引进质子重离子设备技术的调研论证工作。经过大量缜密考察调研、科学严谨论证，上海市质子重离子医院于 2009 年正式开工建设，2012 年 1 月顺利完成基建工程，2014 年 5 月完成系统设备安装调试和检测，2014 年 6 月顺利开展首例临床试验患者治疗，历经 "十年磨一剑"，医院于 2015 年 5 月 8 日正式开业。上海市质子重离子医院暨复旦大学附属肿瘤医院质子重离子中心，是一所以质子重离子放射治疗技术为主要治疗手段的肿瘤治疗医院。截至 2023 年 4 月，共计治疗患者 5648 例。

甘肃省武威肿瘤医院重离子研究中心于 2012 年 5 月开工建设，占地 200 万 m^2，总投资 16 亿元，总建筑面积 21.32 万 m^2。2014 年 4 月 3 日开始国产首台全自主知识产权医用碳离子治疗示范装置系统设备安装；2015 年 12 月 23 日，碳离子治疗示范装置成功出束，于 2018 年 6 月通过了国家市场监督管理总局的检测，2018 年 11 月 6 日开始碳离子临床试验，2019 年 5 月 25 日完成了碳离子临床试验，并完成了所有患者的近期随访工作，2019 年 9 月 19 日获国家药监局第三类医疗器械注册证；2020 年 3 月 26 日，甘肃省武威肿瘤医院重离子研究中心正式运营，截至 2024 年 5 月 22 日共计治疗超过 1200 例患者。

1.3.3 我国目前离子治疗中心概况

在过去的二十多年里，我国的离子治疗技术发展有了长足的进步，国产化离子治疗装置及其配套设备生产厂商已经形成了规模化的产业联盟，也极大地推动了国产离子治疗设备的发展和升级。根据 2023 年 7 月 1 日国家卫生健康委关于发布"十四五"大型医用设备配置规划的通知 (国卫财务发〔2023〕18 号)[60]，甲类大型医用设备中质子重离子治疗系统的配置规划总数为 60 台，其中"十四五"规划数 41 台，每一个省 (区、市) 规划至少一台。目前中国医学科学院肿瘤医院、中国医科大学附属第一医院、山东省肿瘤防治研究院、华中科技大学同济医学院附属协和医院、四川省肿瘤医院、天津市肿瘤医院 (天津医科大学肿瘤医院)、河北一洲肿瘤医院、吉林省肿瘤医院、上海交通大学医学院附属瑞金医院、安徽省立医院、中国医学科学院肿瘤医院深圳医院、华中科技大学同济医学院附属同济医院、郑州大学第一附属医院、四川大学华西医院、重庆大学附属肿瘤医院、西安国际医学中心医院等 16 家医院"十三五"期间已获质子放射治疗系统配置许可；上海市质子重离子医院和甘肃省武威肿瘤医院已获重离子放射治疗系统配置许可。截至 2023 年 12 月，我国已经建成的离子治疗中心有 15 家，包括上海市质子重离子医院、上海瑞金医院质子中心、甘肃省武威肿瘤医院重离子研究中心、甘肃省兰州重离子医院、河北一洲肿瘤医院质子治疗中心、安徽省合肥离子医学研究中心、山东省肿瘤医院质子中心、山东万杰医院质子中心、福建医科大学附属协和医院妈祖院区重离子治疗中心、湖北省武汉大学人民医院重离子治疗中心、广东省广州泰和肿瘤医院质子中心、台湾省林口长庚纪念医院质子治疗中心、台湾省高雄长庚纪念医院质子治疗中心、台湾省台北医科大学癌症中心质子中心、台湾省台北荣民总医院重离子中心等，在建和计划中的还有 30 多个中心。

小   结

本章讲述了放射性的发现和放射治疗技术的发展历程，进一步结合离子治疗技术的原理和发展，讲述了离子治疗的应用情况、离子治疗适应证、已治疗人数和全球的离子治疗中心概况；结合我国的情况，讲述了我国的离子治疗发展历程及目前的概况。

复习思考题

1. 离子治疗的原理是什么？离子治疗的优势有哪些？
2. 离子治疗的适应证有哪些？
3. 目前全世界范围内已有的离子治疗中心有多少？总治疗人数有多少？

参 考 文 献

[1]　Atomic Heritage Foundation. Wilhelm Röntgen: Physicist, Germany, Nobel Prize Winner Scientist. https://ahf.nuclearmuseum.org/ahf/profile/wilhelm-rontgen/[2024-5-30].

[2]　Roentgen W C. Eine neue art von strahlen. Science, 1896, 59: 227-231.

[3]　Röntgen R E. Rays and phenomena of the anode and kathode the constitution and functions of gases, the nature of radiance and the law of radiation. Nature, 1897, 55(1426): 386-387.

[4]　Becquerel H. Physicist, France, Nobel Prize Winner Scientist. Atomic Heritage Foundation, 2022.

[5]　Becquerel A H J C A S P. Sur quelques propriétés nouvelles des radiations invisibles émises par divers corps phosphorescents. C R Acad Sci Paris, 1896, 122: 559.

[6]　Radvanyi P, Villain J. The discovery of radioactivity. Comptes Rendus Physique, 2017, 18(9): 544-550.

[7]　Langevin-Joliot H. Radium, Marie Curie and modern science. Radiat Res, 1998, 150(5 Suppl): S3-S8.

[8]　Mould R F. Marie and Pierre Curie and radium: History, mystery, and discovery. Med Phys, 1999 , 26(9): 1766-1772.

[9]　Abergel R, Aris J, Bolch W E, et al. The enduring legacy of Marie Curie: Impacts of radium in 21st century radiological and medical sciences. Int J Radiat Biol, 2022, 98(3): 267-275.

[10]　Ma C M C, Lomax T. Proton and Carbon Ion Therapy. Boca Raton: CRC Press, Taylor & Francis Group, 2013.

[11]　王元. 改变世界的科学物理学的足迹. 上海: 上海科技教育出版社, 2015.

[12]　Bretland P M. Pioneers and early years: A history of British radiology. J R Soc Med, 1987, 80(12):788.

[13]　Freund L. Elements of General Radio-Therapy for Practitioners. New York: Rebman Company, 1904.

[14]　Littleton J T. Conventional tomography in perspective—1985. RadioGraphics: A Review Publication of The Radiological Society of North America, Inc, 1986, 6(2): 336-339.

[15]　Seaman W B. The physical aspects of diagnostic radiology. JAMA, 1967, 202(13): 1154.

[16]　Endo M. History of medical physics. Radiol Phys Technol, 2021, 14(4): 345-357.

[17]　Rosenblatt E, Zubizarreta E. Radiotherapy in Cancer Care: Facing the Global Challenge. Vienna: International Atomic Energy Agency, 2017.

[18] Zhang Q, Kong L, Liu R, et al. Ion therapy guideline (Version 2020). Precision Radiation Oncology, 2021, 5(2): 73-83.

[19] 李亚卓, 慈小燕, 伊秀林, 等. 放射性同位素示踪技术在药物研发过程中的应用. 药物评价研究, 2018, 41(7): 1348-1356.

[20] 张奇. 闪光 X 射线技术在兵器测试中的应用. 测试技术学报, 1996，10(2): 614-618.

[21] 李柯然, 杨迪, 夏舜, 等. 碳酸盐岩钙同位素化学分离方法改进及其在青藏高原地质样品中的应用前景. 中国无机分析化学, 2023, 13(1): 44-53.

[22] 珀金埃尔默仪器 (上海) 有限公司. 放射性同位素示踪技术在农业中的应用. 核农学报, 2010, 24(2): 426.

[23] 吴放. 我国碳达峰、碳中和进程中核能的地位和作用. 核科学与工程, 2022, 42(4): 737-743.

[24] 刘昌奇. 中子诱发重锕系核裂变产物的理论计算及实验测量方法研究. 兰州: 兰州大学, 2022.

[25] Leone M, Robotti N. Are the elements elementary? Nineteenth-century chemical and spectroscopical answers. Physics in Perspective, 2003, 5(4): 360-383.

[26] Busch U. Claims of priority - the scientific path to the discovery of X-rays. Zeitschrift Für Medizinische Physik, 2023, 33(2): 230-242.

[27] Trenn T J J I. Rutherford on the alpha-beta-gamma classification of radioactive rays. Isis, 1976, 67: 61-75.

[28] Rutherford E. LIV. Collision of α particles with light atoms. IV. An anomalous effect in nitrogen. The London, Edinburgh, and Dublin Philosophical Magazine and Journal of Science, 1919, 37(222): 581-587.

[29] Stone R S. E. O. Lawrence: A great physicist's influence on medicine. Radiology, 1959, 72(1): 109-111.

[30] Delregato J A. William Henry Bragg. International Journal of Radiation Oncology Biology Physics, 1981, 7(1): 83-97.

[31] Wilson R R. Radiological use of fast protons. Radiology, 1946, 47(5): 487-491.

[32] Smith A R. Proton therapy. Physics In Medicine and Biology, 2006, 51(13): R491-R504.

[33] Tobias C A, Anger H O, Lawrence J H. Radiological use of high energy deuterons and alpha particles. American Journal of Roentgenology, 1952, 67(1): 1-27.

[34] Lawrence J H, Tobias C A, Born J L, et al. Pituitary irradiation with high-energy proton beams a preliminary report. Cancer Research, 1958, 18(2): 121-134.

[35] Larsson B, Leksell L, Rexed B, et al. The high-energy proton beam as a neurosurgical tool. Nature, 1958, 182(4644): 1222-1223.

[36] Kjellberg R N, Sweet W H, Preston W M, et al. The Bragg peak of a proton beam in intracranial therapy of tumors. Transactions of the American Neurological Association, 1962, 87: 216-218.

[37] Suit H D, Goitein M, Munzenrider J, et al. Definitive radiation therapy for chordoma and chondrosarcoma of base of skull and cervical spine. Journal of Neurosurgery, 1982, 56(3): 377-385.

[38] Tsujii H, Tsuji H, Inada T, et al. Clinical results of fractionated proton therapy. International Journal of Radiation Oncology Biology Physics, 1993, 25(1): 49-60.

[39] Slater J M, Miller D W, Archambeau J O. Development of a hospital-based proton-beam treatment center. International Journal of Radiation Oncology Biology Physics, 1988, 14(4): 761-775.

[40] Castro J R, Quivey J M, Lyman J T, et al. Radiotherapy with heavy charged particles at Lawrence Berkeley Laboratory. Journal of the Canadian Association of Radiologists-Journal De L Association Canadienne Des Radiologistes, 1980, 31(1): 30-34.

[41] Chen G T Y, Castro J R, Quivey J M. Heavy charged particle radiotherapy. Annual Review of Biophysics and Bioengineering, 1981, 10: 499-529.

[42] Chatterjee A, Alpen E L, Tobias C A, et al. High-energy beams of radioactive nuclei and their biomedical applications. International Journal of Radiation Oncology Biology Physics, 1981, 7(4): 503-507.

[43] Castro J R, Saunders W M, Tobias C A, et al. Treatment of cancer with heavy charged particles. International Journal of Radiation Oncology Biology Physics, 1982, 8(12): 2191-2198.

[44] Linstadt D E, Castro J R, Phillips T L. Neon ion radiotherapy: Results of the phase-I/II clinical-trial. International Journal of Radiation Oncology Biology Physics, 1991, 20(4): 761-769.

[45] Kraft G. Tumor therapy with heavy charged particles. Progress in Particle and Nuclear Physics, 2000, 45: S473-S544.

[46] Smith A R. Vision 20/20: Proton therapy. Medical Physics, 2009, 36(2): 556-568.

[47] Tsujii H, Kamada T. A review of update clinical results of carbon ion radiotherapy. Japanese Journal of Clinical Oncology, 2012, 42(8): 670-685.

[48] Haberer T, Becher W, Schardt D, et al. Magnetic scanning system for heavy ion therapy. Nuclear Instruments & Methods in Physics Research Section A: Accelerators, Spectrometers, Detectors and Associated Equipment, 1993, 330(1-2): 296-305.

[49] Slater J M, Archambeau J O, Miller D W, et al. The proton treatment center at Loma Linda University Medical Center: Rationale for and description of its development. International Journal of Radiation Oncology Biology Physics, 1992, 22(2): 383-389.

[50] Jongen Y, Beeckman W, Cohilis P. The proton therapy system for mgh's nptc: Equipment description and progress report. Bulletin Du Cancer Radiotherapie: Journal De La Societe Francaise Du Cancer: Organe De La Societe Francaise de Radiotherapie Oncologique, 1996, 83: 219s-222s.

[51] Tsujii H, Mizoe J, Kamada T, et al. Overview of clinical experiences on carbon ion radiotherapy at NIRS. Radiotherapy and Oncology, 2004, 73: S41-S49.

[52] Combs S E, Jäkel O, Haberer T, et al. Particle therapy at the Heidelberg Ion Therapy Center (HIT)—Integrated research-driven university-hospital-based radiation oncology service in Heidelberg, Germany. Radiotherapy and Oncology, 2010, 95(1): 41-44.

[53] https://www.nmpa.gov.cn/directory/web/nmpa/yaowen/ypjgyw/20190930091701468.

html[2023-10-19].

[54] https://mp.weixin.qq.com/s/YBT44cFzm6-T1Q9ekSiTwg[2023-10-20].

[55] https://www.nmpa.gov.cn/yaowen/ypjgyw/20220926083053104.html[2023-10-19].

[56] http://www.wanjie.cn/index.php?m=home&c=View&a= index&aid=287[2023-10-20].

[57] https://www.zryhyy.com.cn/Html/News/ Articles/310294.html[2023-10-24]

[58] http://ah.people.com.cn/n2/2024/0403/c358325-40799094.html[2024-5-30].

[59] https://mp.weixin.qq.com/s?___biz=MzA4NTg1MDgzNQ==&mid=2651227411&idx
=1&sn=97160f0bc66a85f176da4b90b6fae73c&chksm=8555863319e75f794e4e610fb367e
6a9322daf9e7732b9dbaa23c7af48e4562f0677c369f809&scene=27[2024-5-30].

[60] https://www.gov.cn/zhengce/zhengceku/202307/content__6889445.htm[2023-10-24].

第 2 章 离子治疗的放射物理学基础

离子治疗是一种利用高能离子束治疗癌症的方法，其基本原理是利用离子在人体组织中的特殊物理特性，使其能够更加精确地杀死肿瘤细胞并减少对正常器官的伤害。离子治疗的放射物理学基础主要涉及以下几个方面。

(1) 离子的物理特性：离子束与传统的 X 射线和伽马射线相比具有独特的物理特性。离子治疗所使用的离子具有高能量和高电荷状态，因此它们能够深入穿透人体组织而不产生明显的能量沉积，然后在一个非常小的区域内释放其能量，形成所谓的布拉格峰。这种特殊的物理特性使得离子治疗能够更加精确地瞄准肿瘤组织，同时最大程度地减少对正常器官的伤害。

(2) 离子束的形成和配送：离子治疗需要用到离子加速器来产生高能离子束，然后利用磁铁和其他装置将离子束引导到肿瘤组织。由于离子束中的离子具有不同的能量和电荷状态，所以离子束的配送需要精确的控制和调整，以确保离子束能够准确地瞄准肿瘤组织。

(3) 离子与物质的相互作用：当高能离子束入射到物质中时，离子会与物质中的原子和分子产生相互作用，导致能量的转移和沉积。这种相互作用会产生一系列的物理和化学效应，包括电离、散射、激发等，从而杀死肿瘤细胞并减少对正常器官的伤害。

本章将主要从这三个方面详细介绍离子治疗肿瘤的放射物理学基础及其优势。

2.1 离子与物质的相互作用

离子与物质的相互作用是离子治疗的核心过程之一。当带电离子穿过物质时，它与物质原子的原子核和轨道电子发生库仑相互作用。根据带电离子运动轨迹的经典撞击参数 b (该参数用于描述带电离子在与原子核或轨道电子相互作用时，其与作用对象的最近距离) 与物质原子半径 a 的相对大小，这些相互作用可以分为三类 (图 2.1)：① 当 $b \ll a$ 时，带电离子主要与物质原子核相互作用，发生辐射碰撞 (包括弹性碰撞和非弹性碰撞) 和核反应；② 当 $b \approx a$ 时，带电离子与物质原子的轨道电子之间发生库仑相互作用 (硬碰撞，hard collision)；③ 当 $b \gg a$ 时，带电离子与物质原子的轨道电子之间发生库仑相互作用 (软碰撞，soft collision)。硬碰撞和软碰撞都属于离子与核外电子的非弹性碰撞，其中硬碰撞涉及高能量的能级和轨道改变，而软碰撞则涉及较小的能量和动量交换。这些碰撞过程对离子在物质中的运动状态和能量沉积具有重要影响[1]。

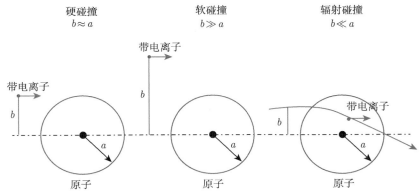

图 2.1 带电离子与物质原子碰撞的三种不同类型

碰撞类型取决于撞击参数 b 与原子半径 a 的相对大小。当 $b \approx a$ 时，称为硬 (近距离) 碰撞；当 $b \gg a$ 时，称为软 (远距离) 碰撞；当 $b \ll a$ 时，称为辐射碰撞

2.1.1 离子与核外电子的非弹性碰撞

当带电离子运动轨迹的撞击参数 b 与物质原子半径 a 相当 (即 $b \approx a$) 时，带电离子与物质的轨道电子之间发生高能量碰撞，改变轨道电子的能级和轨道。当电子获得的能量足以克服原子核的束缚时，电子就脱离原子成为自由电子。这就是电离。电离的结果是形成一对正离子和自由电子。内壳层电子被电离后，该壳层留下空穴，外层电子跃迁来填补，同时放出特征 X 射线或俄歇电子。当电子获得能量较少，不足以克服原子核的束缚成为自由电子时，将跃迁到较高的能级，这就是原子的激发。处于激发态的原子不稳定，短暂停留后，将从激发态跃迁回到基态，这就是退激。退激时，释放的能量以荧光的形式发射出来。如果电离出来的电子具有足够的动能，能进一步引起物质电离，则称它们为次级电子或 δ 电子。由次级电子引起的电离称为次级电离[2]。带电离子与核外电子的非弹性碰撞，导致原子电离或激发，是带电离子损失动能的主要方式。

当带电离子轨迹的撞击参数 b 远大于原子半径 a (即 $b \gg a$) 时，带电离子与物质整个原子以及所有轨道电子发生低能量碰撞，其中离子的能量不足以直接改变电子的能级或轨道。相对于硬碰撞而言，将这种低能量的碰撞视为较为软的碰撞。硬碰撞通常会导致更显著的能量损失和粒子散射。在软碰撞中，离子和电子之间发生弹性碰撞，它们的能量和动量会发生小幅度的交换，但电子的能级和轨道通常保持不变。这种碰撞对带电离子在物质中的传输路径和轨迹有着关键影响。虽然每次碰撞时，带电离子向轨道电子转移的能量极其微小，但由于这类相互作用发生的频率极高、数量庞大，带电离子约 50% 的能量损失正是源于这些小能量转移的相互作用。大量这类相互作用的持续累积，有可能导致原子的极化、激发或通过去除一个价电子而发生电离[1]。

当带电离子以超过光速的速度在物质中运动时，其在物质中会产生电磁场扰动。根据麦克斯韦方程组，这个扰动会导致物质中的电荷分布发生变化，从而产生电磁辐射。这种辐射在可见光范围内，呈现出蓝色，称为切连科夫辐射。

2.1.2　离子与原子核的非弹性碰撞

当带电离子运动轨迹的撞击参数 b 远小于物质原子半径 a (即 $b \ll a$) 时，带电离子会与物质原子核发生非弹性碰撞。带电离子在原子核附近穿过时，它与原子核之间的库仑力作用使它受到排斥，结果带电离子的速度和方向发生改变。带电离子的这种运动状态的改变，伴随着发射具有连续能谱的 X 射线 (韧致辐射)，并减弱其能量。带电离子通过发射韧致辐射引起的能量损失称作辐射能量损失。在给定的粒子加速度下，这种相互作用的概率与带电离子质量的平方成反比，使得除电子和正电子外的带电离子产生的韧致辐射基本上可以忽略不计，是高能电子在物质中损失能量的主要方式[1]。

离子与靶原子核的非弹性碰撞，除了改变离子的运动状态、辐射光子外，还可以改变靶原子核的能级结构，导致靶原子核从一个能级跃迁到另一个能级，释放或吸收能量，这一过程称为库仑激发。但发生这种作用方式的相对概率较小，可以忽略不计。

2.1.3　离子与原子核的弹性碰撞

当带电离子运动轨迹的撞击参数 b 远小于物质原子半径 a (即 $b \ll a$) 时，产生韧致辐射的相互作用只占极少数。在大多数情况下，带电离子受原子核库仑场的作用只改变原来的运动方向，既不发射 X 射线，也不激发原子，即碰撞前后离子和核的总能量和总动量守恒。这种不改变作用体系总动能的过程称作离子与原子核的弹性碰撞。

相对于电子，原子核的质量很大，所以入射离子和原子核之间的弹性碰撞会使离子发生明显的偏转，但不会对离子的速度和能量造成显著影响。在碰撞后，离子与原子核分离并继续其传输运动，绝大部分动能仍由入射离子带走，这样，离子在物质中可继续进行许多次弹性碰撞。原子核在碰撞中也会发生微小的运动，但通常它们的质量较大，因此对整体运动的影响较小。在这种相互作用中，入射离子与靶原子核发生弹性碰撞引起的能量损失称作弹性碰撞能量损失或核碰撞能量损失。原子核对入射离子的能量损失和减速作用，称为核阻止作用[1,2]。

电子质量小，与原子核碰撞后会受到较大偏转，因此电子穿透物质时，电子的散射现象严重。重带电离子的质量较大，与原子核碰撞后，运动状态改变不大，尤其是运动方向几乎保持不变，因此离子在物质中的运动径迹近似是直线。

除此之外，离子与靶原子核之间发生弹性碰撞时，原子核获得反冲能量，该能量可以被晶格中的原子或分子吸收，并引起它们的运动和位移，造成物质的辐射损伤。

2.1.4 离子与原子核的核反应

当带电离子具有足够高的能量，并且碰撞参量远小于物质原子核的半径时，离子与物质原子核发生核反应。核反应是一种在核级别上起作用的强相互作用，能够改变原子核的状态，产生次级粒子，并伴随着一些相关后果。

(1) 中子 (将为患者增加次级剂量，并将是加速器、束线传输设备和治疗室中大量屏蔽的源头)。

(2) 碎片 (将在深部形成剂量 "尾巴"，对生物组织产生高生物学效应)。

(3) 大角度散射的质子 (增加了临床束流的横向半影)。

(4) 加速器、束线和设备的活化 (影响维护和退役)，以及患者体内的组织活化 (需要使用基于 PET 测量或伽马即时检测的方法来进行体内剂量测定和/或射程验证)。

由于这些核相互作用的结果，当入射离子进入物质 (例如患者体内) 时，入射离子的数量会减少，以质子为例，每厘米水等效组织中粒子通量减少 1%[3]。

2.2 离子在物质中的能量损失

2.2.1 阻止本领

阻止本领是衡量物质降低入射离子动能的能力的不同方法，其有两种常见的定义：线性阻止本领 (linear stopping power)，定义为带电离子的单位路径长度上的能量损失速率的期望值 (dE/dx)；质量阻止本领 (mass stopping power)，定义为线性阻止本领除以吸收介质的密度。通过除以吸收介质的密度，几乎消除了质量阻止本领对质量密度的依赖。线性阻止本领和质量阻止本领的典型单位分别为 MeV/cm 和 MeV·cm^2/g。

已知有三种类型的阻止本领:碰撞 (电离) 阻止本领 (collision stopping power)，由带电离子与物质原子的轨道电子的相互作用引起；辐射阻止本领 (radiative stopping power) 和核阻止本领 (nuclear stopping power)，由带电离子与原子核的相互作用引起。无限制的质量碰撞阻止本领则表示带电离子在所有硬碰撞和软碰撞中的平均能量损失速率。

质子和离子在物质中的能量损失主要是由于碰撞损失，即与物质原子的轨道电子之间的非弹性碰撞。该能量损失可以通过贝特 (Bethe) 方程进行描述，该方程首先由汉斯·贝特 (Hands Bethe) 于 1930 年在非相对论近似下推导得出。相对论修正后的贝特方程是在非相对论近似下推导出来的贝特方程的修正版，可以更准确地描述高能带电离子在物质中的线性碰撞阻止本领。修正后的方程包括质量修正因子和速度修正因子，由国际辐射单位和测量委员会 (ICRU) 在 1993 年给出：

$$-\frac{\mathrm{d}E}{\mathrm{d}x} = \frac{4\pi e^4 z_{\text{eff}}^2 Z N}{m_{\text{e}} c^2 \beta^2} \left[\ln \frac{2m_{\text{e}} c^2 \beta^2}{I} + \ln \frac{1}{1-\beta^2} - \beta^2 - \frac{C}{2} - \frac{\delta}{2} \right] \quad (2.1)$$

其中，$\mathrm{d}E/\mathrm{d}x$ 定义为单位路径上入射离子的能量损失，负号表示离子能量减少；z_{eff} 代表入射离子的有效电荷数；Z 代表物质的原子序数；m_{e} 和 e 分别表示电子静止质量 (9.11×10^{-31} kg $= 0.511$ MeV$/c^2$) 和基本电荷 (1.6×10^{-9} C)；β 表示带电离子速度与光速之比 (v/c)；c 是真空中光的传播速度 (3.0×10^8 m/s)；I 是介质的平均电离能量；$C/2$ 和 $\delta/2$ 分别是壳层修正项和密度修正项。

上述公式中的有效电荷项可由巴尔卡斯 (Barkas) 的经验公式计算得到：

$$z_{\text{eff}} = 1 - \exp\left(-125\beta/z^{2/3}\right) \quad (2.2)$$

其中，z 为入射带电离子的原子序数。由贝特方程结合巴尔卡斯公式可以看出：入射离子在刚入射到物质中时，由于离子速度很高，外层电子近似完全剥离，此时有效电荷数趋于入射离子的原子序数；此后，随入射深度的增加，能量逐渐损耗，β 减小，单位路径上的能量损失率 $-\mathrm{d}E/\mathrm{d}x$ 增加；在到达射程末端前能量几近耗尽，此时离子的速度很低，带电离子从物质中获得外层电子，有效电荷数目趋于零，单位路径上的能量损失率 $-\mathrm{d}E/\mathrm{d}x$ 达到最大值，即布拉格峰，离子能量迅速损失至零并停止在物质中。

布拉格峰的位置和形状可以用贝特方程来计算。由于布拉格峰的位置取决于离子速度和物质的性质，因此通过调节离子的初始能量，可以控制布拉格峰的位置和深度，从而实现精确的放射治疗。通过增加入射离子的初始动能，具有特征陡峭的远侧衰减的尖锐剂量峰，即所谓的布拉格峰，会向深部移动至照射组织[4]。

总质量阻止本领包括质量碰撞阻止本领 (mass collision stopping power)、质量辐射阻止本领 (mass radiative stopping power) 和质量核阻止本领 (mass nuclear stopping power) 三部分。

$$\frac{S}{\rho} = \frac{1}{\rho} \cdot \left(\frac{\mathrm{d}E}{\mathrm{d}x}\right)_{\text{el}} + \frac{1}{\rho} \cdot \left(\frac{\mathrm{d}E}{\mathrm{d}x}\right)_{\text{rad}} + \frac{1}{\rho} \cdot \left(\frac{\mathrm{d}E}{\mathrm{d}x}\right)_{\text{nuc}} \quad (2.3)$$

质量碰撞阻止本领通过与物质原子核外电子相互作用而产生，其大小主要取决于离子的能量和物质中原子的电子密度。随着离子速度的增加，相对论效应越来越显著，会导致质量碰撞阻止本领增加。质子的质量较小，其电离损失主要来自其与物质中原子核外电子的碰撞，随着其能量的增加，质量电子碰撞本领逐渐增加，但其增加速率相对较慢。碳离子由于电荷量大、质量大，因此在与物质原子的电子相互作用时，其能量转移较为有效，质量电子碰撞本领随着碳离子能量的增加而迅速增加。质子和离子的质量电子碰撞本领之间的差异是由较重离子的电荷增加，其在贝特方程中呈二次方而导致的[5]。

质量辐射阻止本领通过在物质原子核或电子的电场中发射轫致辐射而产生，质子和碳离子的贡献相对较小，主要来自于高能电子在物质中的运动和布拉格散射所产生的辐射，其对于质子和碳离子的总能量损失来说可以忽略不计。

质量核阻止本领通过带电离子与物质原子核之间的弹性库仑相互作用而产生。当带电离子与介质原子核发生碰撞时，会转移一部分动能到原子核中，使得原子核发生反冲，其大小主要取决于离子能量和介质中原子核密度。由于质子的质量小，其与介质中原子核的相互作用非常微弱，因此其质量核阻止本领相对较小。而碳离子具有较大的电荷量和质量，其与介质中原子核的相互作用效果显著，因此其质量核阻止本领比质子高出数个数量级。高能时质量核阻止本领只占总阻止本领的千分之一量级，在极低能量 (远低于 1 MeV) 时其特别重要 (即在离子停止区域)。

总的来说，由于质子和碳离子与物质中的原子和分子的相互作用方式不同，因此它们在物质中的阻止本领表现出不同的特点。碳离子的质量较大，电荷量较大，因此在物质中的能量转移更为高效，而质子则相对较弱。

2.2.2 射程与射程歧离

贝特方程描述的是单个离子的阻止本领。然而，传递临床相关剂量需要将成千上万个粒子在物质中减速。由于非弹性库仑散射的能量损失具有统计涨落，因此会导致布拉格峰的展宽。对离子束来说，离子束的能量损失呈高斯型分布：

$$f\left(\Delta E\right) = \frac{1}{\sqrt{2\pi}\sigma_E}\exp\left(-\frac{\left(\Delta E - \langle\Delta E\rangle\right)^2}{2\sigma_E^2}\right) \tag{2.4}$$

其中，$\sigma_E = 4\pi z_{\text{eff}}^2 Z N\Delta x\left(\dfrac{1-\beta^2/2}{1-\beta^2}\right)$，$\Delta x$ 是离子束经过的路径长度。

高能离子在穿越物质时几乎持续不断地损失能量，可以通过连续慢化近似 (continous slowing down approximation，CSDA) 来计算给定能量的离子的射程。在 CSDA 近似下，离子在物质中的能量损失被假定为几乎连续的，并且认为离子的能量损失率与其运动速度无关。因此，通过将能量损失率的逆值沿离子的轨迹进行积分，可以得到离子的平均射程：

$$R = \int_0^{E_0} \frac{1}{-\mathrm{d}E/\mathrm{d}x} \tag{2.5}$$

其中，E_0 为入射离子初始能量。CSDA 射程提供了离子在物质中传播的一种估计，但它并不考虑离子与物质中原子核或电子的相互作用的细节。实际上，离子在物质中的相互作用是复杂的，并且在离子的能量减小到一定程度时，离子的范围可能不再遵循 CSDA。因此，在离子束疗法和离子加速器设计中，通常使用更精确的模拟方法来计算离子在物质中的射程，例如蒙特卡罗模拟。

由能量损失歧离而引起的射程歧离可以通过下式得到：

$$\sigma_x^2 = \int_0^{E_0} \sigma_E^2(E') \left(\frac{\mathrm{d}E'}{\mathrm{d}x} \right)^{-3} \mathrm{d}E' \tag{2.6}$$

此外，相对于质子而言，其他重离子在与物质相互作用的过程中存在一定的产生弹核碎片的概率，部分弹核碎片在入射带电离子停止在介质中后仍然具有较高能量，因此会继续在入射离子射程的尾端释放能量，具有更大的射程。因此，相比于质子，其他重离子的布拉格峰后的尾区仍会存在一定的剂量沉积，具有相当长的尾巴 [4]。

2.2.3 传能线密度

传能线密度 (LET) 的概念是由 Zirkle 和 Tobias 提出的，表征单位离子路径上的产生能量小于 Δ 的 δ 电子的离子能量损失。通常 LET_Δ 定义为在确定的空间上一点，由初级入射离子与核外电子相互作用而导致的平均能量转移减去在此路径上产生的动能大于 Δ 的所有 δ 电子动能之和的统计均值 $\mathrm{d}E_\Delta$ 除以初级粒子的径迹长度 $\mathrm{d}l$：

$$\mathrm{LET}_\Delta = \frac{\mathrm{d}E_\Delta}{\mathrm{d}l} \tag{2.7}$$

其中，下标 Δ 表示能量转移的截止限制，任何能量高于此截止限制的粒子在 LET 计算中不予考虑。因此，受限制的 LET 也可以表示为

$$\mathrm{LET}_\Delta = S_{\mathrm{el}} - \frac{\mathrm{d}E_{\mathrm{ke},\Delta}}{\mathrm{d}l} \tag{2.8}$$

其中，S_{el} 是离子的线性碰撞阻止本领，$\mathrm{d}E_{\mathrm{ke},\Delta}$ 是由离子在穿越距离 $\mathrm{d}l$ 时释放的所有电子的平均动能之和，这些电子的能量大于 Δ。如果没有能量截断，就会得到不受限制的 LET_∞，它等同于 S_{el}。类似于 LET_Δ，也可以定义受限制的质量碰撞阻止本领。由于碳离子束高能时产生的次级电子的平均能量非常低 (通常在 keV 量级)，因此在大多数实际应用中通常使用不受限制的 LET_∞。

在离子束治疗中，较为常用的还有剂量平均 LET(dose averaged LET)，即 LET_D。在混合辐射场，其定义为

$$\text{LET}_D = \frac{\sum_i D_i(E, Z) \times \text{LET}_i(E, Z)}{\sum_i D_i(E, Z)} \tag{2.9}$$

其中，$D_i(E, Z)$ 为第 i 个能量为 E、原子序数为 Z 的离子的剂量贡献，$\text{LET}_i(E, Z)$ 为第 i 个能量为 E、原子序数为 Z 的离子的 LET[6]。

LET 和阻止本领 S 概念相似。阻止本领用于描述带电离子失去的总能量，LET 则用于描述带电离子在穿越物质时局部被吸收的、以数量化方式表示的能量损失，也被称为限定性阻止本领 (restricted stopping power)，并有 $\text{LET}_\infty = S$。尽管 LET 和阻止本领之间存在相似性，但是它们之间还是有明显差异的，阻止本领包含了入射离子与原子核的反应，而这个反应不会引起电子激发。碳离子束具有高的 LET，提供了生物学效应和优越的深度剂量分布。碳离子束的 LET 在体内逐渐增加，随着入射深度增加，碳离子束的 LET 急剧增加，在布拉格峰区域达到最大。从治疗的角度来看，这种特性在肿瘤的生物学效应方面非常有优势 [5,7]。

2.3 离子在物质中的多重库仑散射

当带电离子穿过物质时，由于与靶原子核之间的弹性库仑散射相互作用，离子在物质中会经历多重库仑散射，每次散射会引起离子的小角度偏转，从而改变其运动方向和轨迹。而带电离子与靶原子的轨道电子的碰撞引起的散射较不显著，可以忽略不计。

这些偏转离子的积累导致了在中心轴周围形成一个呈高斯分布的离子束，偏转的径向投影分布 y 也可以近似为高斯分布。投影径向分布的方差 σ_y 随着离子的穿透深度 x 增加而增加。Chu 等给出了在水中的方差近似值：

$$\sigma_y = 0.0294 x^{0.896} Z_p^{-0.207} A_p^{-0.396} \tag{2.10}$$

其中，x (以厘米为单位) 是水中的深度，Z_p 和 A_p 分别是离子的原子序数和质量数。从上述公式可以得出，碳离子的投影径向分布方差是质子方差的 26%。

多重库仑散射角度的均方根 (RMS) θ_0 与具有相同速度的不同离子的电荷成正比，与质量成反比。离子的电荷越大，质量越小，散射角度越大，束流的横向展宽也越大。

$$\theta_0 \propto \frac{Z_p}{A_p} \tag{2.11}$$

　　由于横向散射的粒子可能进一步发生散射，与更多的原子核相互作用，导致散射事件的累积，因此，多重库仑散射的效应会随着离子在物质中的穿透深度增加而增强。这种效应可以用于高原子序数的散射箔 (例如铅)，以构建 "被动式束流线"。此外，多重库仑散射还会影响离子束的横向半影。离子束的横向展宽越大，半影也越大。这对于精确的放射治疗计划非常重要，因为半影的尖锐度影响着治疗区域和周围组织的辐射剂量分布 [3,5]。

2.4　核　碎　裂

　　由于核-核碰撞中的强相互作用，入射离子和靶核都可以分裂成较轻的碎片。除了产生一系列次级粒子外，核相互作用还会导致束流中的原始离子数量显著减少。这种损失可以近似地用指数衰减因子来描述，该因子给出了通过厚度为 x 的平板后剩余离子数 N 与入射离子数 N_0 之间的比值：

$$\frac{N}{N_0} = \mathrm{e}^{-\frac{x}{\lambda}} \tag{2.12}$$

　　对于在水中的碳离子，衰减长度 λ 为 25.9 cm。质子的粒子数衰减通常每厘米约为 1.2%。对于碳离子，每厘米衰减近似为 4%，这个近似仅在高能量下有效，因为高能量时核分裂的总相互作用截面几乎保持恒定。

　　与离子和靶原子的轨道电子之间的库仑相互作用产生的阻止本领相比，核相互作用对总体阻止本领的贡献要小得多。尽管如此，对于具有较长射程的高能离子，核相互作用 (如靶或入射粒子的碎裂) 在辐射组织中的剂量沉积中起着重要作用。对于所有比质子更重的离子，靶碎裂是剂量贡献最大的因素。

　　对于高能离子束的放射治疗，碎裂作用有两个重要的原因：① 核反应导致原始入射离子能量损失，并产生低 Z 值碎片的积累。这些效应随着入射深度的增加而增加。② 类似入射离子的次级碎片以几乎与原始离子相同的速度运动。由于碎片具有与原始离子相近的能量和较小的质量，它们的射程比原始离子长。这导致在比质子更重的所有离子中，在布拉格峰的陡峭剂量下降之后存在剂量尾巴。

　　由不同能量的碎裂引起的混合粒子谱会导致线性能量转移谱随深度发生变化，因此，必须通过建模来预测相对生物学效应 (RBE) 的变化。束流中的任何材料，如射程移位器 (range shifter) 和补偿器等，都会影响碎片的混合以及线性能量转移谱。

　　核分裂还会影响横向束流分布，因为次级轻粒子通常以比较大的角度发射，而重碎片发射角度较小。这导致在更深的位置上，较重离子的高 LET 核心周围形成了一个低 LET 的晕圈。在实践中，需要使用两个或三个高斯函数来重现束流的横向展宽。

对于停在水中的碳离子，产生最多的是氢和氦碎片。比硼重的碎片在布拉格峰之后速度就降下来。氢和氦等较轻碎片是构成剂量尾部的主要离子。对于较重离子，剂量尾部会变得更加明显，对治疗不利。远端剂量下降的坡度不再那么陡峭，致使其在剂量沉积方面的优势丧失。因此，通常不使用比氖更重的离子进行离子治疗。

对于深部肿瘤的治疗，需要更大的入射深度。然而，碎裂离子对沉积剂量的影响随着入射深度的增加而增加，尤其是相对生物学效应对于不同的离子种类是不同的。因此，在治疗计划期间考虑碎片对计算和优化生物剂量的影响非常重要[5]。

2.5 束流配送方式

束流配送是一种将离子束输运到患者肿瘤靶区的技术方式，其任务是将束流构形成需要的照射野，使靶区受到均匀且足够的剂量照射，同时尽可能地减小对正常组织的伤害。与常规电磁辐射如 X 射线、γ 射线等相比，质子束和重离子束都是带电粒子束，因此，为了达到适形治疗目的可采用灵活多样的束流配送方式。目前运用于离子临床治疗试验的束流配送系统有两种，一种是以日本 HIMAC 治疗装置为代表的被动式束流配送系统[8]，另一种是以德国 GSI 为代表的主动式束流配送系统[9]。被动式和主动式的区别在于束流的构形方式，被动式束流配送使用附加的硬件装置构形束流，而主动式束流配送通过对加速器或其他设备的主动控制引导笔形束流 (pencil beam) 照射肿瘤区域。

2.5.1 被动式束流配送

2.5.1.1 散射技术

被动式束流配送系统源自传统的 X 射线、γ 射线适形放射治疗。和传统放射治疗一样，被动式束流配送系统将加速器提供的笔形束流横向扩展成大的均匀照射野，利用多叶准直器 (multileaf collimator, MLC) 或者患者肿瘤特异的准直器 (patient tumor-specific collimator) 在束流横向上截取与束流方向肿瘤的投影外形一致的照射野[10]。实现束流横向扩展的方式主要有两种。一种是通过散射的方式，束流经过散射体发生多重散射增加束流半径。为了实现更大的照射野，通常使用双散射体，经过一级散射体中间部分的束流被完全阻止，边缘部分束流经过第二次散射获得更大的照射野[11]。通过散射体的方式主要运用在质子束治疗中。使用散射体无疑会使束流的利用率降低。在重离子治疗中应尽量少使用散射体，因为束流经过散射体会发生核反应从而产生核碎片，特别是中子，不利于辐射防护，给治疗带来不确定性[12,13]。另一种方式是通过摇摆磁铁对笔形束流进行预定模式的连续横向扫描[14]，从而获得大的照射野。这种方式可以提高束流的利用率，但是离子越重及能量越高，离子的磁刚度越大，对磁铁及电源的技术要求越高，实现起来越困难。因此，早期的离子治疗多使用散射体的方式横向扩展束流。目前日本 NIRS 的 HIMAC 装置使用两者结合的方式实现对碳离子束横向扩展，如图 2.2 所示。中国科学院近代物理研究所自主研发的首台国产医用重离子治疗示范装置 (HIMM) 只采用了摇摆磁铁的方式横向扩展束流。

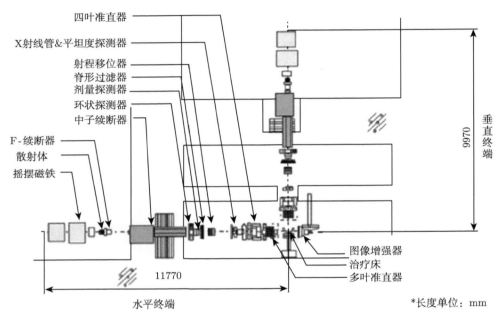

图 2.2　HIMAC 治疗室 B 被动式束流配送系统

2.5.1.2　射程调制技术

由于单能布拉格峰非常窄，通常在毫米量级，而一般的实体瘤大小在厘米量级，因此使用单能布拉格峰无法覆盖整个肿瘤靶区，为了覆盖肿瘤靶区，需要将布拉格峰进行纵向展宽以获得与肿瘤纵向大小一致的展宽布拉格峰 (SOBP)。实现束流纵向扩展的方式主要有两种，一种是脊形过滤器，另一种是旋转式射程调制器 [15]。两者的原理都是让束流通过不同厚度的降能片，按照预定的束流权重使不同能量的布拉格曲线剂量累加获得期望的深度剂量分布。虽然脊形过滤器与旋转式射程调制器实现相同的功能，但是两者在适用范围上存在一定区别。因为脊形过滤器为静态装置，它不仅适用于脉冲式束流 (同步加速器)，也适用于连续束流 (回旋加速器)，而旋转式射程调制器运用于回旋加速器装置较为合适。HIMM 采用的射程调制器为脊形过滤器，图 2.3 所示为脊形过滤器实物图及其在兰州重离子医院现场安装图。

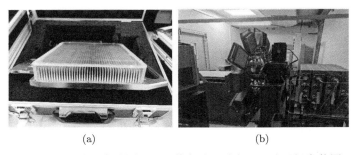

|(a)|(b)|

图 2.3 脊形过滤器实物图 (a) 及其在兰州重离子医院现场安装图 (b)

　　一般情况下，被动式束流配送系统中加速器提供的能量是固定的，当离子束射程大于肿瘤的最大深度时需要将束流进行降能，因此在束流前方要使用降能片，称为射程移位器。射程移位器通常使用低原子序数的材料制作，如聚甲基丙烯酸甲酯 (PMMA) 等。射程移位器通常有厚度离散化的二进制过滤器 (binary filter) (如图 2.4 所示) 和厚度连续变化的楔形过滤器及可变水柱等。

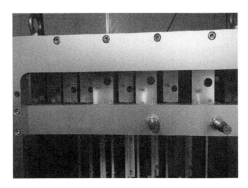

图 2.4 二进制过滤器实物图

2.5.1.3 适形技术

　　在束流经过横向展宽和纵向展宽后，还需要利用患者体表补偿器和多叶准直器将束流的照射野切割成与肿瘤待治断层的轮廓一致的形状。由于特定能量的离子束在体内有确定的射程，肿瘤的后沿各处到体表的水等效距离不尽相同，为了使束流停止在肿瘤后沿，不损伤肿瘤后方的正常组织，一般需要在体表加体表补偿器，如图 2.5 所示。体表补偿器通常由高密度聚乙烯材料制成，属于低原子序数材料，可减少束流散射，且易于雕刻制作。体表补偿器的设计是离子束治疗计划系统的一个必要功能，不同照射方向需要不同的补偿器。

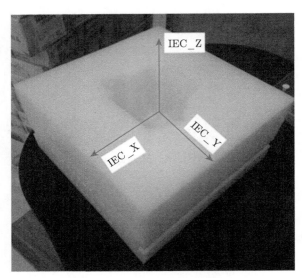

图 2.5   体表补偿器实物图

多叶准直器是一种具有很多对薄叶片的设备，通过移动这些叶片来形成肿瘤投影形状的空隙。多叶准直器不需要针对患者制定不同的准直器，这大大提高了治疗准备的速度并降低了治疗准备的成本。图 2.6 所示为 HIMM 被动式束流配送系统上所使用的多叶准直器，其由 50 对 4.0 mm 厚的钨合金片组成，定位精度为 ±0.2 mm。

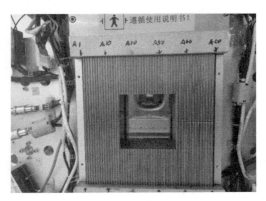

图 2.6   多叶准直器实物图

在被动式束流配送系统中，通过使用射程移位器来改变离子束流的能量，从而改变离子在人体组织内的射程，使离子束的布拉格峰落在所需治疗肿瘤靶区的相应断层上，并使用脊形过滤器等射程调制器对布拉格峰进行纵向展宽，以覆盖一定厚度的靶区断层。通过多叶准直器及体表补偿器来限制横向扩展后的束流的照射野，使照射野与肿瘤待治断层的轮廓形状一致，等该断层照射剂量达到处方剂量后，通过用射程移位器改变束流能量并调节多叶准直器的形状等步骤对整个肿瘤靶区逐断层进行照射治疗。所有这些动作都是由治疗前治疗计划系统产生的控制数据控制射程移位器和多叶准直器等来完成的。一般来说，治疗都是由肿瘤的最深断层向最浅断层逐层照射进行的。

2.5.1.4 适形照射技术

在被动式束流配送系统下可实现多种适形照射方式，常见的有二维 (2D) 适形、二维分层适形和三维分层适形三种照射方式[16−18]，如图 2.7 所示。二维适形照射方式在整个 SOBP 区域的束流横向平面上构形都是固定的。这种照射方式不可避免地会给靶区前方部分正常组织带来 100% 的处方剂量照射，照射体积大约占到肿瘤大小的 1/3。二维分层适形照射中采用微型脊形过滤器纵向展宽单能束流的布拉格峰，对肿瘤靶区进行分层照射。在照射过程中，多叶光栅的构形保持不变。若在分层照射过程中，多叶光栅构形随着照射断层轮廓不断变化，即为三维分层适形照射。在这三种适形照射方式中，三维分层适形照射方式是最佳的一种治疗方式，该方式显著减少了靶区附近正常组织的剂量，但需要较为复杂的治疗计划系统，同时对束流配送系统上各部件的机械精度要求也更高。

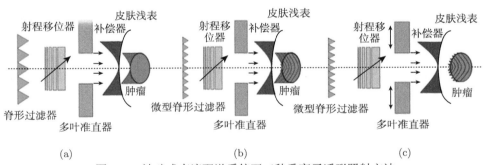

图 2.7　被动式束流配送系统下三种重离子适形照射方法
(a) 二维适形；(b) 二维分层适形；(c) 三维分层适形

2.5.2　主动式束流配送

2.5.2.1　点扫描方式

主动式束流配送系统是通过对加速器或其他设备的主动控制引导笔形束流照射肿瘤区域的，不需要使用附加的硬件装置构形束流。为了在靶区获得所需的剂量分布，需要利用扫描磁铁控制束流横向的位置，并通过加速器主动变能等方式改变束流的纵向射程，实现束流对靶体的精准三维照射[19,20]。横向点扫描方式有三种：① 点扫描；② 栅扫描；③ 连续栅扫描。点扫描和栅扫描分别又被称为"离散的束斑扫描"和"连续的束斑扫描"，两者采用的都是磁铁对束斑的逐点控制，区别在于点扫描在剂量达到每个扫描点的预设值后束流会关闭，然后移动到下一个扫描点进行照射，而栅扫描方式下的束流在剂量达到扫描点的预设值后不会关闭，除了在切换等能量断层时束流会终止。连续栅扫描和栅扫描的束流切断方式类似。扫描磁铁根据每个等能量断层的预设电流模式进行操作，需要采用不同的优化方式进行计算，连续栅扫描的权重需要对离散权重分布进行插值和迭代优化获得。三种横向扫描方式的比较如表 2.1 所示。

表 2.1　三种横向扫描方式的比较

对比内容	点扫描	栅扫描	连续栅扫描
磁铁控制	逐步	逐步	连续
剂量控制	逐点，离散	逐点，连续	连续
优化	离散	离散	连续
不可避免的辐照	受束流关闭时间限制	受扫描速度限制	无

在深度方向上，可以采用射程移位器或利用加速器主动变能的方式改变布拉格峰的位置。最近，日本研究学者提出了一种将射程移位器和加速器主动变能相结合的深度扫描方式——混合深度扫描。射程移位器是一种能量吸收器，利用不同厚度的射程移位器可将布拉格峰移动不同的深度，其调试和控制方式是三者中最容易的。此外，由于其插入/取出只需要几百毫秒，因此照射时间也相对较短。然而，射程移位器会使得靶区的束斑尺寸变大，并且还会产生次级碎片。加速器主动变能的方式不会产生这些问题，但是改变束流能量需要更长的时间。此外，由于加速器的能量梯度通常是离散的，因此需要对布拉格峰的位置进行微调。混合深度扫描则具备了两者的优势，束流射程的粗略调制可由加速器提供，而精细调制可由射程移位器提供，它可以提供更陡的横向剂量跌落和更高的峰坪比。该方法自 2012 年起已应用在日本的 HIMAC 上。

2.5.2.2　束流配送和剂量监测系统

虽然主动式束流配送系统可以灵活地进行三维剂量适形照射，但需要实现快速、可靠的束流控制和监测，因为与被动式束流配送系统相比，来自加速器的束流特性会直接影响剂量分布。束流监测通常为磁扫描系统反馈回两种信息：一种是束流位置信息，包括束流剖面形状、束流位置等，一般由多丝正比室、阳极或阴极条室等来完成测量，需要探测器及获取系统具备快的响应时间，以适应快速扫描的需要；另一种是束流强度信息，由穿透型电离室 (IC)、二次发射监测仪等来完成对流强的测量。如前所述，流强的反馈信息用来控制扫描速度，使得束流强度的涨落并不改变靶区内照射剂量的均匀性。如德国 GSI 的治癌装置中，多丝正比室每 120 μs 测量一次束斑位置,而充气电离室每 10 μs 测量一次束流强度,将这些测量值同治疗计划的数据相比较,若偏差在许可限度内,则控制磁扫描系统改变扫描速度,若出现任何超过许可限度值的偏差,则控制加速器迅速切断束流,以保证患者的安全。

另外,剂量测量也是剂量监测系统中必不可少的,测量仪器通常为吸收剂量及剂量率监测的穿透型电离室、二次发射监测仪等。治疗期间剂量及剂量率的记录,使得实际治疗同治疗计划比较成为可能,对确保治疗安全及治疗后效果的评估等具有重要意义。以上所述构成了离子辐射系统中的束流配送和剂量监测系统,它们之间有机的结合是离子适形放射治疗实现的前提。同时也可以看出,束流配送和剂量监测系统在任何离子治疗装置中都是很重要的组成部分[21]。

2.5.2.3 离子束调强放射治疗

主动式束流配送系统对束流的引导方式更加灵活,因此相比被动式束流配送系统更容易实现调强放射治疗。离子束调强放射治疗在不同时期也有过不同的发展[22],如图 2.8 所示。

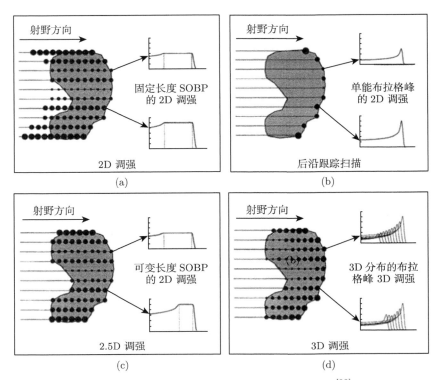

图 2.8 不同离子调强放射治疗的原理示意图 [22]

1) 2D 调强

1975 年，Koehler 等利用固定的射程调制器 (脊形过滤器) 将质子束纵向展宽成与靶区最大厚度一致的 SOBP，即在垂直于入射方向的平面上的任意一点处都具有固定长度的 SOBP。为使 SOBP 的后沿与靶区后沿深度一致，还需使用体表补偿器，这与图 2.7(a) 中的被动式 2D 适形照射方法如出一辙，都会给入射通道上的正常组织带来额外的高剂量照射。2D 调强 (2D intensity modulation) 原理如图 2.8(a) 所示。

2) 后沿跟踪扫描

1997 年，Deasy 等提出了后沿跟踪扫描 (distal edge tracking) 法，如图 2.8(b) 所示。在该方法中，通过使用单个布拉格峰对靶区后沿进行扫描照射可以在靶区内获得均匀的剂量分布且能在最大程度上减小正常组织受照剂量。与 2D 调强一样，强度调节的自由度只出现在横向平面，都是通过改变具有固定深度剂量分布的束流强度来实现的，前者利用的是展宽长度一致的 SOBP，后者利用的是单能布拉格峰。

3) 2.5D 调强

与 2D 调强不同的是，2.5D 调强不再将 SOBP 的宽度展宽为最大靶区厚度，而是在不同横截面上将束流 SOBP 的宽度展宽成相应靶区截面在入射方向上的厚度，以此来减小靶体附近不必要的照射剂量。尽管强度调节的自由度只发生在横向平面上，但是单个笔形束的深度剂量分布在靶区的横截面上产生了变化，因此该方法被称为 2.5D 调强，原理如图 2.8(c) 所示。

4) 3D 调强

3D 调强是通过对单个笔形束在三维方向上进行强度调节来实现的，对于每一个单独的笔形束而言，无论其布拉格峰在深度上的位置如何，都会在优化计算中作为参数一起进行优化，如图 2.8(d) 所示。在这四种调强方式中，3D 调强是最灵活的。

2.6　离子治疗的射程监控

尽管离子束拥有无与伦比的布拉格峰，但将该特征有效发挥到肿瘤治疗尚存在一定局限性，主要影响因素是在对离子束射程的预估中存在偏差。该位置不确定性可能会导致布拉格峰位超过或者未达到肿瘤靶区，致使周围正常组织受到损伤。

放射治疗计划制定和实施的过程中都可能产生离子束射程的不确定性。其中，放射治疗计划的制定基于 CT 影像。医生通过 CT 模拟定位确定出肿瘤靶区的位置以及照射参数。然而，由于 CT 影像的噪声以及形变扭曲导致组织成分和密度的变化，离子束在组织中的射程计算精度受到限制。在治疗计划实施的过程中，患者需要定位和固定。然而，在治疗过程中完全重复相同的摆位是无法实现的，主要有三个原因：第一，成像系统的对比度和分辨率存在限制；第二，一个疗程通常需要 30 天左右，在此过程中患者可能体重减轻、肿瘤缩小、正常组织肿胀；第三，在单次治疗过程中，患者可能出现扭动、咳嗽、抓痒等动作而使摆位出现偏差。

一种有效减小离子束射程不确定性的方法是在患者治疗过程中对离子束的径迹进行成像。离子与物质相互作用会产生低压声波和高能 γ 射线，通过探测这些次级发射信号可以对离子束在体内的径迹进行实时成像。

2.6.1 PET 实时在线监测

中高能重离子束贯穿靶物质期间会以一定的概率与靶原子核碰撞发生核反应，核反应导致产生发射正电子的弹核碎片，这些发射正电子的弹核碎片的射程较主束的射程稍短，与主束布拉格峰位接近，因而正电子放射性活度在主束布拉格峰附近最强。重离子与物质相互作用这一物理学特性，使得利用正电子发射断层成像 (PET) 对正电子湮灭时发射光子的符合测量来推断在线束流的射程成为可能，即利用 PET 技术监测治疗期间束流在贯穿组织期间产生的正电子发射体放射性活度的分布，来反推入射束流的阻止位置及剂量分布，因为核反应中产生的正电子发射体弹核碎片的空间分布和产额与入射重离子束的射程及强度相关联[23]。尽管目前还不能由 PET 对正电子放射性活度分布的测量来计算离子束照射剂量的分布，但是放射性活度的分布却能描述束流的后沿宽度，这就能改善重离子治疗中，由于治疗计划将 CT 诊断数据转换为离子在水中等效路径而造成的离子射程不准确这一不确定因素。在每分次治疗中，一旦发现测量得到的正电子放射性活度分布与治疗计划计算得到的分布的偏差大于某一干涉值，就可在线修正患者的治疗计划，如采取调节束流的能量等措施，使重离子对待治靶区断层进行照射治疗。这样，PET 图像就被纳入了重离子治疗当中，用来确认重离子的治疗计划，并通过其反馈信息及时更新、更正治疗计划，从重离子定位和照射剂量两方面实现重离子对靶区的准确照射，这就是重离子治疗中特有的 PET 在线监控技术。当然，从目前德国 GSI 重离子治疗 PET 监控的经验来看，由于计算速度的限制，目前还不能实现治疗期间的实时 PET 图像重建，重建好 PET 图像总是滞后于治疗，因而每一分次治疗中获得的 PET 图像还不能指导本次照射治疗，但却完全可用于下一分次治疗。相信随着计算速度的不断提高，这一问题终将得到解决，因而原位实时在线监控也就成为可能。

2.6.2 瞬发伽马监测

射程验证的另一种成像方式是测量离子与靶核间非弹性相互作用产生的瞬发伽马散射，伽马散射是激发核回归基态的结果，这些伽马射线具有反映被照射组织的元素组成的特征能量线。瞬发伽马散射最初被用于影响出束状态下 PET 数据的背景辐射研究，尤其是其产物几乎与照射同步 (纳秒或更短时间内)，为真正意义上的实时监测提供了新的方向。利用这一特点，可以消除 PET 中遇到的延迟和洗脱效应问题。与正电子衰变相比，瞬发伽马相互作用产生的伽马散射更加直接，并与剂量直接相关，在治疗过程中微小的布拉格峰位偏移都可以通过测量瞬发伽马信号得到。但瞬发伽马监测面临 2~7 MeV 高能量问题，能量来源包括每个特定的原子核以及额外的背景辐射，主要来自中子。在过去十年内，研究人员开展了多种探测器的研发，旨在充分利用瞬发伽马信号的特性，如传入方向、能量以及飞行时间 (TOF)。研究人员开发了多种设备来测量瞬发伽马信号，包括单闪烁体、刃口狭缝伽马相机、多狭缝探测器以及康普顿照相机 [23]。

目前只有一种商业化并且经临床测试的瞬发伽马信号测量系统。由 OncoRay 公司 (德国德累斯顿) 和 IBA 公司 (比利时鲁汶) 研发的一款刃口狭缝照相机原型被用于测量被动散射质子治疗的交互射程 (interactional range)，精确度为 ±2 mm。这个系统后续还用于点扫描质子治疗的射程验证，每个独立能量层的射程可精确到 1.3 mm 或更小，表明这种基于推车的 (trolley-based) 系统原型可在临床中用于瞬发伽马信号的测量 [24]。

2.6.3　热声波监测

热声波技术的原理是当离子束穿过组织时，离子与组织中的原子和分子相互作用，导致局部能量沉积和温度升高。这个瞬时的温度升高会引起组织中的热膨胀和声波的产生，形成热声波信号并向周围传播。对于给定的剂量，热声波的幅度和频率依赖于能量在时空中所沉积的锐度。因此，对于短时高强度的局部能量沉积过程 (布拉格峰位处)，热声波的幅度和频率都达到最大。通过声波的速度和传播到传感器的时间就能计算出布拉格峰位的具体位置 [25]。

热声发射的临床研究最早起源于日本，当时的设备由于没有进行优化而无法进行热声幅度和频率的探测，得出的结论是无法进行精确测量。随着脉冲式单能笔形束的应用，其能够产生电离声信号，并且具有良好的信号强度和时间分布，因而热声波重新回到人们的视野中。之后，美国研究人员使用传统的 IBA 等时回旋加速器加人造脉冲源进行热声波的测量，但是由于脉冲宽度过大，精度仅为几毫米。慕尼黑大学的研究团队使用临床质子治疗系统证实，在质子束能量达到临床需求，且经过优化后，可以应用热声波测量质子射程。近年，武汉大学医学物理研究团队在国际上首次提出基于质子诱导的声波信号 (protoon-induced acoustic waves) 重建质子束体内射程与剂量分布的解决方案，实现质子治疗的实时在线监测。通过在患者体表采集声波的时间序列信息，研究团队利用时间反演 (time reversal，TR) 方法以及机器学习，重建了初始的声波信号分布，并将其转化成质子束在患者体内的剂量分布，最终准确获得布拉格峰以及质子束在人体内的三维剂量分布，时间反演重建方法的精确性检验结果显示，在适当条件下，布拉格峰的位置精准度可达到 1 mm 以内。

　　热声波技术的优点之一是其实时性和非侵入性。它可以提供几乎实时的射程监控，允许治疗师在治疗过程中实时调整重离子束的射程。此外，热声波技术无需使用额外的装置或标记物，因为它直接利用重离子束与组织相互作用所产生的信号进行监测。

　　热声波技术的临床应用存在的主要挑战是如何在减小剂量的同时提高信噪比，因此，研发更灵敏的探测器是亟待解决的问题。此外，将热声波信号和肿瘤超声图像进行配准是热声波技术的一个主要优势。由于存在常见的潜在声学波，在专用探测器阵列中将两者结合能够避免组织不均匀问题。

2.7　重离子治疗的物理优势

　　放射治疗的主要目的就是尽可能增大给予肿瘤的辐射剂量，将肿瘤细胞杀死，同时又尽可能地保护肿瘤周围和辐射通道上的正常组织，使其少受损伤。常规辐射均呈指数衰减或略微上升而后衰减的深度剂量分布，使治疗受到很大限制；而重离子束以其独特的物理学和放射生物学性质，在放射治疗上独具优势。本节主要介绍重离子束在物理学上的优势。

2.7.1　倒转的深度剂量分布

　　荷能重离子贯穿靶物质时主要是通过与靶原子核外电子的碰撞损失其能量，随离子能量的降低，这种碰撞的概率增大。因此，离子在接近其射程末端时损失其大部分初始动能，形成一个高剂量的能量损失峰，这就是布拉格峰，在其射程末端之后，即布拉格峰之后很少有剂量吸收；同时离子在其入射通道上损失的能量较小，因而形成一个相对低剂量的坪区。这就是重离子束特有的倒转深度剂量分布。利用这种倒转深度剂量分布可以将其布拉格峰区瞄准肿瘤，而使其前后及周围的健康组织受损很小。而且，离子束布拉格峰位的深度可以通过改变入射离子束的能量来调节 (见图 2.9)，因而治疗时布拉格峰位可精确地调整在肿瘤靶区上。为实现对实体瘤的治疗，可以实施不同能量离子束对靶区的照射，从而形成不同布拉格峰在靶区的叠加。尽管它会导致峰坪剂量比的减小，但叠加的深度剂量分布仍远好于常规辐射治疗，图 2.10 显示出了布拉格峰的叠加，施加于碳离子束 (重离子束) 通道正常组织的剂量仍低于靶区的剂量。图 2.11 显示了当展宽布拉格峰范围相同时，碳离子束与质子束深度有效剂量分布的比较。由图 2.11 可以看到，在束流通道上的正常组织经受相同剂量的条件下，碳离子束在肿瘤靶区的有效剂量是质子的 1.5 倍左右。

　　图 2.12 显示了各种射线同重离子束深度剂量分布的比较。可以看出，不管是 X 射线、γ 射线还是电子束，它们均呈指数衰减型剂量分布，无法将其大部分

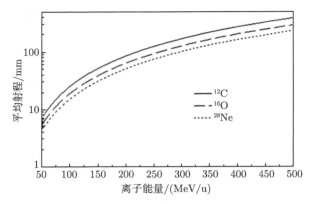

图 2.9   不同离子束在水介质中能量与平均射程的关系曲线

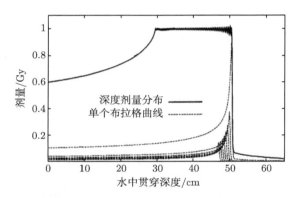

图 2.10   为实现对实体瘤靶区的治疗，不同能量及强度碳离子束布拉格曲线的叠加

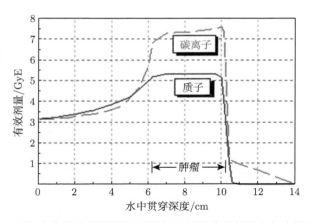

图 2.11   展宽布拉格峰范围相同时碳离子束和质子束深度有效剂量的分布

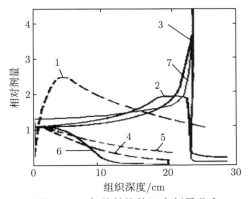

图 2.12 各种射线的深度剂量分布

1-22 MV X 射线；2-展宽布拉格峰的碳离子束；3-350 MeV/u 碳离子束；4-200 kV X 射线；5-^{60}Co-γ 射线；
6-22 MeV 电子束；7-185 MeV 质子束

剂量调整到肿瘤上，而且损伤总是表皮浅层最大，直至较深处健康组织仍能受到较大伤害。

2.7.2 小的横向散射和射程歧离

离子束由于能量沉积的统计特性，会产生射程歧离。射程歧离导致其布拉格峰的加宽。这种歧离效应相对重离子束的绝对射程而言非常小。例如，对于射程为 10 cm 的质子束和碳离子束，它们的射程歧离分别为各自射程的 1.0% 和 0.3%。

重离子束适形治疗的另外一个特点就是重离子束贯穿靶物质期间多重散射导致的离子横向散射小。图 2.13 就是初始直径为 4 mm 的质子束与碳离子束随水中贯穿深度增加，束斑半高宽 (FWHM) 的变化情况。可以看到，碳离子束贯穿深度达到 20 cm 时 (对应于初始能量约为 350 MeV/u)，横向散射为初始的 25%，对于

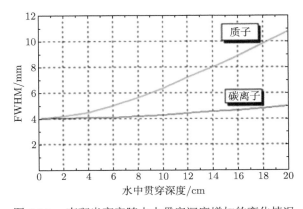

图 2.13 束斑半高宽随水中贯穿深度增加的变化情况

常发肿瘤深度 (9~13 cm) 而言，仅为 5%~10%，相应的质子束则分别为 170% 和 50%~90%。

从上面可以看出，对于深度为 15 cm 左右的肿瘤，重离子束剂量范围的精度可以控制在 1 mm 水平上，质子束剂量范围的精度则是 5 mm，而常规辐射是无法控制的。

2.7.3　灵活的配送方式

重离子束可以通过扫描磁铁和散射体配合以多叶准直器的形式进行束流配送，达到被动的适形治疗；也可以用扫描磁铁引导束流对肿瘤靶区各断层轮廓精确地扫描照射治疗，达到主动适形治疗。对于受患者呼吸影响而运动的内脏器官、正常组织及肿瘤，还可根据肿瘤的实时位置，扫描磁铁改变电流引导束流主动跟上肿瘤的运动，达到对运动肿瘤的主动适形治疗；还可以根据治疗的要求，选择诸如患者 (肿瘤) 旋转等方式进行束流配送达到适形治疗的目的。而 X 射线、γ 射线无法通过扫描做到适形治疗，最多只能用多叶准直器限制照射视野同肿瘤断层轮廓适形，但不易做到精确，而且深度剂量也难控制。

2.7.4　弹核碎片与 PET 实时在线监控

中高能重离子束贯穿靶物质期间会以一定的概率与靶原子核碰撞发生核反应，核反应导致弹核碎片的产生。例如，中高能 ^{12}C 离子束贯穿靶物质期间，会产生 ^{11}C 和 ^{10}C 这两种正电子发射的弹核碎片，它们基本上同主束 ^{12}C 在靶体中有相同的射程。因而可以应用 PET 相机对正电子湮灭辐射的监测来进行实时在线照射束流监控。表 2.2 为相关治癌离子束及其正电子发射核素的基本性质。

表 2.2　几种治癌离子束及其正电子发射核素的基本性质

稳定核素	A/Z^2	正电子发射核素	A/Z^2	半衰期
^{1}H (质子)	1	—	—	—
^{4}He	4/4	—	—	—
^{12}C	12/36	^{11}C	11/36	20.3 min
		^{10}C	10/36	19 s
^{14}N	14/49	^{13}N	13/49	10 min
		^{11}C	11/36	20.3 min
^{16}O	16/64	^{15}O	15/64	2.05 min
		^{13}N	13/49	10 min
^{20}Ne	20/100	^{19}Ne	19/100	17 s
		^{17}F	17/81	64 s

重离子束的这一特性是常规辐射无法实现的，常规辐射治疗时，不可能掌握射线的实时位置与强度。

小　结

本章首先介绍了带电离子与物质的物理相互作用，然后在临床应用范围内介绍了带电离子与生物组织相互作用的三种主要效应：

(1) 通过与物质核外电子之间的非弹性碰撞损失能量，在物质中形成离子的有限射程。

(2) 通过与物质原子核发生多重库仑散射，使侧向的半影随深度增加。

(3) 与原子核的非弹性散射导致核碎裂以及次级离子谱的形成，这些次级离子的射程长于初级离子。

最后介绍了重离子束在放射物理学上的优势，并详细介绍了其在临床应用时所采用的束流配送系统及射程监控技术。与常规光子治疗相比，重离子束具有倒转的深度剂量分布，通过调节束流能量可以将其布拉格峰区瞄准肿瘤，从而更有效地保护周围正常组织；此外，其灵活的束流配送方式可以更好地对肿瘤靶区实现适形治疗。与质子束相比，碳离子束具有更小的横向散射和射程歧离，通过使用 PET 实时在线监测技术可以实时在线监控照射束流，掌握射线的实时位置与强度信息。

复习思考题

1. 带电离子与物质相互作用的方式有哪些？
2. 带电离子与生物组织相互作用的主要效应有哪些？
3. 重离子放射治疗束流配送方式有哪些？各有什么优缺点？
4. 离子束射程监控的方式有哪些？
5. 碳离子放射治疗相比光子和质子放射治疗有哪些优势？

参 考 文 献

[1] Podgorsak E B. Radiation Physics for Medical Physicists (Biological and Medical Physics, Biomedical Engineering). Cham: Springer International Publishing, 2006.
[2] 胡逸民. 肿瘤放射物理学. 北京: 原子能出版社, 1999.
[3] Rath A K, Sahoo N. Particle Radiotherapy: Emerging Technology for Treatment of Cancer. New Delhi: Springer India, 2016.
[4] Schardt D, Elssser S T, Schulz-Ertner D. Heavy-ion tumor therapy: Physical and radiobiological benefits. Review of Modern Physics, 2010, 82(1): 383-425.
[5] ICRU. ICRU Report 93: Prescribing, Recording, and Reporting Light Ion Beam Therapy. Oxford: Oxford University Press, 2019: 16.
[6] Amos R A. Proton and Carbon Ion Therapy. Boca Raton: CRC Press, 2013.

[7]　Nunes M D Á. Protontherapy Versus Carbon Ion Therapy: Advantages, Disadvantages and Similarities. Cham: Springer International Publishing, 2015.

[8]　Torikoshi M, Minohara S, Kanematsu N, et al. Irradiation system for HIMAC. J Radiat Res, 2007, 48(Suppl A): A15-A25.

[9]　Haberer T, Becher W, Schardt D, et al. Magnetic scanning system for heavy ion therapy. Nucl Instrum Methods Phys Res, 1993, 330(1-2): 296-305.

[10]　Chu W T, Ludewigt B A, Renner T R. Instrumentation for treatment of cancer using proton and light-ion beams. Review of Scientific Instruments, 1993, 64(8): 2055-2122.

[11]　Koehler A M, Schneider R J, Sisterson J M. Flattening of proton dose distributions for large-field radiotherapy. Med Phys, 1977, 4(4): 297-301.

[12]　Chaudhri M A. Production and potential implications of secondary neutrons within patients undergoing therapy with hadrons. AIP Conf Proc, 2001, 600: 49-51.

[13]　Chaudhri M A. 103 Production of secondary neutrons from patients during therapy with carbon ions, their dose contributions and potential risks. Radiotherapy and Oncology, 2005, 76: S55-S56.

[14]　Renner T R, Chu W T. Wobbler facility for biomedical experiments. Med Phys, 1987, 14(5): 825-834.

[15]　Koehler A M, Schneider R J, Sisterson J M. Range modulators for protons and heavy ions. Nuclear Instruments and Methods, 1975, 131(3): 437-440.

[16]　Kanai T, Kanematsu N, Minohara S, et al. Commissioning of a conformal irradiation system for heavy-ion radiotherapy using a layer-stacking method. Medical Physics, 2006, 33(8): 2989-2997.

[17]　Kanai T, Kawachi K, Matsuzawa H, et al. Broad beam three-dimensional irradiation for proton radiotherapy. Medical Physics, 1983, 10(3): 344-346.

[18]　Futami Y, Kanai T, Fujita M, et al. Broad-beam three-dimensional irradiation system for heavy-ion radiotherapy at HIMAC. Nuclear Instruments and Methods in Physics Research Section A: Accelerators, Spectrometers, Detectors and Associated Equipment, 1999, 430(1): 143-153.

[19]　Kanai T, Kawachi K, Kumamoto Y, et al. Spot scanning system for proton radiotherapy. Medical Physics, 1980, 7(4): 365-369.

[20]　Lomax A J, Böhringer T, Bolsi A, et al. Treatment planning and verification of proton therapy using spot scanning: Initial experiences. Medical Physics, 2004, 31(11): 3150-3157.

[21]　Mizushima K, Furukawa T, Shirai T, et al. The himac beam-intensity control system for heavy-ion scanning. IPAC 2011—2nd International Particle Accelerator Conference, 2011.

[22]　Lomax A. Intensity modulation methods for proton radiotherapy. Phys Med Biol, 1999, 44(1): 185-205.

[23]　Parodi K. Latest developments in in-vivo imaging for proton therapy. Br J Radiol, 2020, 93(1107): 20190787.

[24] MacKay R I. Image guidance for proton therapy. Clin Oncol (R Coll Radiol), 2018, 30(5): 293-298.

[25] Lehrack S, Assmann W, Bertrand D, et al. Submillimeter ionoacoustic range determination for protons in water at a clinical synchrocyclotron. Phys Med Biol, 2017, 62(17): L20-L30.

第 3 章 离子治疗的放射生物学基础

自 1895 年伦琴发现 X 射线以来，放射治疗作为一种有效的治疗原位恶性肿瘤的手段，治疗了大量的癌症患者。目前有大约三分之二的肿瘤患者接受放射治疗，其中超过 80% 患者接受常规光子 (如 X 射线) 治疗，而仅有 0.8% 接受重离子 (如碳离子) 放射治疗。由于碳离子放射治疗 (CIRT) 有光子无可比拟的剂量分布的优势，前期在德国 GSI 和日本 NIRS 进行的 CIRT 也取得令人鼓舞的局部控制率 (LC) 和总生存期 (overall survival，OS)，目前各国正在大力发展专用医用重离子加速器，接受 CIRT 的患者数目也在快速增长 [1]。在 CIRT 大规模开展之前，世界各国的放射生物学家进行了大量的高 LET 射线的生物学基础研究，探索重离子杀伤肿瘤的特性与机理。

3.1 碳离子剂量分布的特点

碳离子放射治疗最大的优势是在其射程末端有布拉格峰从而形成特殊的剂量分布。与 X 射线相比，碳离子在入射通道上损失能量较小，形成相对低剂量的坪区，而在接近射程末端时损失大部分的初始动能，形成一个高剂量的能量损失峰，即布拉格峰。利用这种倒转的深度剂量分布可以将布拉格峰瞄准肿瘤，而使周围健康组织受损很小，达到在保护正常组织的情况下最大程度杀伤肿瘤的治疗效果。在实际治疗中，装备被动式束流输运系统的治疗装置在治疗头前加装脊形过滤器，将尖锐的布拉格峰展宽，形成展宽布拉格峰 (SOBP)，在 SOBP 区域物理剂量和射线的 LET 呈梯度分布，而其生物有效剂量相同。通过精准的工业设计和治疗计划软件计算，使得 SOBP 覆盖目标肿瘤的 3D 结构，从而达到治疗的效果，原理如图 3.1 所示 [2]。

图 3.2 显示目前武威医用重离子示范装置 (HIMM) 的 2 号治疗室水平治疗头碳离子对细胞的杀伤作用，在 SOBP 区域物理吸收剂量和生物有效剂量相比于坪区明显增加，细胞存活率明显下降，在坪区和峰后区域，由于剂量、LET 较低，细胞存活率明显上升。

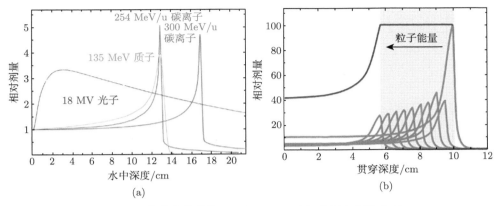

图 3.1 单能布拉格峰 (a) 与 SOBP (b) 的纵向剂量分布

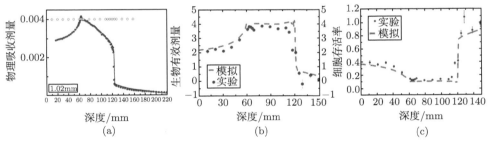

图 3.2 碳离子辐照不同深度细胞的物理吸收剂量图 (a)、生物有效剂量图 (b)
和细胞存活率图 (c)

3.2 存活曲线与相对生物学效应

3.2.1 存活曲线与线性平方模型

电离辐射引起的细胞死亡是评价辐射效应的重要指标。对于细胞死亡通常有两种定义：一种是功能性死亡，对于已经失去增殖能力的成熟细胞，如肌肉细胞、神经细胞等，经一定剂量照射后失去其特定功能即定义为死亡；另一种是增殖性死亡，指受照射细胞丧失了继续增殖的能力，经过一个或几个有丝分裂周期后失去代谢活性和细胞功能。对于肿瘤来说，其最大的特性为无限的增殖能力，因此射线对于肿瘤细胞的杀死就是使肿瘤细胞失去分裂能力，无法继续生长及恶性转移。从辐射效应的角度，将不再具有细胞增殖的完整性作为细胞死亡的判断标准[3]。

如何判断单个细胞是否丧失增殖能力？通常通过将单细胞接种到无菌的培养皿中，加入适当的包含血清的培养基，37℃ 培养一定时间，观察其是否能够长成肉眼可见的克隆 (包含 50 个或 50 个以上的细胞)(图 3.3)。一个克隆即代表最初是由一个原始存活的且具有增殖能力的细胞繁殖而来。按照不同照射剂量对应残存细胞而来的克隆数绘制存活曲线，来描述肿瘤细胞群体性的克隆能力丧失与照射剂量的关系。

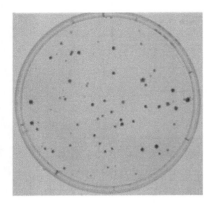

图 3.3　人唾液腺细胞 HSG 生长的克隆

绘制存活曲线，首先要计算单一剂量下细胞的存活分数 (survival fraction, SF)，计算公式如下：

$$存活分数 = \frac{细胞克隆数}{接种细胞数 \times \dfrac{接种效率}{100}} \tag{3.1}$$

其中，接种效率 (plating efficiency，PE) 指未处理 (0 Gy) 的细胞能够长成克隆的比例。在细胞培养过程中，由于传代消化或机械损伤等原因，即使未受照细胞也不可能保证都能形成克隆，因此在描述存活分数时要引入 PE 这一概念。

在不同的剂量照射下重复这一过程，即可得到一定剂量范围内的存活结果。将这一结果放入坐标系，并用一定的模型进行拟合即可得到存活曲线。

存活曲线通常以图 3.4 的形式给出，其中剂量作为横坐标，以线性刻度，存活分数作为纵坐标，以对数刻度。可以看到，对于 X 射线辐照，肿瘤细胞存活曲线在低剂量下呈现直线分布，具有初始斜率，存活分数与剂量呈指数关系，在较高剂量下，存活曲线呈现弯曲状态。而对于碳离子等高 LET 射线照射，存活曲线呈现直线，存活分数与剂量接近指数函数关系。

细胞存活曲线通常用的拟合模型有单靶单击模型、多靶单击模型以及线性平方模型 (linear-quadratic model，LQM)。在此简要讨论一下目前较常用的线性平方模型。这一模型由莱亚 (Lea) 和凯奇赛德 (Catchside) 1942 年首先提出，1972 年克勒尔 (Kerer) 等根据辐射诱导淋巴细胞染色体畸变理论进一步完善。这一理

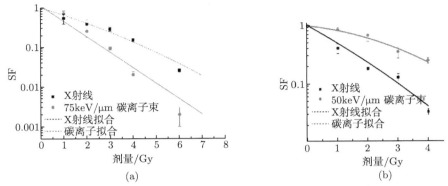

图 3.4 两种细胞 X 射线和高 LET 碳离子照射后的剂量存活曲线

(a) HepG2 细胞存活曲线；(b) MDA-MB-231 细胞存活曲线

论认为 DNA 是辐射作用的关键靶，邻近的 DNA 双链断裂 (double-strand breakage，DSB) 是细胞死亡的原因。根据这一理论将细胞死亡分为两种情况：一种情况是一条射线或一个粒子一次击中 DNA 双链，将其打断，此时细胞死亡与剂量成正比，即线性损伤；另一种情况是两条射线或两个粒子分别击中两条 DNA 链，在邻近的区域两条 DNA 链均发生断裂，此时细胞死亡与剂量的平方成正比，即平方损伤。根据此模型，细胞存活曲线表示如下：

$$\text{SF} = e^{-\alpha D - \beta D^2} \tag{3.2}$$

其中，SF 是细胞在剂量 D 下的存活分数；α 和 β 为常数，α 代表线性损伤部分，即细胞存活曲线的初始斜率，决定了低剂量照射下损伤的程度，而 β 代表平方损伤部分，也代表了细胞的修复效应，值越大修复效用越大，平方损伤随剂量的增加而对细胞死亡的贡献增大。如果细胞死亡中线性损伤与平方损伤相等，即

$$\alpha D = \beta D^2 \tag{3.3}$$

或者

$$D = \alpha/\beta \tag{3.4}$$

在等于 α 和 β 之比的剂量下，线性损伤和平方损伤对细胞死亡的贡献相等。

线性平方模型的特点是存活曲线连续弯曲，没有斜率不变的高剂量区域，这与实验的结果不符，然而对于临床放射治疗所用的剂量范围而言，线性平方模型能充分地拟合其存活数据，并且公式简洁明了，仅有两个可调的参数，因此在放射生物学研究中得到广泛应用。

观察图 3.4 的存活曲线，可知 X 射线存在较宽的肩区，即 β 值较大，说明 X 射线照射后细胞的修复能力较强，从而产生抗性，从物理学上解释，由于 X 射线

是稀疏的电离辐射, 较易造成 DNA 单链断裂 (single-strand breakage, SSB) 或间隔较远的 DNA 双链断裂, 而对于这一类 DNA 损伤, 细胞较易修复。碳离子的存活曲线在坐标系中近似于直线, 其 β 值较小 (近似等于 0), 说明碳离子照射时细胞的修复能力较弱, 这是由于碳离子是致密的电离辐射, 对细胞的损伤多为团簇的 DNA 双链断裂, 即在较小的空间内造成多处 DNA 双链断裂, 细胞较难修复。实验也证实 X 射线引起的 DNA 双链断裂直径较小而重离子引起的 DNA 双链断裂直径较大 (图 3.5)。

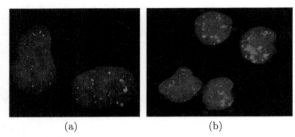

(a)　　　　　　　　　　　(b)

图 3.5　A549 细胞 X 射线 (a) 和碳离子 (b) 照射后形成的 DNA 双链断裂 (免疫荧光检测 γH2AX)

3.2.2　相对生物学效应

相对生物学效应 (RBE) 指某一特定射线 (一般为 X 射线) 造成某种特定生物学效应所需的剂量 $D_{\text{X-ray}}$ 与所测定的射线达到同样生物学效应所需剂量 D_{particle} 之比。

$$\text{RBE} = D_{\text{X-ray}}/D_{\text{particle}} \tag{3.5}$$

重离子治疗肿瘤的优势之一就是具有高的相对生物学效应, 这使重离子束能够对辐射抗性的肿瘤具有较好的杀伤效果。对于 CIRT, 确定靶区的 RBE 值是一项重要的工作, 只有恰当的 RBE 值才能保证肿瘤治疗的最优化。多年来, 粒子放射生物学最重要的工作之一就是检测 RBE, 尽管科学家在 LBNL、GSI、NIRS、IMP 以及其他机构的众多加速器上开展了多项相关工作, 然而并没有得到一个统一的 RBE 值或模型。目前 CIRT 中, 不同的机构运用不同的 RBE 模型在治疗计划中计算的剂量 (Gy (RBE)) 有明显的差异, 然而在这些机构接受 CIRT 的患者均取得良好的局部控制率 (LC)、总生存期 (OS) 和无进展生存期 (PFS), 且并发症较少。RBE 的不确定性是阻碍重离子放射治疗发展的因素之一, 也有可能引起潜在的远期效应, 如 CIRT 很少用于儿童肿瘤的放射治疗, 主要是由于无法预估二次肿瘤的发生风险。

尽管 RBE 不确定, 但是科学家经过长期的研究, 发现了一些影响 RBE 变化的因素, 其中最重要的是射线的 LET。当射线 LET 大于 10 keV/μm 时, RBE 开始随 LET 的增加而增加, 峰值出现在 LET = 100~150 keV/μm。随后, LET 值继续升高而 RBE 值减小, 与低 LET 区域类似。这可能是由于当射线的 LET 为 100 keV/μm 时, 电离事件的平均间隔与 DNA 双螺旋的直径 (2 nm) 一致, 产生 DNA 双链断裂的概率最大, 如果 LET 进一步上升, 确实很容易产生 DNA 双链断裂, 但是由于电离事件相隔非常近, 造成了能量的浪费, 因此更高 LET 射线的 RBE 反而低于最佳的 LET 射线[4]。

图 3.6 是利用兰州重离子加速器冷却储存环 (HIRFL-CSR) 提供的碳离子束对人唾液腺细胞 HSG 和中国仓鼠 V79 细胞进行不同 LET 的辐照后细胞的存活情况, 以细胞存活 10% 为生物学终点, 最佳 LET 大约出现在 100~150 keV/μm。

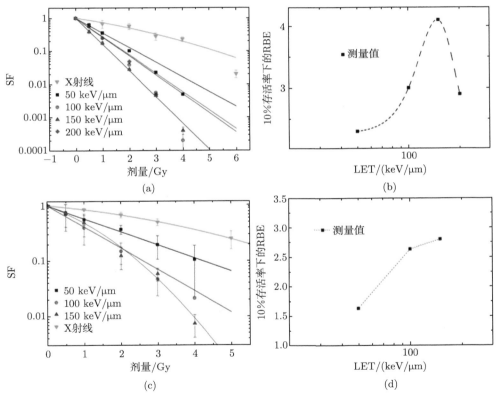

图 3.6 HIRFL-CSR 提供的碳离子束辐照后, HSG 细胞 (a)、(b) 和 V79 细胞 (c)、(d) 的存活曲线和 RBE 值

RBE 值除了受射线 LET 影响外, 在生物学上还受到细胞类型和选择的不同生物学终点 (细胞死亡、染色体畸变、DNA 链断裂、突变或癌变等) 影响。在物理学上, 即使 LET 相同, 如果粒子种类不同, 其 RBE 值也可能不同。对于这一

点，目前还没有合理的解释。不同粒子的径迹结构以及细胞中不同生物大分子的几何结构的差异，造成损伤位点空间分布的不均匀，导致损伤类型和复杂程度的不同，可能是 RBE 不同的根源。另外，离子辐照引起的损伤空间分布的不同也可能影响到生物体自身修复系统的效率，引起 RBE 的不同。

3.3　氧　增　比

生物体中，供血充足部位氧分压 (pO$_2$) 变化范围为 10~80 mmHg (1 mmHg = 133.322 Pa)。在肿瘤组织微环境中，由于血管结构不完整，部分区域氧分压低于 5 mmHg。处于不同的氧分压状态下，机体对辐射的敏感性完全不同，在正常氧条件下 (pO$_2$ > 30 mmHg)，低 LET 射线 (如 X 射线) 达到相同的生物学终点 (如细胞存活 10%) 所需的剂量仅为乏氧条件下 (pO$_2$ = 0 mmHg) 的 1/3，为低氧条件下 (pO$_2$ = 3 mmHg) 的 1/2。图 3.7 为胶质瘤 T98G 细胞在常氧条件和乏氧条件 (1%O$_2$) 下的存活曲线。

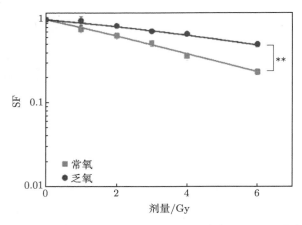

图 3.7　T98G 细胞在常氧条件和乏氧条件下的存活曲线
** 代表 $p > 0.01$，极显著差异

为了描述氧效应对辐照的影响，引入氧增比 (oxygen enhancement ratio, OER) 的概念，其定义为达到同一生物学终点，乏氧条件所需剂量与常氧条件所需剂量的比值，如式 (3.6) 所示：

$$OER = D_{hypoxic}/D_{normoxic} \tag{3.6}$$

低 LET 射线照射，常氧条件下，细胞较敏感，而在乏氧条件下，细胞的辐射敏感性明显降低，这增加了肿瘤放射治疗后复发的可能性。可以从化学和生物学角度解释产生这一现象的原因。从化学角度，射线引起的 DNA 损伤分为直接作用和间接作用。直接作用是射线与 DNA 直接作用，引起化学键的破坏。直接作用引起的生物学效应占总效应的 1/3。间接作用指射线与水相互作用产生自由基，自由基引起生物体的各种损伤。间接作用引起的生物学效应占总效应的 2/3。在无氧的条件下，射线与水发生作用产生的自由基直接攻击 DNA，产生 DNA 损伤，但是这些损伤能够被巯基 (—SH) 还原，易被生物体本身的修复机制所修复，使细胞产生辐射抗性。如果有氧存在，自由基 R· 首先与氧发生作用产生有机的过氧化物自由基 ROO·。ROO· 与 DNA 相互作用，由于与氧结合，形成的损伤无法被修复，因此氧起到 "固定" DNA 损伤的作用，在有氧条件下，细胞对射线敏感。从生物学角度，常氧条件下缺氧诱导因子 HIF-1α 降解，乏氧条件下 HIF-1α 稳定存在并激活，诱导一系列基因的表达，导致肿瘤血管生成、侵袭、转移等的发生。

高 LET 射线照射，乏氧区域的敏感性受氧浓度影响的程度比低 LET 射线低，显示与常氧状态相似的敏感性，乏氧区域的辐射效应增大，这是由于高 LET 射线对细胞 DNA 的损伤较多地依赖于直接作用。当射线 LET 大于 10 keV/μm 后，随着 LET 的增加，OER 减小；当在 LET = 100 keV/μm 时，OER ≈ 2；LET 进一步增大，OER 进一步减少。这一现象在 3D 培养的细胞以及体内 (in vivo) 实验中均可观察到。因此，在放射治疗中，SOBP 区域具有高 LET 和低 OER 的性质使得碳离子抑制肿瘤的作用明显高于低 LET 的射线。在武威医用重离子示范装置上，我们也研究了不同氧浓度下胶质瘤 T98G 细胞的 RBE 随碳离子 LET 变化的规律，结果如图 3.8 所示，发现在两种氧浓度下，RBE 值随射线 LET 升高而升高，在 LET 达到 100 keV/μm 时达到最大，随后随 LET 升高而降低，与其

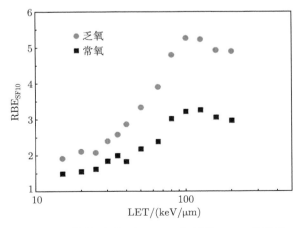

图 3.8　不同氧条件下，RBE 与射线 LET 的关系

他研究的结果相符合。但是乏氧照射条件下的 RBE 值明显高于常氧条件下，说明碳离子辐照部分地克服了乏氧引起的细胞辐射抗性 [5]。

目前碳离子 SOBP 区域的 LET 值在 40~90 keV/μm，有观点认为这一 LET 值太小，不足以完全杀死抗性的乏氧区细胞，因此，建议用更重的离子 (例如氧离子) 进行照射，氧虽然在坪区 LET 高于碳，使得正常组织受照风险加大，但是在 SOBP 区域，氧的 LET 更高，OER 降低更明显。

3.4　离子辐射敏感性随细胞周期时相的变化

细胞通过有丝分裂进行繁殖和增殖，细胞分裂会产生与亲代细胞相同的互补染色体的两个子代细胞。细胞自第一次有丝分裂开始到下一次有丝分裂终了形成新的子代细胞为止，所经历的过程称为细胞周期 (cell cycle)。细胞周期分为 DNA 合成准备期 G_1 期，DNA 合成期 S 期和有丝分裂准备期 G_2 期，以及分裂期 M 期，M 期又分为前期、中期、后期和末期 (图 3.9)。如果细胞不增殖，并不进入周期循环，则处于 G_0 期。细胞周期的进程依赖于一系列周期素蛋白的表达以及与各个周期素蛋白相互结合的激酶分子活化来严格调控。

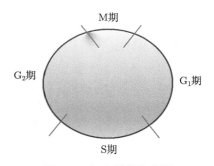

图 3.9　细胞周期分布图

研究者通过细胞同步化等实验手段,发现辐射敏感性与细胞周期的关系,包括：

(1) 细胞所处的不同周期时相对射线的敏感程度不同。对于 X 射线辐照，细胞处于有丝分裂期最敏感，而晚 S 期抗性最高，G_1 期初期对射线有一定抗性，而 G_1 期末期对射线较为敏感，G_2 期具有和 M 期相似的敏感性。对于高 LET 的碳离子辐射，细胞周期各个时相，辐射敏感性的变化非常小 (图 3.10)。周期时相对射线敏感性的差异与 DNA 双链断裂修复有关，详见 3.5 节。

(2) 辐射引起细胞周期阻滞。射线导致细胞 DNA 分子损伤后，相关激酶活化，启动细胞周期调控机制，使细胞周期停滞于 G_1/S 和 G_2/M 两个检查点，绝大多数肿瘤细胞缺少前者，故 G_2/M 期阻滞与肿瘤的放射敏感性密切相关。辐照后，细胞产生 G_2/M 期阻滞的生物学意义在于给 DNA 损伤修复留出足够的时间，避免受损的 DNA 进入细胞分裂引起死亡或突变。对于中低剂量 (2~5 Gy) X 射线辐照，肿瘤细胞的 G_2/M 期阻滞通常在照射后 2 h 出现，8~12 h 达到高峰，24 h 则基本恢复。而碳离子引起的阻滞不易恢复，文献报道 G_2/M 期阻滞在辐照后 48 h 仍比较明显，碳离子辐照后细胞很难克服 G_2/M 期阻滞重新进入细胞周期，从而发生增殖性死亡。

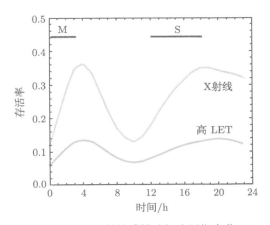

图 3.10　辐射敏感性随细胞周期变化

因此，与 X 射线相比，碳离子放射治疗的优势之一就是细胞周期时相对辐射敏感性影响较小，以及引起难恢复的 G_2/M 期阻滞，造成细胞增殖性死亡 [6]。

3.5　离子诱导的 DNA 损伤与修复

DNA 是具有双螺旋结构的大分子，其碱基顺序决定了遗传密码。DNA 是辐射作用的关键靶，辐射可造成大量的 DNA 损伤，包括碱基损伤、单链断裂 (SSB) 和双链断裂 (DSB) 等，其中碱基损伤可以通过碱基切除修复 (base excision repair, BER) 很容易被修复，SSB 由于有互补链作为模板，修复的成功率也很高，而 DSB (指两条链均有断裂，且缺口相距较近) 尽管发生的概率较小 (约为 SSB 的 4%)，却能造成严重的后果，两个 DSB 就有可能造成细胞死亡、癌变和突变，是射线杀死细胞的主要机制 [7]。

与 X 射线和 γ 射线等低 LET 射线相比，高 LET 射线诱导的 DNA 损伤更为复杂，可造成 DNA 的团簇损伤 (clustered damage)，即在 DNA 双链的邻近位置，存在两个或两个以上 DNA 损伤，也称多损伤位点 (multiply damaged site)。如图 3.5 所示，碳离子引起的 DSB 的直径要大于 X 射线引起的。团簇损伤发生的概率和复杂程度随射线 LET 的升高而升高。

DSB 发生后细胞启动一系列的程序应对，主要包括两方面：一是启动 G_2/M 期阻滞，避免损伤的 DNA 进入有丝分裂期，直接造成细胞死亡，为损伤修复赢得时间；二是进行 DSB 的修复。目前公认的 DSB 修复途径为同源重组 (homologous recombination，HR) 和非同源末端连接 (nonhomologous end-joining，NHEJ)。HR 需要一条未受损的 DNA 链作为模板，因此它是一种无错误的修复过程，主要发生在 DNA 正在或已经进行复制的 S 期和 G_2 期，而 NHEJ 是末端与末端的直接连接，不需要模板，因此有错误修复的倾向，但是它可以发生在细胞周期的各个时相。发生 DSB 后细胞首先对 DSB 位点进行识别，在这个过程中共济失调毛细血管扩张症突变蛋白 (ATM) 起关键作用，具体过程为 ATM 磷酸化激活，富集在 DSB 位点，损伤越复杂，位点的 ATM 含量越高。抑制 ATM 在细胞中的表达，会提高辐射敏感性。如果受损细胞位于 G_0/G_1 期，会启动 NHEJ 进行修复，位于 S/G_2 期则会同时启动 HR 和 NHEJ 进行修复，细胞如何对这两种并存的修复路径进行调控还不清楚。研究表明，与 X 射线和 γ 射线相比，高 LET 对这两条修复路径的抑制效果更强，造成高 LET 射线诱导的 DSB 更难被修复。在 NHEJ 路径中，高 LET 射线会抑制 DNA 依赖蛋白激酶的催化亚单元 (catalytic sunbunit of the DNA-dependent protein kinase, DNA-PKcs) 的活性，而 S 细胞在高 LET 射线辐照时并未产生辐射抗性是由于 Ku 蛋白很难连接在 DSB 位点上。高 LET 射线对 HR 路径的影响，主要体现在对 Rad 51 蛋白活性的抑制。实验表明，照射后 24 h，高 LET 引起的 γH2AX 聚焦点 (γH2AX foci) 的数量高于 X 射线，说明高 LET 射线诱导的 DSB 的修复效率远低于 X 射线，这也是碳离子对肿瘤杀伤的效果高于 X 射线的原因之一。

3.6 离子的分割照射

在放射生物学研究和光子放射治疗实践中，分次照射抑制肿瘤的效果，已经被基础研究和临床结果所证明。其理论依据总结为 4R，即 Repair (细胞损伤再修复)、Repopulation (肿瘤细胞再增殖)、Redistribution (细胞周期再分布) 和 Reoxygenation (乏氧细胞再氧合)。这一理论是目前光子分次放射治疗的基础[8,9]。CIRT 中 4R 理论对治疗结果影响较小。

Repair：细胞损伤再修复是放射治疗中一个重要的问题。低 LET 射线放射治疗中，由于剂量分布的原因，肿瘤和肿瘤周围的正常组织接收的剂量相当，但是在低剂量 (放射治疗单次剂量) 的情况下，正常组织的亚致死损伤修复 (SLDR) 能力强于肿瘤 (肿瘤细胞一般存在修复缺陷)，在多分次放射治疗后，这一差异呈指数变化，使得患者从分次放射治疗中受益。某些修复能力强的肿瘤，如前列腺肿瘤、横纹肌肉瘤、黑色素瘤等，低分割放射治疗效果不佳。对于 CIRT，由于肿瘤和正常组织存在明显的剂量分布差异，在束流通道上，肿瘤前部和后部的正常组织接受碳离子束照射的特点是低剂量、低剂量率、低 LET，碳离子引起的损伤不严重并且正常组织对这种损伤的修复能力较强。肿瘤区域由于 SOBP 的存在，接受高 LET、高剂量照射，肿瘤细胞被杀死。因此，理论上 CIRT 并不需要通过多分次放射治疗使患者获益。另外，由于高 LET 射线诱导的损伤多为团簇损伤，不易修复，CIRT 对于黑色素瘤等由于修复能力强而获得辐射抗性的肿瘤的治疗效果较好。

Repopulation：光子放射治疗中，分次之间肿瘤细胞再增殖，可能是增殖不旺盛的静止期 (quiescence) 细胞重新进入分裂周期，引起肿瘤细胞加速增殖；还有可能是由于肿瘤干细胞的存在。终末分化的肿瘤细胞对射线较敏感，单次辐射可将其杀死，而肿瘤干细胞对光子照射不敏感，单次照射反而会促进其增殖分化，填补终末分化的肿瘤细胞死亡留下的空隙。因此光子放射治疗需要多次照射尽可能杀死分次间新增殖的肿瘤细胞，达到治疗的目的。而基础研究表明，高 LET 的碳离子对肿瘤干细胞的杀伤力比 X 射线高 2~3 倍。因此，CIRT 中可以较少考虑肿瘤干细胞再增殖对治疗的影响。

Redistribution：细胞周期再分布也是分次光子放射治疗需要考虑的问题。处于细胞周期不同时相的细胞对光子辐射敏感性不同，在 G_2/M 期最敏感，而在晚 S 期细胞表现出最明显的辐射抗性。光子照射引起损伤后，细胞会启动周期阻滞 (一般为 G_2/M 期)，使得损伤有充分的时间进行修复，此时再进行第二次照射，对肿瘤细胞杀伤效果较好。另外还有一大部分细胞处于对射线不敏感的静止期 (G_0 期)，光子照射后可以促进这部分细胞进入细胞周期，使其对随后的照射敏感性升高。与光子照射不同，细胞处于不同的周期时对高 LET 射线的敏感性没有显著差异。因此 CIRT 不需要通过多次照射处于辐射敏感的 G_2/M 期的细胞来获得较好的治疗效果。

Reoxygenation：如前所述，乏氧区域的肿瘤细胞表现出对光子辐射的抗性，很难通过单次照射将其杀死，然而，射线可以杀死常氧区域较敏感的肿瘤细胞或改变肿瘤微环境 (tumor microenvironment，TME)，使得乏氧区域再氧合，从而在随后的辐照中使乏氧细胞变得敏感。几乎在所有的分次放射治疗中，肿瘤都能观察到再氧合现象。而 CIRT 由于 OER 的存在可以不考虑分次照射引起的乏氧细胞再氧合。

单次高剂量、低分割是放射治疗发展的趋势。在很高剂量下，损伤供应肿瘤营养物质和氧气的内皮细胞有可能是抑制肿瘤的有效手段。动物实验表明，单次剂量大于 10 Gy 的照射破坏肿瘤基质，引起血管上皮细胞的凋亡，从而抑制肿瘤的发展。

由于光子放射治疗的 4R 理论对 CIRT 影响较少，并且碳离子特殊的剂量分布可以在肿瘤区域集中较高的剂量，因此，高 LET 的碳离子是一种适用于高剂量、低分割放射治疗的理想射线。我们在武威医用重离子治疗示范装置 (HIMM) 上也进行了相关研究，结果如图 3.11 所示，与 2 Gy (RBE)/分次、5 分次的常规治疗相比，10 Gy (RBE) 的单分次治疗抑制肿瘤效果更明显且没有明显的副作用。

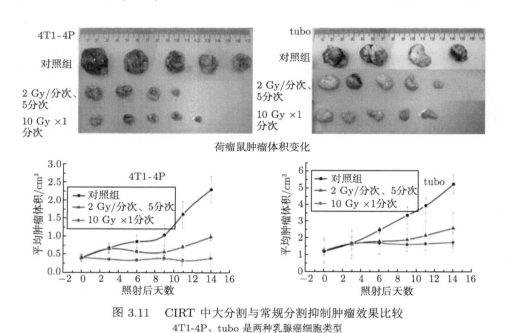

图 3.11　CIRT 中大分割与常规分割抑制肿瘤效果比较

4T1-4P、tubo 是两种乳腺癌细胞类型

3.7　免疫治疗在离子放射治疗中应用的生物学基础

3.7.1　离子诱导的肿瘤免疫原性死亡与损伤相关分子模式的释放

研究表明，CIRT 能够诱导肿瘤细胞损伤相关分子模式 (damage associated molecular patterns，DAMPs) 的释放 (表 3.1)。在细胞水平，Onishi 等用相同生物等效剂量、不同 LET(LET 分别为 13 keV/μm 和 70 keV/μm) 的碳离子束照射 HeLa (海拉)、SiHa 和 KYSE70 细胞，照射后 72 h，发现培养基中高迁移率组蛋白质 B1 (HMGB1) 的水平随射线 LET 的升高而升高。Ran 等用 4 Gy 的 X 射线和碳离子分别照射三株肺癌细胞 (A549、H520 和 LLC)，均能引起 HMGB1 的释放，但碳离子辐射诱导的释放明显高于 X 射线，通过检测肿瘤中免疫抑制因子 (转化生长因子-β 和白介素 10) 的释放情况，发现 X 射线诱导的释放明显高于碳离子。Huang 等对比了光子、质子和碳离子照射人类肿瘤细胞后钙网蛋白

(calreticulin，CRT) 外翻情况，结果显示三种类型的辐射都增加了 CRT 在细胞膜上的定位，但碳离子照射后的 CRT 外翻更明显。此外，体内研究表明，碳离子辐照能够提高小鼠血清中 HMGB1 的含量。然而，Ando 等对 NR-S1 细胞进行生物等效剂量的 X 射线和碳离子辐照后，发现两种射线引起的 HMGB1 释放没有区别，但 CRT 外翻情况则与辐照剂量有关，在 10 Gy 之内，碳离子明显高于 X 射线，但剂量大于 10 Gy 时，两者没有区别。

表 3.1 碳离子放射治疗诱导肿瘤细胞释放 DAMPs[10]

来源	射线	LET 与剂量	取样时间	细胞系	DAMPs	结果
Onishi 等 (2018 年)	碳离子	13 keV/μm(2.8 Gy、3.9 Gy、4.1 Gy) 70 keV/μm (1.4 Gy、1.9 Gy、2.3 Gy)	72 h	HeLa SiHa KYSE70	HMGB1	HMGB1 水平随射线 LET 的升高而升高
Ran 等 (2021 年)	碳离子 X 射线	2 Gy、4 Gy、6 Gy	6 h、18 h、24 h、36 h、48 h	A549 H520 LLC	HMGB1	碳离子引起 HMGB1 的释放比 X 射线高
Huang 等 (2019 年)	碳离子 质子 光子	2 Gy、4 Gy、10 Gy	12 h、24 h、48 h	A549 U251MG Tca8113 CNE-2	CRT	碳离子照射后的 CRT 外翻最明显，存在时间依赖性
Ando 等 (2017 年)	碳离子 X 射线	0~20 Gy	未知	NR-S1	HMGB1 CRT	HMGB1 释放没有区别；CRT 外翻：10 Gy 之内，碳离子明显高于 X 射线，大于 10 Gy，两者没有明显区别
Takahashi 等 (2019 年)	碳离子	5.3 Gy	48 h	LM8	HMGB1	辐照细胞中 HMGB1 是未处理细胞的 3 倍

以上的研究表明，碳离子辐照具有与光子辐照相似的功能，能够诱发肿瘤细胞释放 HMGB1 和 CRT。大部分的研究表明，碳离子束诱发 HMGB1 释放的能力强于常规射线，并且还能减少免疫抑制因子的表达，适当提高碳离子辐照的 LET 有助于增加 HMGB1 的释放。但也存在两种辐照引起的 HMGB1 释放没有区别的结果，这可能与细胞类型、辐照剂量等因素有关，而碳离子辐照诱发肿瘤细胞内的 CRT 向细胞膜外翻的情况，则与辐射剂量有关。

关于 CIRT 更高效诱导肿瘤细胞 DAMPs 释放的原因，也有研究者进行了探索。Bao 等的研究表明，生物等效剂量的碳离子能诱导更高水平的磷酸化混合系激酶区域样蛋白表达，该蛋白是提供 DAMPs 和免疫原性细胞死亡 (immunogenic cell death, ICD) 分子的重要来源。另外，碳离子诱导更为复杂的 DNA 团簇损伤，使得 DNA 修复更加困难，形成更多的双链 DNA (double-stranded DNA, dsDNA) 片段并释放到细胞质，激活 cGAS-STING 通路，引起肿瘤中更多的 I 型干扰素 (IFN-I) 向 TME 释放。因此，对于相同肿瘤细胞的杀伤效果，碳离子诱导的免疫效应可能强于光子。此外，碳离子不仅能引起肿瘤细胞 DAMPs 的释放，还能重塑肿瘤微环境 (TME)。Spina 等发现，在生物等效剂量辐照下，碳离子辐照增加了 TME 中 γ 干扰素 (IFN-γ)、白介素 2 和白介素 1b 等免疫因子的分泌，而光子辐照增加了调节性 T 细胞的数量，促进了免疫抑制因子白介素 6 的分泌。另外，CIRT 还能抑制髓源性抑制细胞的活化、增强巨噬细胞的吞噬活性和影响炎性细胞因子表达谱，促进抗肿瘤免疫作用 [10,11]。

3.7.2　离子诱导的远端效应

远端效应 (abscopal effect，AE) 是指局部放射治疗引起的，在未接受放射治疗部位产生抗肿瘤反应的现象，由 Mole 在 1953 年首次提出。当时 Mole 在对大鼠的腹部进行照射后，观察到大鼠甲状腺合成能力的下降，进而提出了辐射诱发 AE 的概念 [12]。由于缺乏对肿瘤转移病灶的有效控制是晚期癌症患者死亡的主要原因，因此，发现 AE 具有重大的临床意义。回顾 1954 年到 2019 年间 AE 的病例报告，发现临床至少报告了 55 例放射治疗 (RT) 诱导的 AE 病例，病种包括非小细胞肺癌 (non-small cell lung cancer，NSCLC)、肾癌、黑色素瘤、淋巴癌以及肝癌等，发生 AE 患者的 5 年总存活率为 63%，无进展生存率为 45%，报告的病例除了接受 RT 外，还接受了手术、化疗和免疫治疗等辅助治疗手段 [13]。对于 CIRT 引发的 AE 已有临床报道。日本国立放射线医学综合研究所报道了两例复发的结直肠癌患者在接受 CIRT 后，未照射肿瘤有明显的缩小。武威肿瘤医院张雁山等报道复发的胸腺癌患者接受 CIRT 后发生了 AE。

3.7.2.1　远端效应发生的生物学机制 [10,14]

辐射通过直接和间接方式诱导肿瘤细胞 DNA 损伤，包括 DNA 双链断裂、DNA 单链断裂等，其中 DNA 双链断裂是引起细胞死亡的主要损伤类型。当辐射诱导 DNA 双链断裂在核内修复失败后，游离的 dsDNA 进入细胞质，结合并激活胞质内的环鸟苷酸-腺苷酸合酶 (cyclic GMP-AMP synthase，cGAS) 传感器，催化腺苷三磷酸 (ATP) 和鸟苷三磷酸 (GTP) 生成环磷酸鸟苷、环磷酸腺苷，该酶作为胞内第二信使激活干扰素基因刺激因子 (stimulator of interferon genes，STING)，最终促进 IFN-I 产生，IFN-I 还可由受辐照肿瘤细胞产生的肿瘤相关抗原激活树突状细胞 (dendritic cells，DCs) 中的 cGAS-STING 通路产生，最终调节下游免疫刺激基因的活性，促进 DCs 的募集和活化。活化的 DCs 迁移到肿瘤引流淋巴结，激活 CD8$^+$T 细胞转变为细胞毒性 T 淋巴细胞 (cytotoxic T lymphocytes, CTLs)，CTLs 离开肿瘤引流淋巴结并迁移到远处的转移肿瘤部位，引发 AE。

然而，cGAS-STING 通路会受到 p38 丝裂原活化蛋白激酶和 DNA 外切酶的负调控。研究表明，在衰老细胞中，激活 p38 丝裂原活化蛋白激酶会抑制 STING，从而抑制 IFN-I 产生。此外，胞质 dsDNA 的积累与辐射剂量相关，更高辐射剂量会导致更多的 DNA 损伤，产生更多的胞质 dsDNA，但同时也会激活胞质 DNA 外切酶来降解胞质 dsDNA。因此，寻找既能维持 cGAS-STING 通路的激活，又能最小化 DNA 外切酶降解效应的放射治疗方案 (如辐射剂量与分次) 至关重要，这是将 AE 应用于临床中首要考虑的因素。另外，dsDNA 的来源并不限于细胞核，最近的一项研究发现，线粒体释放的 dsDNA 也能够诱导 AE 的发生。总之，IFN-I 是肿瘤 TME 产生免疫促进作用的重要细胞因子，对 AE 的发生也至关重要。

除此之外，CRT、HMGB1、ATP 和热休克蛋白 (HSPs) 也能被免疫系统识别，并在 AE 中发挥相应作用。在辐射诱导的 ICD 期间，CRT 会快速富集在细胞表面，并与不同受体相互作用，产生生物效应。例如，CRT 与补体因子 C1q 作用，促进凋亡细胞的清除，CRT 与肿瘤坏死因子 (tumor necrosis factor，TNF) 家族的多个成员 (特别是 TNF 相关凋亡诱导配体) 作用，促进吞噬细胞的有效摄取。此外，CRT 还能解除 CD47-SIRPα 信号通路对吞噬细胞吞噬功能的抑制。HMGB1 通过结合抗原呈递细胞 (antigen presenting cells, APCs) 上表达的受体 (如 DCs 上的 Toll 样受体 2/4) 形成晚期糖基化终末产物，促进细胞因子的产生和抗原呈递，激活 DCs。ATP 可结合 APCs 上的嘌呤受体 (如巨噬细胞上的 P2Y2 和 DCs 上的 P2X7)，激活炎性体 (一种多蛋白复合物) 组装，刺激炎性细胞因子的产生，从而促进免疫细胞募集，增强抗肿瘤作用。HSP70 可与 Toll 样受体 4 和 CD91 结合，激活 CTLs 和自然杀伤细胞。活化的 CTLs 能释放炎性细胞因子 TNF-α 和 IFN-γ，这些细胞因子通过激活淋巴结中的 CTLs、触发 CD4$^+$T 细胞增殖并转化为 CTLs，杀伤原位及远端肿瘤。此外，这些细胞因子还能抑制调节性 T 细胞和髓源性抑制细胞的活性，增强抗肿瘤作用。值得注意的是，目前研究所揭示的 AE 产生分子机制与 RT 通过免疫效应杀伤肿瘤的机制基本相同，即通过 cGAS-STING 通路、相关的免疫细胞及细胞因子等发挥抗肿瘤作用。

3.7.2.2 离子诱导远端效应的临床前研究

目前已经开展的 CIRT 诱导远端效应的临床前研究，主要是探索碳离子与免疫细胞或免疫抑制剂联合对肿瘤肺转移的抑制作用以及对未照射肿瘤的影响 (见表 3.2)。在抑制肿瘤肺转移的研究中，日本 NIRS 团队进行了大量的 CIRT 联合 DCs 的实验，他们首先发现，α-半乳糖神经酰胺 (α-GalCer) 联合 DCs 结合碳离子并不能增强原位肿瘤的抑制，而是通过激活自然杀伤 T 细胞，抑制了肺转移肿瘤的生成。进一步的研究发现，碳离子结合活化的 DCs 能明显抑制肿瘤肺转移，这与 CD8$^+$T 细胞的浸润有关。此外的研究表明，在生物等效剂量下，碳离子联合 DCs 对原位肿瘤的抑制与光子联合 DCs 类似，但对于肿瘤肺转移，碳离子联合 DCs 的抑制作用强于光子联合 DCs，光子辐射想要达到相同的抑制效果需要将剂量提高 2.75 倍 (从 4 Gy 至 15 Gy)，并且将与碳离子辐照肿瘤细胞共培养的 DCs 注入荷瘤鼠体内，也明显抑制了肿瘤肺转移的发生。值得注意的是，仅当来源于辅助性 T 细胞 1 型小鼠的 DCs 激活后，才能抑制肿瘤肺转移发生，如果 DCs 来源于辅助性 T 细胞 2 型小鼠，则没有抑制效果。这些研究表明，CIRT 联合 DCs 的治疗方式能够抑制肿瘤肺转移的发生，并且在生物等效剂量下，碳离子联合 DCs 比光子联合 DCs 对肿瘤肺转移的抑制效果更明显，但是对于原位肿瘤，碳离子联合 DCs 治疗并未表现出更强的抑制作用。

表 3.2　碳离子放射治疗 (CIRT) 与免疫治疗联合引发远端效应的临床前研究 [10]

来源	射线	剂量/Gy	免疫治疗	免疫治疗处理	小鼠品系	细胞系	结果
Ohkubo 等 (2010 年)	碳离子	6	α-GalCer +DCs	瘤内注射	C3H/HeSlc	小鼠鳞状细胞癌 (NR-S1)	联合处理抑制肿瘤肺转移的发生
Matsunaga 等 (2010 年)	碳离子	10	DCs	瘤内注射	C3H/He	小鼠鳞状细胞癌 (SCCVII)	联合处理抑制肿瘤肺转移的发生
Ando 等 (2017 年)	碳离子 光子	2、4	DCs	瘤内或静脉注射	C3H/He	小鼠鳞状细胞癌 (NR-S1)	碳离子联合处理比光子联合抑制肿瘤肺转移效果更明显
Ma 等 (2022 年)	碳离子	2、6	未成熟的 DCs (iDCs)	静脉注射	C57BL/6J C3H/He	小鼠癌细胞 (LLC、LM8)	Th1 来源的 DCs 抑制肿瘤肺转移
Takahashi 等 (2019 年)	碳离子	5.3	PD-L1 抗体和 CTLA-4 抗体 (P1C4)	腹膜内注射	C3H/HeNJcl	小鼠骨肉瘤细胞系 (LM8)	联合处理抑制远端肿瘤和肿瘤肺转移的形成
Helm 等 (2021 年)	碳离子 光子	10	PD-1 (RMP1-14) 抗体和 CTLA-4 (9H10) 抗体	腹膜内注射	C3H/He	小鼠骨肉瘤细胞系 (LM8)	碳离子联合比 X 射线联合更能抑制远端肿瘤的肺转移

关于 CIRT 对远端已形成肿瘤影响的研究，通常采用碳离子与程序性死亡受体 1 (programmed death-1，PD-1) 和细胞毒性 T 淋巴细胞相关抗原 4 (cytotoxic T lymphocyte-associated antigen-4，CTLA-4) 抑制剂结合的方式进行。Takahashi 等发现碳离子能够抑制远端肿瘤的生长，碳离子联合免疫抑制剂的抑制效果更明显，同时还能抑制肿瘤向肝、肺的转移，但 CD8α 蛋白的加入逆转了远端效应的发生。Helm 等的研究表明，相同剂量 (10 Gy) 照射时，碳离子和 X 射线分别联合免疫抑制剂均能抑制远端肿瘤的生长，但两种处理的抑制效果没有明显区别，而

在抑制肿瘤肺转移的过程中，碳离子联合的效应强于 X 射线联合，同时，在联合处理中还观察到 CD8+T 细胞和 CD11b+ 细胞在远端肿瘤的浸润。以上研究表明，与单独的 CIRT 相比，CIRT 联合 PD-1 和 CTLA-4 更能抑制远端肿瘤的生长和肿瘤肺转移，与 X 射线联合 PD-1 和 CTLA-4 的治疗方式相比，CIRT 联合 PD-1 和 CTLA-4 对肿瘤肺转移的抑制效果更明显，但是对于远端肿瘤生长的抑制，两者无明显区别。

由于条件的限制，目前对于 CIRT 诱导肿瘤 AE 的临床和机理研究较少，但目前大部分的实验结果表明，与 X 射线相比，碳离子能诱导更多 DAMPs 的释放，从而引发更强烈的促免疫反应以及 AE。而 AE 的机理与 X 射线可能类似，都是促进未照射肿瘤 TME 中 CTLs 的浸润，但更深入的机理仍有待研究[10,11]。

高 LET 射线的放射生物学研究是 CIRT 的基础，同时为其发展持续不断地提供理论和实验的突破。未来相关生物学研究应聚焦于以下一些方向：

(1) 构建统一的 RBE 模型，使各个治疗中心的治疗计划数据具有可比性，推动多中心临床研究的开展。

(2) 与化疗结合。目前多个治疗中心开展了与化疗相结合的碳离子放射治疗临床试验，研究包括顺铂、替莫唑胺等。这些混合治疗在多形性胶质母细胞瘤和前列腺癌的 CIRT 中取得了一定的效果。然而，这些药物的使用还具有很大的盲目性，在给药种类、剂量等方面主要依靠医生经验，很少有研究关注药物与离子辐照之间协同作用的机理。

(3) 与免疫治疗结合。临床上 CIRT 引起的远端效应和动物模型都支持碳离子诱导的肿瘤免疫反应要比光子更具有普遍性。如何将这一免疫响应运用于 CIRT 是一个值得研究的问题。

(4) 远后效应。核心问题是碳离子由于具有高 LET，比 X 射线更容易诱导染色体畸变，二次肿瘤发生率更高；还是由于其 SOBP 的存在，坪区和峰后的正常组织损伤较小，从而降低二次肿瘤的发生率。

(5) 寻找生物标志物，对可接受放射治疗的患者进行分级管理，区分适宜接受光子、质子或碳离子放射治疗的患者，并对预后进行评估。

(6) 碳离子诱导的非癌症效应，如对中枢神经的急性和慢性损伤、白内障的形成、心血管疾病等的研究。

小　　结

与低 LET 的 X 射线和 γ 射线相比，碳离子放射治疗的生物学优势主要体现在它高的相对生物学效应，低的氧增比，肿瘤细胞的辐射敏感性不随细胞周期时相变化而变化，以及碳离子诱导的 DNA 损伤不易被生物体修复。这些优势应用于临床上，则是 CIRT 中 4R 理论对治疗结果影响较小。因此对于肿瘤放射治疗来说，CIRT 表现出治疗效果好、疗程短、副作用小等优势。

复习思考题

1. 产生 CIRT 生物学优势的可能机制是什么？
2. 除了提高射线的 LET 外，还有什么方法能够进一步提高 CIRT 的氧增比？
3. 你认为 CIRT 生物学研究目前最优先的方向是什么？

参 考 文 献

[1] Steinsträter O, Grün R, Scholz U, et al. Mapping of RBE-weighted doses between HIMAC- and LEM-based treatment planning systems for carbon ion therapy. International Journal of Radiation Oncology Biology Physics, 2012, 84: 854-860.

[2] Durante M. New challenges in high-energy particle radiobiology. The British Journal of Radiology, 2014, 87: 20130626.

[3] Azzam E I, Jay-Gerin J P, Pain D. Ionizing radiation-induced metabolic oxidative stress and prolonged cell injury. Cancer Letters, 2012, 327: 48-60.

[4] Hirayama R, Uzawa A, Obara M, et al. Determination of the relative biological effectiveness and oxygen enhancement ratio for micronuclei formation using high-LET radiation in solid tumor cells: An *in vitro* and *in vivo* study. Mutation Research—Genetic Toxicology and Environmental Mutagenesis, 2015, 793: 41-47.

[5] Scifoni E, Tinganelli W, Weyrather W K, et al. Including oxygen enhancement ratio in ion beam treatment planning: Model implementation and experimental verification. Physics in Medicine and Biology, 2013, 58: 3871-3895.

[6] Schlaff C D, Krauze A, Belard A, et al. Bringing the heavy: Carbon ion therapy in the radiobiological and clinical context. Radiation Oncology, 2014, 9: 88.

[7] Hamada N, Imaoka T, Masunaga S, et al. Recent advances in the biology of heavy-ion cancer therapy. Journal of Radiation Research, 2010, 51: 365-383.

[8] Garcia-Barros M, Paris F, Cordon-Cardo C, et al. Tumor response to radiotherapy regulated by endothelial cell apoptosis. Science, 2003, 300: 1155-1159.

[9] Durante M, Orecchia R, Loeffler J S. Charged-particle therapy in cancer: Clinical uses and future perspectives. Nature Reviews Clinical Oncology, 2017, 14: 483-495.

[10] 高玉婷, 李媛, 金晓东. 碳离子辐射诱导的远隔效应. 生物化学与生物物理进展, 2023, 50(8): 1915-1925.

[11] Zhao X R, Shao C L. Radiotherapy-mediated immunomodulation and anti-tumor abscopal effect combining immune checkpoint blockade. Cancers (Basel), 2020, 12(10): 2762.

[12] Mole R H. Whole body irradiation; radiobiology or medicine? The British Journal of Radiology, 1953, 26(305): 234-241.

[13] Hatten S, Lehrer E, Liao J, et al. A patient-level data meta-analysis of the abscopal effect. Advances in Radiation Oncology, 2022, 7(3): 100909.

[14] Yu B Y, Gao Y T, Li J X, et al. Killing two birds with one stone: Abscopal effect mechanism and its application prospect in radiotherapy. Critical Reviews in Oncology/Hematology, 2024, 196: 104325.

第 4 章 RBE 生物物理模型

4.1 RBE 模型的目的

在碳离子放射治疗计划中，必须要考虑相对于常规射线光子，高 LET 碳离子辐射增加的生物学效应。使用相对生物学效应 (RBE) 的概念可以将碳离子的物理吸收剂量转换为等效光子剂量 (RBE 加权剂量)，这与剂量响应的临床知识有关。由于碳离子的 RBE 受到很多物理和生物因素的影响，因此需要更复杂的模型来描述它，而不是只用一个简单的数值。下面将重点介绍临床应用的 RBE 模型。所有 RBE 模型有一个共同特征，即它们都是由基于体外细胞实验数据发展起来的。

4.2 基于碳离子和光子辐照细胞存活曲线的 RBE

高 LET 碳离子增加的生物学效应导致细胞存活曲线呈现出以下特点：① 低剂量时的初始斜率增加；② 较大剂量时肩区不明显甚至消失 (如图 4.1 所示)。如果存活分数相同，光子和碳离子辐照被认为是等效的。不同形状的光子和碳离子辐照细胞的存活曲线决定了 RBE 的剂量依赖性，不同的存活分数水平被视为不同的生物学终点，因而对应的存活分数水平下的 RBE 不同，如图 4.1 中存活分数为 10% 时 RBE 为 2.82，存活分数为 1% 时 RBE 为 2.25。就线性平方模型 (LQM) 的参数而言，这与固有辐射敏感性 (α) 的增加和修复能力 (α/β) 的降低有关，两者都与 LET 有关。细胞存活曲线形状不同的直接结果是，RBE 依赖于剂量。

必须指出的是，由于图 4.1 中的存活曲线指的是单次辐照实验的结果，所以 RBE 的概念也指的是对单次照射的响应。在分割治疗中，每个分次被认为是独立的，因此具有相同的 RBE (这一假设对肿瘤可能不成立)。因此，只有当光子和离子的分割次数相同时，才允许使用总剂量而不是分次剂量来计算 RBE，否则辐射质量和分次效应的影响将是混合的。

分别用光子和离子的细胞存活分数 $\ln S = -\alpha d - \beta d^2$ 的 LQM 表达式，RBE 可表示为

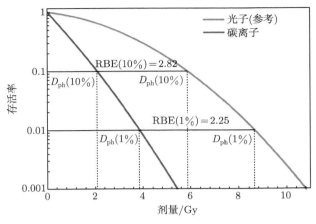

图 4.1　体外培养细胞的存活曲线图

$$\text{RBE} = \frac{d_{\text{ph}}}{d_{\text{ion}}} = \frac{\text{RBE}_{\text{max}} + \sqrt{\text{RBE}_{\text{max}}^2 + 4\text{RBE}_{\text{max}}d_{\text{ph}}\left[1 + \dfrac{d_{\text{ph}}}{(\alpha/\beta)_{\text{ph}}}\right]/(\alpha/\beta)_{\text{ion}}}}{2\left[1 + \dfrac{d_{\text{ph}}}{(\alpha/\beta)_{\text{ph}}}\right]}$$

(4.1)

或者

$$\text{RBE} = \frac{d_{\text{ph}}}{d_{\text{ion}}} = \frac{-\dfrac{\alpha}{\beta} + \sqrt{\left(\dfrac{\alpha}{\beta}\right)_{\text{ph}}^2 + 4\left(\dfrac{\alpha}{\beta}\right)_{\text{ph}}\text{RBE}_{\text{ion}}\left[1 + \dfrac{d_{\text{ion}}}{(\alpha/\beta)_{\text{ion}}}\right]_{\text{max}}}}{2d_{\text{ion}}}$$

(4.2)

其中，$\text{RBE}_{\text{max}} = \alpha_{\text{ion}}/\alpha_{\text{ph}}$ 为生存曲线初始斜率给出的最大 RBE，$(\alpha/\beta)_{\text{ph}}$ 和 $(\alpha/\beta)_{\text{ion}}$ 分别为光子和离子的修复能力。式 (4.1) 和式 (4.2) 直接描述了对分割部分剂量的依赖关系，仅在光子的吸收剂量变量 d_{ph} 和离子的吸收剂量变量 d_{ion} 的选择上有所不同。

然而，对于治疗计划，也需要 RBE 对 LET 的依赖，而这种依赖仅通过参数 α_{ion} 和 β_{ion} 的 LET 依赖隐含地包含在方程 (4.1) 和 (4.2) 中，这些参数也随离子的类型而变化。

为了模拟质子束的 LET 依赖关系，可以将式 (4.2) 重新表示为式 (4.3)：

$$\text{RBE} = \frac{\sqrt{\left(\dfrac{\alpha}{\beta}\right)_{\text{ph}}^2 + 4d_{\text{ion}}\left(\dfrac{\alpha}{\beta}\right)_{\text{ph}}\text{RBE}_{\text{max}} + 4\text{RBE}_{\text{min}}^2 d_{\text{ion}}^2} - \left(\dfrac{\alpha}{\beta}\right)_{\text{ph}}}{2d_{\text{ion}}}$$

(4.3)

其中，$\text{RBE}_{\min} = \sqrt{\beta_{\text{ion}}/\beta_{\text{ph}}}$ 是高剂量下的渐近 RBE。

如前所述，不同的离子类型通常会表现出不同的 RBE，即使在相同的平均 LET、剂量和生物系统中也是如此。对于质子，可以使用一种简单的现象学方法，将 $\text{RBE}_{\max}$ 建模为使用斜率的剂量平均 LET 的线性函数，斜率与 $(\alpha/\beta)_{\text{ph}}$ 成反比。这意味着 α_{ion} 也线性依赖于剂量平均 LET 和 β_{ph} 依赖的斜率。该 β_{ph} 依赖的斜率也已经从微剂量动力学模型 (MKM) 中的统计考虑中得出。关于 $\text{RBE}_{\min}$ (进而 β_{ion}) 对剂量平均 LET (呈线性相关与无相关性) 和 $(\alpha/\beta)_{\text{ph}}$ 的依赖关系，人们做出了不同的假设。上述假设的结果是，对于给定的剂量和 $(\alpha/\beta)_{\text{ph}}$ 值，RBE 对剂量平均 LET 具有基本线性的依赖性，与细胞存活数据拟合得很好。

尽管这种线性涵盖了临床质子束剂量平均 LET 值的整个范围，但对于碳离子却不是这种情况，因为在高 LET 值下会出现所谓的 "超杀效应"，此时 RBE 再次降低。因此，需要将更复杂的现象学或机械模型用于碳离子。是否应该将 β_{ion} 视为与 LET 相关，仍然是一个值得讨论的问题，而不同的 RBE 模型在这方面存在差异。

通常，SOBP 内某个位置的 RBE 不仅取决于初级碳离子，还取决于主束中产生的次级粒子 (碎片) 的光谱。吕尔 (Lühr) 等研究了这些碎片的影响，发现尽管将无弹性横截面的变化幅度更改为 ±20%，吸收剂量和 RBE 加权剂量分布的变化可能最多会改变 15%，但对 RBE 分布的影响很小 (SOBP 中小于 1.5%，其他部分小于 3%)。因此，与吸收剂量和 RBE 加权剂量相反，RBE 作为相对量，只对次级粒子谱的细节有微弱的依赖。

4.3 节 ~4.5 节详细描述临床应用的 RBE 模型。撇开它们的具体特征不谈，它们都试图至少将 LET 依赖性描述到较高的值，并达到临床可接受的准确性。

4.3   混合束模型

对于被动式碳离子放疗，日本国立放射线医学综合研究所 (NIRS) 开发了一种现象学模型。在该模型中，RBE 是根据指定的存活水平从光子和离子的细胞生存曲线 (图 4.1) 计算得出的。该模型的基本思想是确定体外单能离子束中有 LET 依赖性的曲线参数值 α 和 β，并通过下面的公式将这些值转换为位于 SOBP 内深度 x 处 LET 光谱 (混合光束) 的 $\alpha_{\text{mix}}(x)$ 和 $\beta_{\text{mix}}(x)$ 的有效值。

$$\alpha_{\text{mix}}(x) = \sum_i \frac{d_i(x)}{D(x)} \alpha_i \tag{4.4}$$

$$\sqrt{\beta_{\text{mix}}(x)} = \sum_i \frac{d_i(x)}{D(x)} \sqrt{\beta_i} \tag{4.5}$$

式中，$d_i(x)$ 是束流 i 在深度 x 处的剂量贡献，而 $D(x)$ 是对 SOBP 的所有贡献各自的总剂量。束流 i 在深度 x 处的曲线参数 α_i 和 β_i 的值反映了生存曲线的 LET 依赖性，可以直接从以单能碳离子束测量的体外数据列表中获得。然后假设只有碳离子存在，分析代码来确定 SOBP 中的 LET 分布。最近，通过利用 Geant4 计算的核碎片数量，该模型将氢离子的生物学响应视为初级碳离子束所产生核碎片的代表而得以改进。

式 (4.4) 和式 (4.5) 是基于扎伊德尔 (Zaider) 和罗西 (Rossi) 先前工作得出的，他们使用双重辐射作用理论计算了两个不同 LET 组件的组合辐射响应。尽管该模型对细胞内亚病变的相互作用做出了一些假设，但在不需要微观能量沉积模式的特定信息的意义上，它还是一种现象学方法。

$\alpha_{\mathrm{mix}}(x)$ 和 $\beta_{\mathrm{mix}}(x)$ 描述了特定粒子光谱的有效细胞存活分数，该光谱由总剂量 $D(x)$ 在深度 x 处的所有单能束的贡献所产生。比较在相同生存水平 S (例如 10%) 下的离子剂量 D_{ion} 与相应的光子剂量 D_{ph} (也称为生物剂量 D_{bio})，可以计算 RBE：

$$\mathrm{RBE} = \frac{D_{\mathrm{ph}}(S)}{D_{\mathrm{ion}}(S)} = \frac{2\beta_{\mathrm{mix}}(x) \cdot D_{\mathrm{ph}}(S)}{-\alpha_{\mathrm{mix}}(x) + \sqrt{\alpha_{\mathrm{mix}}^2(x) - 4\beta_{\mathrm{mix}}(x) \cdot \ln S}} \tag{4.6}$$

4.4 局部效应模型

与现象学混合束模型不同，局部效应模型 (local effect model，LEM) 利用离子轨迹周围能量沉积的微观特征来解释 RBE 的增加，因此被称为"轨迹结构模型"。LEM 的基本假设是，生物效应 (如细胞死亡) 是由局部能量转移引起的单一("致死") 事件造成的，而损伤概率仅取决于局部沉积能量的多少，无论这些能量是来自光子还是离子。因此，相对于光子，碳离子的更高效能被认为是由于在关键靶区内能量沉积的微观分布不同。

4.4.1 基本原则

LEM 假设细胞的关键靶区均匀分布在细胞核的体积 V 内，且在细胞核内或不同细胞的细胞核之间没有放射敏感性的差异。将细胞核分成许多小的子体积，每个子体积都具有典型的致死性损伤大小，只有当这些子体积中没有一个受到致死性损伤时，细胞才能存活。

对于具有均匀剂量 D 的光子辐照，假定局部剂量也均匀分布在原子核上。在这种情况下，所有子体积的破坏概率都相等，假设原子核中的致死事件为零，然后可以根据泊松统计量计算细胞的存活率：

$$S(D) = \mathrm{e}^{-\overline{N(D)}} \tag{4.7}$$

其中，N 是在给定剂量 D 下原子核中平均致死事件数。解析式 (4.7)，平均致死事件数可表示为

$$\overline{N(D)} = -\ln S(D) \tag{4.8}$$

由于 $S(D)$ 描述了剂量 D 下细胞的存活率，也描述了相同剂量下光子辐照后细胞群体的存活比率，因此，它可以通过描述光子细胞存活曲线 (图 4.1) 的任何数学表达式来确定。

如果光子被相同剂量的重离子取代，同样大小的能量会在微观尺度上分布高度不均匀，导致局部剂量 $d(x,y,z)$ 分布不均。这是因为组织内离子的库仑相互作用产生了低能量和短射程的次级电子。考虑到一个非常小的因而受到均匀辐射的亚体积 $\mathrm{d}V$，致死事件的平均数量随着这个体积的变化而变化：$\mathrm{d}\overline{N(D)} = -\ln S(d(x,y,z))\mathrm{d}V/V$。然后通过对核体积的积分得到非均匀辐照核中的致死事件总数：

$$\overline{N(D)} = \int \frac{-\ln S\left(d\left(x,y,z\right)\right)}{V} \mathrm{d}V \tag{4.9}$$

对于产生局部剂量 $d(x,y,z)$ 的核内粒子的某一特定的通量模式，式 (4.9) 给出了致死事件的平均数目，将这个数目插入式 (4.7) 可计算离子辐照后的存活率。

需要注意的是，局部剂量是随机量，因为它是由离子的随机注量模式产生的，所以 $S(D)$ (等式 (4.7)) 也具有随机性质。因此，平均存活率是通过使用蒙特卡罗方法对许多细胞的 $S(D)$ 平均得出的。将导致该平均存活率的离子剂量与导致相同存活率的光子剂量进行比较，可以根据式 (4.1) 计算 RBE。

为了在治疗计划中进行有效的 RBE 计算，针对所有离子类型 T 和能量 E 预先计算了参数 $\alpha_{T,E}$ 给出生存曲线的初始斜率，并将其作为表格存储在治疗计划数据库中。然后，对于不同离子类型和能量的光谱，可以将有效 α 计算为剂量加权平均值。尽管这些 "初始 α 值" 决定了非常低剂量的极限 RBE，但在较高剂量下必须考虑光子生存曲线的斜率增加。这可以通过评估式 (4.7) 或对 β 值应用近似值来完成。

4.4.2   输入参数

为了计算离子辐照的效率，LEM 使用三种类型的输入数据：① 细胞核的大小作为关键目标，由其体积 V 或半径 R_{nucl} 给出；② 取决于能量和粒子类型的径向剂量分布，它描述了原子核中的局部剂量沉积；③ 光子的细胞存活曲线，用于计算离子沉积的局部能量对整体生物学效应的贡献。

(1) 细胞核的半径。LEM 假定关键靶标在靶标体积上的空间分布均匀，而忽略了放射敏感性的时空变化。另外，没有对辐射引起的损害的性质做出具体假设。

对于所有临床应用，原子核的半径 R_{nucl} 固定为 5 μm，对于体外实验，其半径固定为可比较的值。

(2) 径向剂量分布。为了计算局部剂量分布 $d(x, y, z)$，假设存在一个依赖于能量和粒子类型的径向剂量分布曲线，具体参数化如下：

$$d(r) = \begin{cases} \lambda \dfrac{\text{LET}}{r_{\min}^2}, & r < r_{\min} \\[2mm] \lambda \dfrac{\text{LET}}{r^2}, & r_{\min} \leqslant r \leqslant r_{\max} \\[2mm] 0, & r > r_{\max} \end{cases} \tag{4.10}$$

其中，r 是距粒子轨道的距离，$r_{\min}$ 和 $r_{\max}$ 是截止参数，并且 λ 是归一化常数，可以对其进行调整以确保轨道截面上的积分等于相应能量下的 LET。$r_{\max} = \gamma E^{\delta}$，根据具有最高能量的次级电子的范围来选择最大半径，其中 $\gamma = 0.062$ μm·$(\text{MeV/u})^{-1.7}$ 和 $\delta = 1.7$，而 $r_{\min}$ 设置为 10 nm。径向剂量分布参数化的一个普遍问题是，无法获得低于 0.8 nm 的实验数据，并且所有数据都是在气体而不是凝聚体中获得的。

(3) 光子存活曲线。为了确定能量沉积的局部效应，需要得到光子存活曲线 $S(D)$。虽然 LQM 的基本版本可以被认为是一种方便的描述，但离子沉积的局部剂量可能非常高，实验数据表明，生存曲线的二次形状在超过某一 "过渡剂量" D_{t} 后变成线性。$S(D)$ 因此被朔尔茨 (Scholz) 等在 1997 年参数化：

$$S(D) = \begin{cases} e^{-\left(\alpha_x d + \beta_x d^2\right)}, & d < D_{\text{t}} \\[2mm] e^{-\left(\alpha_x D_{\text{t}} + \beta_x D_{\text{t}}^2 + s_{\max}(d - D_{\text{t}})\right)}, & d \geqslant D_{\text{t}} \end{cases} \tag{4.11}$$

其中，d 是局部剂量，α_x 和 β_x 是用于光子辐照的 LQM 的细胞特异性放射敏感性参数，而 $s_{\max} = \alpha_x + 2\beta_x D_{\text{t}}$ 是在 D_{t} 处及以后出现的最大斜率。尽管原则上可以在克隆生存试验中测量 α_x 和 β_x，但是 D_{t} 的确定通常非常困难，因为它需要在非常高的剂量下测量细胞存活率。

4.4.3 RBE 的依赖关系

从等式 (4.9) 可以看出，仅对于一个肩位光子生存曲线，致死事件的数量增加，离子相对于光子辐射的效率更高。在这种情况下，相对于较小的局部剂量，高局部剂量会成比例地降低生存率。反之，如果光子的存活曲线是严格线性的，那么等式 (4.9) 中的积分相当于评估整个细胞核内的平均剂量下的光子存活率，这相当于局部剂量分布均匀的情况。在这种情况下，离子辐照的存活率将与相同剂量的光子辐照相同。由于生存曲线的肩部范围由比率 α_x/β_x 来描述，因此 LEM

预测 RBE 会增加，而 α_x/β_x 值会降低。通常，RBE 随着 LET 的增加和分割剂量的减少而增加，并且这些依赖性的程度由光子的 α/β 值控制。

这表明在光子辐照之后具有高修复能力的细胞系在碳离子束中比修复缺陷型细胞具有更高的 RBE。与对 α_x/β_x 的依赖性相比，RBE 已显示出对 α_x 的绝对值的依赖性小得多。最后，实际选择的原子核半径 R_{nucl} 值仅对非常高的 LET 值很重要，轨道直径变得比原子核小得多，从而对局部剂量的不均匀性起了很大的作用。对于较低的 LET 值，R_{nucl} 的值不那么重要。由于核的敏感体积可能小于其几何体积，因此将核的大小视为有效体积。

4.4.4   进一步发展

前面所述的 LEM 版本称为 LEM I。LEM I 已集成到不同碳离子治疗中心的治疗计划系统中，到 2015 年，它已用于 3200 多名患者的 RBE 加权剂量优化。尽管 LEM I 描述了 RBE 的主要依赖性，但在与实验数据的比较中发现了一些系统性偏差。这导致了进一步的发展，从而产生了更新的版本 LEM II、LEM III，最后是 LEM IV。然而，迄今为止，仅 LEM I 被用于临床，而 LEM I 或 LEM IV 哪个更好地描述了 RBE 仍是一个需要科学分析的问题。

继 LEM I 的最初开发之后，LEM II 还引入了簇效应和改进的径向剂量分布。尽管 LEM I 并未对损伤的类型做出任何具体假设，但 LEM II 认为 DNA 双链断裂 (DSB) 是影响细胞存活率的相关损伤。相反，DNA 单链断裂 (SSB) 只有在其中两条被合并成 DSB (SSB 簇损伤) 时才被认为是相关的。这是通过蒙特卡罗方法进行建模的，其中假定具有一定大小的线性基因组，并通过实验发现数量为随机分布的 1250 SSB/(Gy cell)。如果两个 SSB 间隔少于 25 个碱基对，则将形成 DSB。这些额外的 DSB 会增加生物学效应，从而导致在较高的局部剂量下进行校正。

作为 LEM II 的进一步改进，式 (4.10) 的径向剂量分布通过考虑以下因素更详细地建模：① 初始能量转移的剂量分布，随着从离子轨道减小到 $r_{\min} = 0.3\,\mathrm{nm}$ 的距离而连续增加；② 辐射诱发的自由基的扩散，初始横向剂量分布为 $\sigma = 4\,\mathrm{nm}$ 的高斯分布并对其进行卷积。结果，与在 LEM I 中使用的参数化方法相比，初始横向剂量分布变宽了，并且在接近离子轨道的距离处表现出较高的局部剂量，而在更大距离 (大于 10 nm) 处表现出较低的剂量。作为进一步的修改，LEM III 通过 $r_{\min} = \beta r_{\mathrm{c}}$ 参数化离子轨道的内半径，其中 β 是相对于光速的离子速度，r_{c} 是常数，设置为 40 nm。

作为最新的进展，LEM IV 提出了对先前 LEM 概念的概括，假设相等的局部 DSB 密度而不是相等的局部剂量会导致相同的生物学效应，而与所施加的辐射质量无关。因此，DNA 双链断裂被分为孤立性 DSB (iDSB) 和簇集性 DSB (cDSB)，具体取决于在细胞核的某个亚体积中是产生了一个还是多个 DSB。该亚体积假设对应于 DNA 所谓的 "巨环" 大小，并通过边长为 540 nm 的立方体进行建模。然后，通过簇指数 $C = N_{\text{cDSB}}/(N_{\text{cDSB}} + N_{\text{iDSB}})$ 定义局部损伤模式的复杂性，其中 N 是具有相应损伤类型的子体积的数量。iDSB 和 cDSB 的数目是通过蒙特卡罗方法，使用实验发现的 30 DSB/(Gy cell) 计算得出的。如果簇指数相同，则认为用光子和离子辐照是等效的。与离子相比，光子在敏感目标上均匀分布其能量，相同的光子剂量将在更大的体积上平均分布相同数量的 DSB，从而在一个亚体积内出现两个或多个 DSB(即 cDSB) 的概率减小。因此，将在较高剂量下获得光子辐照的可比簇指数。这个光子剂量称为等效剂量，包括 RBE。

为了加快 RBE 计算，可以使用与 LEM I 相同的预计算和近似值。与 LEM I 相比，LEM IV 对 LET 的依赖性更高，从而导致 SOBP 远端边缘的 RBE 值明显更高。

4.5　微剂量动力学模型

混合束模型代表一种纯粹的现象学方法，而 LEM 假定离子轨道固定的连续横向剂量分布，但 MKM 遵循微剂量原理。根据双重辐射作用 (TDRA) 理论，假定小剂量细胞核中的致死事件数量与比能 z 的平方成正比。在 MKM 的发展中，1994 年霍金斯 (Hawkins) 推广了这一假设，认为致死事件数量对 z 呈现线性-二次依赖关系。此外，MKM 假定细胞核被分割成所谓的小而有限的区域 (假设圆柱体形的细胞核和域的半径分别为 R_{n} 和 r_{d})，并根据域内能量沉积事件的随机性质，推导出 LET 辐射后致死事件的平均数目为

$$\overline{N(D)} = -\ln S = \alpha_{\text{LET}} D + \beta D^2 \tag{4.12}$$

其中

$$\alpha_{\text{LET}} = \alpha_0 + \gamma \beta \tag{4.13}$$

D 是输送剂量，α_{LET} 和 β 是 LQM 的系数。MKM 的一个固有特征是，β 被认为与离子束质量无关，而系数 α_{LET} 由参考 LET→0 (通过光子照射实现) 的极限的 α_0 和第二项构成，第二项与 β 成正比。比例常数 γ 表征离子束质量，并且与微观能量沉积到区域以及整个原子核的方差有关，即微观能量沉积越不均匀，则方差越大，因此生存曲线的初始斜率越大。仅在完全均匀的能量沉积 (即 $\gamma = 0$) 的极限内，响应降低到光子响应。

在这种表达方式中，MKM 导致 α_{LET} 线性增加，从而导致在低剂量范围内，RBE 随 LET 增加而增加。实验数据显示 LET 大于 200 keV/μm 后，RBE 随 LET 增加而减小 (称为 "超杀效应")。这种行为归因于所应用的泊松近似的局限性，并

考虑到单能束模型中的 "超杀效应"，MKM 进一步得到了发展。为了将 MKM 应用于 NIRS 中，以应对不同能量的扫描束叠加产生的 SOBP，不同的饱和修正公式被引入 MKM 中。此版本的 MKM 已在临床治疗计划系统中得以实现。根据此实现，2010 年稻庭 (Inaniwa) 等给出了平均致死事件数：

$$\overline{N(D)} = -\ln S = (\alpha_0 + \beta z_{1D}^*) D + \beta D^2 \tag{4.14}$$

其中，z_{1D}^* 表示由单个事件产生的区域的饱和校正剂量的平均比能，它是根据比能的相应密度分布 $f_1(z)$ 计算的：

$$z_{1D}^* = \frac{\int_0^\infty z_{sat} z f_1(z) \, dz}{\int_0^\infty z f_1(z) \, dz} \tag{4.15}$$

式中，z_{sat} 可以通过式 (4.16) 计算得到：

$$z_{sat} = \frac{z_0^2}{z} \left[1 - \exp\left(-\frac{z^2}{z_0^2} \right) \right] \tag{4.16}$$

其中，特征饱和参数为

$$z_0 = \frac{(R_n/r_d)^2}{\sqrt{\beta \left[1 + (R_n/r_d)^2 \right]}} \tag{4.17}$$

当式 (4.16) 再现了低值 z 的不饱和值时，它将高值 z 映射为等效的低值 z。

对于 MKM 的应用，必须指定 R_n，r_d，α_0 和 β 的值，如果这些参数固定，则束流质量 z_{1D}^* 仅由方程 (4.15) 的微观量 z 分布 $f_1(z)$ 确定。原则上，可以由 $f_1(z)$ 的分布直接确定 z_{1D}^*，该分布可以通过组织等效比例计数器 (TEPC) 进行测量。实际上，使用基弗-查特吉 (Kiefer-Chatterjee) 轨道结构模型 (针对 z 和 z_{sat})，将离子 (相对于区域中心) 的冲击参数的方程 (4.15) 的分母和指定值求平均值，才获得 z_{1D}^*。为了计算 SOBP 内混合波束情况的 z_{1D}^*，还使用了蒙特卡罗代码 Geant4。

使用这种 MKM 的实现方法，通过以下公式计算给定细胞存活率 S 的 RBE：

$$\text{RBE} = \frac{D_{ref}(S)}{D_{LET}(S)} = \frac{2\beta \cdot D_{ref}(S)}{-\alpha_{LET} + \sqrt{\alpha_{LET}^2 - 4\beta \ln S}} \tag{4.18}$$

其中，D_{ref} 表示参考束质量的剂量，$\alpha_{LET} = \alpha_0 + \beta z_{1D}^*$ 包含离子所沉积能量的所有微剂量特性。

使用固定值 $\beta = 0.0615\ \mathrm{Gy^{-2}}$ 为人类唾液腺 (HSG) 细胞确定 MKM 的输入参数, 该固定值已在 200 kVp X 射线中进行了测量。通过拟合与不同光束质量下 10% HSG 细胞存活率对应的预测剂量来确定其他参数的值。结果, 得到 $R_n = 3.9\ \mu\mathrm{m}$, $r_d = 0.32\ \mu\mathrm{m}$ 和 $\alpha_0 = 0.172\ \mathrm{Gy^{-1}}$。

4.6 RBE 模型的临床应用

4.6.1 体外数据与临床数据的联系

RBE 模型总是建立在使用特定辐射响应参数的理论概念的基础上, 这些参数取决于束流的辐射特性。由于这些响应参数只能在明确定义的条件下在体外测量, 模型的系统依赖性通常以细胞实验为基准。虽然细胞失活是细胞实验中通常考虑的终点, 但它仅代表复杂组织或肿瘤辐射响应的近似值, 因为后者还依赖于与周围细胞的相互作用以及与营养或氧气供应等环境因素的相互作用。是否会发生临床相关的辐射效应还取决于被杀死细胞的数量和类型 (与剂量、束流特性和辐照体积有关), 这些细胞在上级功能亚单位的重要性以及整体组织结构 (平行或串行) 和不同终点 (例如早期和晚期效应) 方面可能存在差异。因此, 使用细胞参数计算临床终点的 RBE 值来定量估计组织反应时引入了额外的不确定性。出于这个原因, RBE 模型的临床应用涉及一个中间步骤, 在这个步骤中, 最重要的体外参数值被患者确定的临床有效值所取代, 对应于临床相关的生物学终点。这样, 就减少了在预测 RBE 值时的不确定性, 从而减少了在预测 RBE 加权剂量时的不确定性。尽管如此, RBE 值预测可能仍包含很大的不确定性, 可能需要进行剂量递增试验以找到最佳的处方剂量。将哪个模型参数替换为相应的临床值, 该考虑哪个终点, 这些取决于模型以及可用的临床信息。

4.6.2 混合束模型的临床应用

在混合束模型 (4.3 节) 中, 以 HSG 细胞为生物系统, 以 10% 细胞存活率为生物学终点, 计算了一组临床使用的、被动式产生的 SOBP 的 RBE 深度剂量分布。为了过渡到临床应用, 使用了以下附加信息:

(1) 实验证据表明, 在平均剂量 LET 为 80 keV/μm 的 6 cm SOBP 中, 碳离子的 RBE 与先前应用的中子束相当。

(2) 当使用 0.9 Gy, 分为 18 个分次时, 该中子束的临床 RBE 为 3.0。对于患者治疗, 该分次形式是最初使用的, 而且在 10% 存活水平下测定的 HSG 细胞的 RBE 曲线被归一化为 LET 为 80 keV/μm 对应位置的中子 RBE。这种分次方式随后在剂量增加和低分次研究中被修改。

关于 NIRS 使用的术语, 区分了两种 RBE 加权剂量: 生物剂量 D_{bio} 描述了终点为 HSG 细胞 10%存活率的 RBE 加权剂量, 临床剂量 D_{clin} 是指将 RBE 曲线归一化到临床中子 RBE 后, 给患者的剂量处方值。

在 NIRS 的处方剂量系统中, 给定 SOBP 的临床剂量可以表示为

$$\text{RBE}_{\text{clin}}\,(x, \text{SOBP}) = 1.46 \times \text{RBE}^{\text{HSG}}\,(10\%, x_{\text{c}})\, d_{\text{SOBP}}\,(x_{\text{c}})$$

$$\times\, \frac{d_{\text{SOBP}}^{\text{HSG}}\,(10\%, x_{\text{c}})}{d_{\text{SOBP}}^{\text{HSG}}\,(10\%, x)} \times \frac{d_{\text{SOBP}}\,(x)}{d_{\text{SOBP}}\,(x_{\text{c}})} \tag{4.19}$$

式中, d_{SOBP} 是实际使用的吸收剂量; $d_{\text{SOBP}}^{\text{HSG}}$ 是与预先设定的 HSG 细胞存活水平 (这里是 10%) 相关的吸收剂量, 分别在 SOBP 的中心 x_{c} 和任何深度 x 处评估; RBE^{HSG} 是相同存活水平下 HSG 细胞的实验 RBE 值; 因子 1.46 将生物剂量扩大到临床剂量。

式 (4.19) 的后两项分别描述了 RBE^{HSG} 和吸收剂量的相对深度分布, 都需归一化为位于各自的 SOBP 中心值。由于在 NIRS 的被动束传输系统中使用脊形过滤器来产生单能束流的吸收深度剂量分布, 这些脊形过滤器的形状按式 (4.19) 中后两项的乘积等于 1 设计, 以达到 SOBP 内均匀临床剂量的效果。

结果表明, 相对于 SOBP 中心, RBE^{HSG} 分布只与剂量水平有微弱的依赖关系, 特别是对早期反应组织来说。对于患者治疗, SOBP 中心的临床 RBE 将在临床试验中的剂量递增研究中确定。

严格来说, RBE^{HSG} 分布以及 SOBP 中心的 RBE^{HSG} 值必须在吸收剂量的存活水平上获得。然而, 由于每个 SOBP 的 RBE 曲线都在相应的脊形过滤器下获得, 所以每个剂量水平都需要特定的硬件组件。这在临床应用中是不现实的, 所以在混合束模型中 RBE 的剂量依赖性被忽略了, 所有的 RBE 值都是指 10%的存活水平, 即使是超低分割治疗。

以下对解释混合光束的临床剂量有重要影响: 虽然这些剂量对于最开始的分次计划, 从概念上可以被认为与光子治疗有相同的效果, 因为临床上采用的是中子 RBE (指的是光子), 但对于其他分次计划来说, 由于 RBE 的剂量依赖性被忽略了, 情况将不再如此。因此在混合束模型中, 临床剂量仅被视为治疗效果的一个指标, 最佳剂量和分次计划在临床试验中确定。

不考虑 RBE 对剂量的依赖性的另一个结果是每天只能计算一个射野, 因为多射野的叠加会改变粒子光谱和吸收剂量分布, 从而改变 RBE 的分布。因此, 在多射野治疗计划中需要各个射野接连进行。

最后, 必须指出的是, HSG 细胞的光子存活曲线只显示了一个小的弯曲区域 (肩部), 相当于很大的 α/β 值。因此, 所得到的 RBE 被认为是对早期反应的正常组织和肿瘤反应的代表, 与在 80 keV/μm 的碳离子和四个分次的中子照射下小鼠皮肤早期反应的 RBE 是相当的这一发现一致。在比较混合束模型的 RBE 加

权剂量和 LEM 的 RBE 加权剂量时，必须考虑到这一点，因为后者使用正常组织的晚期效应作为生物学终点。

4.6.3 局部效应模型的临床应用

LEM 主要是根据体外数据开发和测试的，结果表明，RBE 的功能依赖性受光子的 α/β 值影响最大，而受辐射敏感性参数 α 的绝对值影响较小，所以在 LEM 的临床应用中，细胞 α/β 值被其临床值所取代，而临床值来自对不同光子等效分次计划的比较，那么 α/β 值的选择就取决于被照组织以及考虑的临床终点。由于 LEM 首先应用于颅底肿瘤的治疗，而中枢神经系统 (CNS) 组织的晚期反应被认为是最重要的终点，α/β 值因此设为 2 Gy。因为 RBE 值随 α/β 值减小而增加，这种选择被认为在碳离子对中枢神经系统的临床疗效方面是保守的。

出于现实考虑，2 Gy 的数值也被用于其他肿瘤部位和几乎所有的患者。也有例外，在一项临床试验中，治疗前列腺癌的 α/β 值被提高到 4 Gy，是因为之前试验的毒性和有效性低于预期。此外，目前在非小细胞上沟肿瘤的临床试验中，采用肿瘤区 (GTV) 内 10 Gy 和肿瘤区外 2 Gy 的设置。除了这些病例之外，到目前为止，所有患者在治疗中肿瘤和正常组织使用相同的 α/β 值。

与日本的混合束模型方法不同，LEM 的临床应用将正常组织的晚期效应视为临床终点。由于 LEM 与主动束扫描技术结合应用，RBE 分布不与任何患者特异的硬件相关，因此可以很容易地通过调整配送吸收剂量的分布来考虑 RBE 的剂量依赖性。此外，由于 LEM 计算了局部粒子谱的 RBE，所以分次多射野配送是适用的。

4.6.4 微观动力学模型的临床应用

随着 NIRS 在 2011 年引入更灵活的束流扫描技术，MKM 被引入临床，随后也取代了被动式束流配送系统常用的混合束模型。引入 MKM 是为了考虑 RBE 的剂量依赖性，以及 RBE 对初始离子产生的碎片谱的依赖性。这两种依赖关系都没有包括在混合束模型中。作为一个重要成果，MKM 也可以应用于粒子调强治疗 (intensity-modulated particle therapy, IMPT) 的多射野优化。

为了利用之前 NIRS 被动束碳离子治疗的丰富临床经验，引入 MKM 的同时保留了用混合束模型建立的剂量处方系统。在混合束模型中，最初应用的分次方案中规定的 RBE 加权剂量的光子等效是通过将实验 RBE 曲线与先前确定的临床中子 RBE (其本身就是指光子治疗) 在"中子等效点"(相当于 80 keV/μm 的深度) 的归一化得到的。由于混合束模型中没有考虑 RBE 的剂量依赖性，从最开始的分次治疗到低分次治疗后不再有光子等效性。实际上，与等效光子治疗的预期剂量相比，这会导致低分次碳离子治疗名义上处方剂量的增加。

因此，为了在临床上引入 MKM，决定用特定束流特性的碳离子参考辐射取代光子参考辐射。这个束流特性被选为由 350 MeV/u 碳离子产生的 6 cm SOBP 的中心 (参考 SOBP)。为了实现这种方法，2015 年 Inaniwa 等提出的生物剂量被定义为

$$
\begin{aligned}
D_{\text{bio}}(x) &= -\frac{\alpha_{\text{ref}}}{2\beta} + \sqrt{\left(\frac{\alpha_{\text{ref}}}{2\beta}\right)^2 - \frac{\ln S(D(x))}{\beta}} \\
&= -\frac{\alpha_{\text{ref}}}{2\beta} + \sqrt{\left(\frac{\alpha_{\text{ref}}}{2\beta}\right)^2 - \frac{\alpha_0 D(x) + \beta z_{1\text{D}}^*(x) D(x) + \beta D(x)^2}{\beta}}
\end{aligned} \tag{4.20}
$$

LQM 系数 α_{ref} 在这里指的是碳离子而不是光子参考辐射。与混合束模型一样，模型参数由 HSG 细胞存活曲线确定，具体是 $\alpha_{\text{ref}} = 0.172 \text{ Gy}^{-1}$, $\beta = 0.0615 \text{ Gy}^{-2}$, $R_{\text{n}} = 3.9 \text{ μm}$, $r_{\text{d}} = 0.32 \text{ μm}$。

根据结构，如果 x 被选在参考 SOBP 的中心 (参考点)，生物剂量 $D_{\text{bio}}(x)$ 与所有剂量水平的吸收剂量 $D(x)$ 相吻合。由于 D_{bio} 与存活率 S 直接相关，$D_{\text{bio}}(x)$ 在 SOBP 内的均匀分布可以表明有均匀的生物学效应。在这种情况下，$D_{\text{bio}}/D(x)$ 为相对于参考点的 RBE，此处等于 1。同样，式 (4.20) 可用于优化任何配置的治疗射野吸收剂量分布 $D(x)$，以实现 SOBP 的均匀生物学效应 (即相同的 D_{bio} 或 S)，这是应用 MKM 进行多射野或 IMPT 的基础。值得注意的是，MKM 在概念上包括 RBE 深度剂量曲线的斜率以及生物剂量 D_{bio} 的剂量依赖性。

但 D_{bio} 仅用于通过优化吸收剂量在 SOBP 内的分布来得到一个均匀的生物学效应，所以需要一个比例系数来连接 D_{bio} 和临床处方剂量 D_{clin}。这个比例系数由参考点的临床 RBE 给出，在使用混合束模型的初始剂量处方系统中，10% 细胞存活率的 HSG 细胞的这个值被定为 2.41。这就可以得到临床处方剂量：

$$
D_{\text{cli}}(x) = 2.41 \times D_{\text{bio}}(x) \tag{4.21}
$$

为了与混合束处方系统保持一致，这个值在 MKM 的处方系统中也被认为是与剂量无关的。这保证了在两个系统中，名义上相同的处方剂量会产生相同的临床效果。虽然 MKM 目前包括了 SOBP 中 RBE 曲线斜率的剂量依赖性，但它没有考虑临床 RBE 的剂量依赖性，后者仍然包括在临床处方剂量的数值中。这是因为参考 10% HSG 细胞存活率的比例系数 2.41 与剂量无关，而事实上不同的临床剂量 D_{clin} 会导致不同的 D_{bio} 值 (式 (4.21))，从而导致不同的 HSG 细胞存活率 S，这反过来又会导致不同的吸收剂量曲线 $D(x)$ (式 (4.20))。

4.6.5 不同中心之间的 RBE 加权剂量的转化

碳离子治疗的大多数患者是在日本的治疗中心使用被动式束流配送技术结合混合束模型，或者在欧洲的治疗中心使用扫描束结合局部效应模型完成的。2011年，NIRS 也引入了扫描束技术并与 MKM 结合，MKM 随后取代了 NIRS 被动束的混合束模型，但 MKM 仍然与混合束模型使用一样的剂量处方系统。

由于不同模型对 RBE 的计算是基于对不同生物学终点的考虑 (正常组织和肿瘤组织的早期效应与正常组织的晚期效应)，并且只有 LEM 考虑了剂量依赖性，而混合束模型没有考虑，所以处方剂量的转换和临床结果的比较非常困难。根本原因是两个模型对 RBE 的预测不同，导致相同吸收剂量分布的 RBE 加权剂量不同，相同的 RBE 加权剂量分布将对应不同的吸收剂量分布，从而导致不同的生物学效应。因此，使用不同 RBE 模型的中心即使都以 Gy(RBE) 为剂量的规定单位，但不能认为是等效的，这与光子放疗相反。

因此，这些中心在优化治疗结果方面都制定了自己的临床策略。这些策略包括对剂量递增的研究，以及根据自己中心或其他使用相同 RBE 模型的中心的临床结果，在不同的肿瘤适应证之间转化和调整处方剂量。这种方法的一个明显缺点是，使用不同 RBE 模型的中心的大量患者数据集的结果无法用于治疗优化。

为了规避这个问题，一些学者采用了模拟方法。其基本思想是，无论采用何种 RBE 模型，在不同的中心传递相同的吸收剂量分布将产生相同的临床效果。这被认为是一个合理的假设，尽管它忽略了主动和被动束流传输系统可能产生的不同二次粒子光谱具有一定的生物学效应。然而，实验表明，如果采用相同的吸收剂量，这些差异是相当小的。

例如，2012 年施泰因施特雷特 (Steinsträter) 等使用他们基于 LEM 的治疗计划系统 (TPS) 重建了 NIRS SOBP 的吸收剂量分布，并基于相关的碳离子通量模式用 LEM 重新计算 RBE 加权剂量分布来代替混合束模型。然后比较两个治疗方案的 RBE 加权剂量分布，就可以确定两个中心之间 RBE 加权剂量的转换系数。但必须注意的是，由于两个 RBE 模型的功能依赖性不同，重新计算的 RBE 加权剂量分布在靶区内通常会不均匀，因此必须使用有代表性的 RBE 加权剂量作为转换系数的输入。此外，转换系数还取决于所选择的模型参数和考虑的剂量水平。

由于只有用于研究的 TPS 或具有综合 RBE 模型的蒙特卡罗系统才能实现吸收剂量分布的再现，因此使用商用 TPS 时在方法上略有不同。2012 年福萨蒂 (Fossati) 等利用基于 LEM 的 TPS 生成 RBE 加权的 SOBP，其扩展范围与临床上应用于 NIRS 的 SOBP 相同，通过使用不同的 RBE 加权剂量水平，再寻找与实际吸收剂量分布最佳的匹配情况，从而针对一组几何靶体和临床治疗方案，确定了等效 SOBP 和相应的转换因子。2016 年莫利内利 (Molinelli) 等证实这些转换因子适用于临床病例。

4.7　基于纳剂量学量的 RBE 模型

本节介绍一个由中国科学院近代物理研究所自主开发的基于纳剂量学量的离子束对生物组织相互作用的生物物理模型，并由该模型进行 RBE 的计算，获得了与实验结果符合程度更好的 RBE 值。

4.7.1　纳剂量学量

在纳米尺度下描述离子微观经济结构的理论是纳剂量学[1−8]。当前，描述离子在纳米尺度能量沉积的方式主要有两种。一种是微剂量学理论的延续，即采用离子在纳米尺度组织中的比能、线能来表征离子的微观径迹结构。然而，由于平均电离能的统计学意义在纳米尺度失效，所以基于比能和线能的离子径迹结构表征方式仅可通过模拟计算进行，无法进行实际测量。因此，基于此类方法建立起来的 RBE 模型无法得到实际验证，也无法开展临床中的质量保证 (QA) 工作，应用起来十分受限。

另一种描述离子在纳米尺度径迹结构的方法是基于电离簇尺寸分布 (ion cluster size distribution，ICSD) 的纳剂量学。所谓电离簇尺寸即离子在所定义的纳米体积元内的电离事件数目。由于纳剂量学仅考虑电离事件的数目，且并不将其转化为能量沉积，也就是说，纳剂量学既可以通过实验测量得到，也可以通过模拟计算得到。因此，采用基于 ICSD 的纳剂量学描述离子在纳米尺度的径迹结构。

本节将定义纳剂量学中的几个常用量。在纳剂量学中，对于一个辐射品质为 Q 的离子，其电离簇尺寸 (离子在纳米体积元内发生的电离事件数目) 存在一个概率密度分布，常被写作 $P(v|Q)$[9]。$P(v|Q)$ 表示辐射品质为 Q 的离子在一个纳米尺度的体积元内产生 v 个电离事件的概率。纳剂量学中常采用归一化的概率密度分布 $P(v|Q)$[9]：

$$\sum_{v=1}^{\infty} P(v|Q) = 1 \tag{4.22}$$

上述概率密度的一阶矩 $M_1(Q)$ 被定义为

$$M_1(Q) = \sum_{v=1}^{\infty} v \cdot P(v|Q) \tag{4.23}$$

电离簇尺寸大于等于 2 的累计概率 $F_2(Q)$ 被定义为

$$F_2(Q) = \sum_{v=2}^{\infty} P(v|Q) \tag{4.24}$$

对于电离簇尺寸概率密度 $P(v|Q)$ 的一个子集,在电离簇尺寸大于等于 1 的先决条件下,电离簇尺寸条件概率密度分布被定义为

$$P^{C_1}(v|Q) = \frac{P(v|Q)}{\sum\limits_{v=1}^{\infty} P(v|Q)} \tag{4.25}$$

上述 $v \geqslant 1$ 的条件概率密度分布的一阶矩 $M_1^{C_1}(Q)$ 被定义为

$$M_1^{C_1}(Q) = \sum_{v=1}^{\infty} v \cdot P^{C_1}(v|Q) \tag{4.26}$$

电离簇尺寸大于等于 2 的累计概率 $F_2^{C_1}(Q)$ 被定义为

$$F_2^{C_1}(Q) = \sum_{v=2}^{\infty} P^{C_1}(v|Q) \tag{4.27}$$

对于电离簇尺寸概率密度 $P(v|Q)$ 的一个子集,在电离簇尺寸大于等于 2 的先决条件下,电离簇尺寸条件概率密度分布被定义为

$$P^{C_2}(v|Q) = \frac{P(v|Q)}{\sum\limits_{v=2}^{\infty} P(v|Q)} \tag{4.28}$$

因此,电离簇尺寸大于等于 2 的条件概率密度分布的一阶矩被定义为

$$M_1^{C_2}(Q) = \sum_{v=2}^{\infty} v \cdot P^{C_2}(v|Q) \tag{4.29}$$

电离簇尺寸大于等于 3 的累计概率 $F_3^{C_2}(Q)$ 被定义为

$$F_3^{C_2}(Q) = \sum_{v=3}^{\infty} P^{C_2}(v|Q) \tag{4.30}$$

4.7.2 LNDM 理论推导

本节将以纳剂量学量为基础,尝试构建基于纳剂量学的离子束 RBE 模型,即 LNDM(logistic nanodosimetry model)[10]。LNDM 的基本假设为:辐射诱导的细胞致死方式分为两种,即直接致死事件和亚致死事件。直接致死事件可以通过在细胞中引入不可修复的损伤,从而导致细胞死亡。然而,亚致死事件不能单独致死细胞,只能通过联合附近的其他亚致死事件,从而引入间接致死事件,导致细胞死亡。

　　在 LNDM 中, 只有当纳米尺度的靶体积内存在两个及两个以上电离事件才有可能转化为直接致死事件, 其中纳米尺度的靶体积对应 DNA 片段中的 10 个碱基对。对于一个包含 N 个电离事件的细胞核来讲, 其包含的具有两个及两个以上电离事件的靶体积的数目为 $[N/M_1^{C_1}] \cdot F_2^{C_1}$, 其中 $M_1^{C_1}$ 是电离簇尺寸大于等于 1 的 ICSD 的一阶矩, $F_2^{C_1}$ 是电离簇尺寸大于等于 1 的 ICSD 中电离簇尺寸大于等于 2 的累计概率。因此, 对于该细胞, 直接致死事件的数目为

$$L_{\mathrm{D}} = \frac{N}{M_1^{C_1}} \cdot F_2^{C_1} P\left(M_1^{C_2}\right) \tag{4.31}$$

其中, $P\left(M_1^{C_2}\right)$ 是该细胞的细胞核中一个特定的包含至少两个电离事件的靶体积最终转化为致死事件的概率。$P\left(M_1^{C_2}\right)$ 具有众多的影响因素, 如细胞的辐射损伤修复能力、电离事件发生的区域 (细胞核中的关键位置或细胞核中的非关键位置等) 等。在 LNDM 中, $P\left(M_1^{C_2}\right)$ 是以 $M_1^{C_2}$ 为自变量的逻辑斯谛 (logistic) 函数。

　　对于亚致死事件的数目 L_{sub}, 其包含具有两个及两个以上电离事件但最终没有导致致死事件的靶体积以及仅具有一个电离事件的靶体积的贡献, 即

$$L_{\mathrm{sub}} = \frac{N}{M_1^{C_1}} \cdot F_2^{C_1} \left[1 - P\left(M_1^{C_2}\right)\right] + \frac{N}{M_1^{C_1}} \left(1 - F_2^{C_1}\right) \tag{4.32}$$

因此, 间接致死事件的数目 (考虑两个亚致死事件结合导致的间接致死事件) 正比于该细胞核中亚致死事件数目 L_{sub} 和亚致死事件数目 $L_{\mathrm{sub}} - 1$ 的乘积, 即

$$L_{\mathrm{I}} = P_{s \to l} \cdot L_{\mathrm{sub}} \cdot \left(L_{\mathrm{sub}} - 1\right) \tag{4.33}$$

其中, $P_{s \to l}$ 为两个亚致死事件结合从而最终导致间接致死事件的概率。

　　对于该细胞核, 其包含的致死事件 (直接致死事件和间接致死事件) 总数为

$$
\begin{aligned}
L &= L_{\mathrm{D}} + L_{\mathrm{I}} \\
&= \left\{ \frac{N}{M_1^{C_1}} \cdot F_2^{C_1} P\left(M_1^{C_2}\right) - \frac{N P_{s \to l}}{M_1^{C_1}} \left[1 - F_2^{C_1} \cdot P\left(M_1^{C_2}\right)\right] \right\} \\
&\quad + \frac{N^2 P_{s \to l}}{\left(M_1^{C_1}\right)^2} \left[1 - F_2^{C_1} \cdot P\left(M_1^{C_2}\right)\right]^2
\end{aligned}
\tag{4.34}
$$

对于所有被照射的细胞, 每个细胞中所包含的致死事件平均数目为

$$
\begin{aligned}
\langle L \rangle &= \left\{ \frac{F_2^{C_1}}{M_1^{C_1}} P\left(M_1^{C_2}\right) - \frac{P_{s \to l}}{M_1^{C_1}} \left[1 - F_2^{C_1} \cdot P\left(M_1^{C_2}\right)\right] \right\} \langle N \rangle \\
&\quad + \frac{P_{s \to l}}{\left(M_1^{C_1}\right)^2} \left[1 - F_2^{C_1} \cdot P\left(M_1^{C_2}\right)\right]^2 \langle N^2 \rangle
\end{aligned}
\tag{4.35}
$$

假设在所有被照射细胞的细胞核中的电离事件总数 N 服从泊松分布，则细胞核中的电离事件总数 N 的期望等于方差，即

$$\sigma_N^2 = \langle N \rangle \tag{4.36}$$

则

$$\langle N^2 \rangle = \sigma_N^2 + \langle N \rangle^2 = \langle N \rangle + \langle N \rangle^2 \tag{4.37}$$

因此

$$
\begin{aligned}
\langle L \rangle = & \left\{ \frac{F_2^{C_1}}{M_1^{C_1}} P\left(M_1^{C_2}\right) - \frac{P_{s \to l}}{M_1^{C_1}} \left[1 - F_2^{C_1} \cdot P\left(M_1^{C_2}\right) \right] \right. \\
& \left. + \frac{P_{s \to l}}{(M_1^{C_1})^2} \left[1 - F_2^{C_1} \cdot P\left(M_1^{C_2}\right) \right]^2 \right\} \langle N \rangle \\
& + \frac{P_{s \to l}}{(M_1^{C_1})^2} \left[1 - F_2^{C_1} \cdot P\left(M_1^{C_2}\right) \right]^2 \langle N \rangle^2
\end{aligned}
\tag{4.38}
$$

考虑到细胞核中的电离事件总数 N 与比能 z[11] 间的转换关系：

$$N = z\rho V / \omega \tag{4.39}$$

其中，ρ 为细胞核的密度，V 为细胞核的体积，ω 为平均电离能。因此，上述式 (4.38) 可写作

$$
\begin{aligned}
\langle L \rangle = & \left\{ \frac{\rho V}{\omega M_1^{C_1}} F_2^{C_1} \cdot P\left(M_1^{C_2}\right) - \frac{\rho V P_{s \to l}}{\omega M_1^{C_1}} \left[1 - F_2^{C_1} \cdot P\left(M_1^{C_2}\right) \right] \right. \\
& \left. + \frac{\rho V P_{s \to l}}{\omega (M_1^{C_1})^2} [1 - F_2^{C_1} \cdot P(M_1^{C_2})]^2 \right\} \langle z \rangle \\
& + \frac{\rho^2 V^2 P_{s \to l}}{\omega^2 (M_1^{C_1})^2} \left[1 - F_2^{C_1} \cdot P\left(M_1^{C_2}\right) \right]^2 \langle z \rangle^2
\end{aligned}
\tag{4.40}
$$

对于所有受照细胞核，比能 z 的平均值即为宏观物理吸收剂量 D，即

$$\langle z \rangle = D \tag{4.41}$$

因此，对细胞存活分数 S 取负对数即为平均致死事件数目，即

$$
\begin{aligned}
\ln S = -\langle L \rangle = & -\left\{ \frac{\rho V}{\omega M_1^{C_1}} F_2^{C_1} \cdot P(M_1^{C_2}) - \frac{\rho V P_{s \to l}}{\omega M_1^{C_1}} \left[1 - F_2^{C_1} \cdot P\left(M_1^{C_2}\right) \right] \right. \\
& \left. + \frac{\rho V P_{s \to l}}{\omega \left(M_1^{C_1}\right)^2} \left[1 - F_2^{C_1} \cdot P\left(M_1^{C_2}\right) \right]^2 \right\} D
\end{aligned}
$$

$$-\frac{\rho^2 V^2 P_{s\to l}}{\omega^2 \left(M_1^{C_1}\right)^2} \left[1 - F_2^{C_1} \cdot P\left(M_1^{C_2}\right)\right]^2 D^2 \tag{4.42}$$

则细胞存活的 LQM 参数对应为

$$\alpha = \frac{\rho V}{\omega M_1^{C_1}} F_2^{C_1} \cdot P\left(M_1^{C_2}\right) - \frac{\rho V P_{s\to l}}{\omega M_1^{C_1}}\left[1 - F_2^{C_1} \cdot P\left(M_1^{C_2}\right)\right]$$

$$+ \frac{\rho V P_{s\to l}}{\omega (M_1^{C_1})^2}\left[1 - F_2^{C_1} \cdot P\left(M_1^{C_2}\right)\right]^2 \tag{4.43}$$

$$\beta = \frac{\rho^2 V^2 P_{s\to l}}{\omega^2 (M_1^{C_1})^2}\left[1 - F_2^{C_1} \cdot P\left(M_1^{C_2}\right)\right]^2 \tag{4.44}$$

4.7.3　LNDM 参数确定

对上述 LNDM 理论中的公式中的 $P\left(M_1^{C_2}\right)$ 项进行展开：

$$P\left(M_1^{C_2}\right) = \frac{k}{1 + \exp\left[-r\left(M_1^{C_2} - m_0\right)\right]} \tag{4.45}$$

上式即为逻辑斯谛函数的具体形式，从中可以看出 LNDM 中引入了四个自由参数，即 k，r，m_0，以及式 (4.33) 中的 $P_{s\to l}$。需要注意的是，这些模型参数与离子束种类是无关的。LNDM 引入逻辑斯谛函数将辐射损伤与纳剂量学关联起来，主要基于以下两点考虑：首先，随着条件平均电离簇尺寸 $M_1^{C_2}$ 的增加，直接致死事件发生的概率 $P\left(M_1^{C_2}\right)$ 也会增加，当辐射场的 LET 增大到一定程度后，平均电离簇尺寸 $M_1^{C_2}$ 继续增加，但直接致死事件发生的概率达到饱和，这有利于描述高 LET 辐射场中所发生的超杀效应；其次，逻辑斯谛函数中的参数 r 和 m_0 有利于实现对细胞不同辐射敏感性的描述。

采用最小二乘法对上述 LNDM 的四个自由参数进行优化，优化目标是使得 LNDM 预测结果与古泽 (Furusawa) 等所报道的辐射生物学实验数据 [12] 符合最佳。LNDM 中所涉及的其他相关数据：细胞核体积 V，细胞核密度 ρ，平均电离能 ω 分别为 523.3 μm^3，1 g/cm^3，33 eV。优化得到的 HSG 细胞和 V79 细胞在常氧和乏氧条件下的 LNDM 参数如表 4.1 所示。

表 4.1　HSG 细胞和 V79 细胞在不同氧环境中的 LNDM 参数

参数	HSG		V79	
	常氧条件	乏氧条件	常氧条件	乏氧条件
k	9.3×10^{-5}	8.0×10^{-5}	7.6×10^{-5}	7.2×10^{-5}
r	3.602	2.583	2.357	2.341
m_0	3.296	3.883	3.551	4.239
$P_{s\to l}$	2.0×10^{-11}	6.0×10^{-12}	6.7×10^{-12}	3.0×10^{-12}

4.7.4 基于 LNDM 的离子束 RBE 计算

某一细胞在离子束某一水等效深度处的 LQM 参数可通过式 (4.43) 和式 (4.44) 计算得到，相应的 RBE 即可通过如下公式计算得到：

$$\text{RBE} = D_{\text{X-rays}}/D_{\text{Ion}} = 2\beta D_{\text{X-rays}}/\left(\sqrt{\alpha^2 - 4\beta \ln S} - \alpha\right) \tag{4.46}$$

其中，α, β 为 LQM 参数，$D_{\text{X-rays}}$ 为达到相应辐射生物学终点所需参考辐射的物理吸收剂量，S 为细胞存活率。对于 HSG 细胞和 V79 细胞，10%细胞存活率所对应的 $D_{\text{X-rays}}$ 数值分别为 4.08 Gy 和 7.07 Gy[12]。

如图 4.2 所示，LNDM 预测的 RBE 数值与实验数据依然符合较好，RBE 随 LET 的变化趋势可以被 LNDM 较好地描述，特别是 HSG 细胞以及 V79 细胞在常氧和乏氧条件下出现的超杀效应。

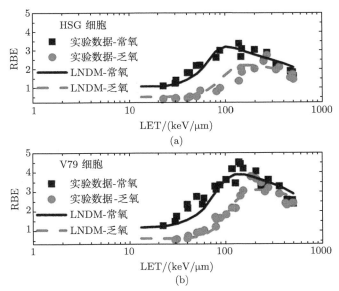

图 4.2 LNDM 计算得到的不同 LET 碳离子照射下的 HSG 细胞和 V79 细胞在常氧和乏氧条件下的 RBE 与 Furusawa 等报道的实验数据[12] 的比较

4.7.5 LNDM 讨论

1) LNDM 参数释义

接下来将逐一解释 LNDM 的四个自由参数的含义。首先，以 HSG 细胞在常氧条件下的情况为例解释参数 k 的含义。对于一个半径为 5 μm 的典型细胞核，其中的靶体积总数 Ω 可以按照如下公式计算：

$$\Omega = V_{\text{cell nucleus}}/V_{\text{target volume}} = 3.7 \times 10^{10} \tag{4.47}$$

细胞中的一个特定的靶体积被离子束击中并最终导致一次致死事件的概率为

$$P\left(M_1^{\text{C}_2}\right) = P_1 \cdot P_2 = \frac{k}{1 + \exp\left[-r\left(M_1^{\text{C}_2} - m_0\right)\right]} \tag{4.48}$$

其中，P_1 是靶体积被离子束击中的概率，P_2 是靶体积被击中后没有被修复或没有被正确修复的概率。对于 LET 极高的辐射场，$P_2 \sim 1$ 并且 $M_1^{\text{C}_2} \sim \infty$，因此 $P\left(M_1^{\text{C}_2} \to \infty\right) = P_1 = k = 9.3 \times 10^{-5}$。设 X 是一个细胞核中关键靶体积的数目，则

$$P_1 = X/\Omega, \quad X = 3.4 \times 10^6 \tag{4.49}$$

在 LNDM 中，纳米尺度的靶体积对应一段包含 10 个碱基对的 DNA 片段。按此推算，一个细胞核中关键的碱基对数目 $n_{\text{criticle\_bp}}$ 为 3.4×10^7。与此同时，一个典型哺乳动物细胞核中的总碱基对数目为 3×10^9，在此情形中，关键碱基对数目占总碱基对数目的比例为 $n_{\text{criticle\_bp}}/n = 1.1\%$。按照上述步骤，对于乏氧条件下的 HSG 细胞，以及常氧和乏氧条件下的 V79 细胞，关键碱基对数目占总碱基对数目的比例分别为 1.0%，以及 0.9% 和 0.9%。上述结果表明，模型参数 k 代表了细胞核中关键靶体积所占细胞核总体积的百分含量，并且结果表明，对于所有情况，细胞核中关键靶体积约占细胞核总体积的 1%。

为了更好地解释模型参数 r 和 m_0 与细胞辐射敏感性的关系，将公式的形式做适当变化：

$$P\left(M_1^{\text{C}_2}\right)/k = \frac{1}{1 + \exp\left[-r\left(M_1^{\text{C}_2} - m_0\right)\right]} \tag{4.50}$$

常氧和乏氧条件下 HSG 细胞和 V79 细胞对应的上述函数的曲线如图 4.3 所示。在常氧和乏氧条件下，V79 细胞的 $P\left(M_1^{\text{C}_2}\right)/k$ 函数图像相对于 HSG 细胞的 $P\left(M_1^{\text{C}_2}\right)/k$ 函数图像向右偏移，并且增长缓慢。这是由于 V79 细胞具有较大的 m_0 和较小的 r，即 V79 细胞较 HSG 细胞辐射抗拒。此外，对于 HSG 细胞和 V79 细胞，乏氧条件下函数 $P\left(M_1^{\text{C}_2}\right)/k$ 的图像较常氧条件下函数 $P\left(M_1^{\text{C}_2}\right)/k$ 的图像向右偏移，这说明细胞在乏氧条件下较为辐射抗拒。上述结果与已知的辐射生物学实验数据一致。

对于 LNDM 的参数 $P_{s \to l}$，其亦是体现细胞辐射敏感性的参数。如表 4.1 所示，在常氧和乏氧条件下，HSG 细胞对应的模型参数 $P_{s \to l}$ 较 V79 细胞数值更大。这说明，HSG 细胞中的亚致死事件更容易结合形成致死事件。此外，对于 HSG 细胞和 V79 细胞，常氧条件下 $P_{s \to l}$ 的数值较乏氧条件下更高，这说明细胞在乏氧条件下更加辐射抗拒。

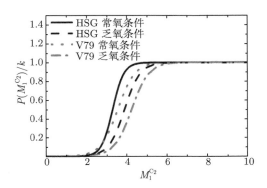

图 4.3 LNDM 中 HSG 细胞和 V79 细胞在常氧和乏氧条件下对应的逻辑斯谛函数图像

2) LNDM 与其他模型的比较

如图 4.4 所示，将由 LNDM、MKM、RMF、LEM、NanOx 以及 MMKM[14]

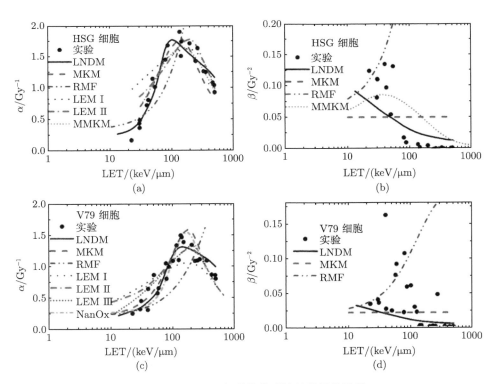

图 4.4 LNDM 与其他模型计算结果的比较

其中，HSG 细胞的 MKM 和 MMKM 结果取自文献 [13]，RMF 模型结果取自文献 [14]，LEM 结果取自文献
[15]；V79 细胞的 MKM、LEM 和 NanOx 模型取自文献 [16]，RMF 模型结果取自文献 [14]

模型计算的 LQM 参数画在了同一张图中。其中，LQM 参数 β 表征由不同离子径迹所引起的辐射损伤累计对细胞存活的贡献，该参数对于描述低 LET 射线下细胞存活曲线的肩部特别重要。众多实验事实均支持 β 具有随 LET 增加而减小的趋势，这一趋势被 LNDM 完美地描述出来，展现了 LNDM 相对于其他模型的优势。

小　结

本章介绍了离子治疗中所用的 RBE 生物物理模型，重点讲解了目前 RBE 模型在离子治疗中的临床应用，并结合发展趋势介绍了基于纳计量学量的生物物理模型。

复习思考题

1. 你所了解的 RBE 模型有哪些？
2. 目前离子治疗的计划系统中所用的 RBE 模型有哪几种？各自的优势是什么？
3. LNDM 的核心思想是什么？有什么优势？

参 考 文 献

[1] Solov'yov A V. Nanoscale Insights into Ion-Beam Cancer Therapy. Cham: Springer International Publishing, 2017.

[2] Pszona S, Bantsar A, Nikjoo H. Ionization cluster size distribution for alpha particles: Experiment, modelling. Radiat Prot Dosimetry, 2006, 122(1-4): 28-31.

[3] Grosswendt B. Recent advances of nanodosimetry. Radiation Protection Dosimetry, 2004, 110(1-4): 789-799.

[4] Garty G, Shchemelinin S, Breskin A, et al. The performance of a novel ion-counting nanodosimeter. Nuclear Instruments & Methods in Physics Research Section A: Accelerators Spectrometers Detectors and Associated Equipment, 2002, 492(1-2): 212-235.

[5] de Nardo L, Alkaa A, Khamphan C, et al. A detector for track-nanodosimetry. Nuclear Instruments & Methods in Physics Research Section A: Accelerators Spectrometers Detectors and Associated Equipment, 2002, 484(1-3): 312-326.

[6] Pszona S, Kula J, Marjanska S. A new method for measuring ion clusters produced by charged particles in nanometre track sections of DNA size. Nuclear Instruments and Methods in Physics Research Section A: Accelerators, Spectrometers, Detectors and Associated Equipment, 2000, 447(3): 601-607.

[7] Shchemelinin S, Breskin A, Chechik R, et al. First measurements of ionisation clusters on the DNA scale in a wall-less sensitive volume. Radiation Protection Dosimetry, 1999, 82(1): 43-50.

[8] Lindborg L, Grindborg J E. Nanodosimetric results and radiotherapy beams: A clinical application. Radiation Protection Dosimetry, 1997, 70: 541-546.

[9] Ramos-Méndez J, Burigo L N, Schulte R, et al. Fast calculation of nanodosimetric quantities in treatment planning of proton and ion therapy. Phys Med Biol, 2018, 63(23): 235015.

[10] Dai T, Li Q, Liu X, et al. Nanodosimetric quantities and RBE of a clinically relevant carbon-ion beam. Medical Physics, 2020, 47(2): 772-780.

[11] Booz J, Braby L, Coyne J, et al. ICRU Report 36: Microdosimetry. Reports of the International Commission on Radiation Units and Measurements, 1983.

[12] Furusawa Y, Fukutsu K, Aoki M, et al. Inactivation of aerobic and hypoxic cells from three different cell lines by accelerated ^{3}He-,^{12}C- and ^{20}Ne-ion beams. Radiation Research, 2000, 154(5): 485-496.

[13] Chen Y, Li J, Li C, et al. A modified microdosimetric kinetic model for relative biological effectiveness calculation. Physics in Medicine & Biology, 2017, 63(1): 015008.

[14] Frese M C, Yu V K, Stewart R D, et al. A mechanism-based approach to predict the relative biological effectiveness of protons and carbon ions in radiation therapy. Int J Radiat Oncol Biol Phys, 2012, 83(1): 442-450.

[15] Elsässer T, Scholz M. Cluster effects within the local effect model. Radiation Research, 2007, 167(3): 319-329.

[16] Cunha M, Monini C, Testa E, et al. NanOx, a new model to predict cell survival in the context of particle therapy. Phys Med Biol, 2017, 62(4): 1248-1268.

第 5 章　离子治疗计划系统

5.1　引　　言

治疗计划系统是辅助放射治疗医生和物理师制定放射治疗计划的计算机软件系统。治疗计划实质上是放射线参数的设计过程，其核心目标在于确保肿瘤靶区获得高剂量照射的同时，最大程度地保护正常组织，从而保证射线对患者的实际疗效。

目前，离子放射治疗通常指质子和重离子放射治疗。一般而言，质子和重离子的治疗计划非常相似，其主要的差异是由重离子具有更大的可变 RBE 引起的。在质子治疗的各类临床应用中，我们通常假定其 RBE 值为恒定的，即认为质子的生物学效应为传统 X 射线的 1.1 倍。然而，重离子治疗中不能用一个恒定的系数去表征其相较于 X 射线的生物学效应的作用效力。RBE 值会受到离子种类、能量、入射深度、分次剂量及临床终点等多种因素的影响。从原则上讲，这些因素在治疗计划过程中都应得到充分考虑。但是，实际情况中，由于束流配送系统的灵活性有限，并非所有参数在束流配送期间都会发生变化，因此某些影响因素可能在计划过程中被忽略。由此可见，束流配送系统的选择对治疗计划系统和治疗计划过程具有重要影响。目前涉及的束流配送系统主要包括三维束流扫描系统 (常被称为主动式系统) 以及采用束流整形元件的传统技术，如射程调制器、射程移位器、补偿器、散射系统 (或摆动磁铁) 及准直器等 (这些通常被称为被动式系统)。值得一提的是，传统光子治疗计划中的许多理念和方法同样适用于离子束治疗。

以国产碳离子治疗计划系统 ciPlan 1.0 为例，如图 5.1 所示，治疗计划系统通常包含多个功能模块，如患者列表 (Patient)、图像融合与配准 (Fusion)、轮廓勾画 (Contour)、计划设计 (剂量计算)(Plan)、计划评估 (Review) 及计划 QA(Pre-QA) 等。患者列表模块主要用来管理患者相关的医疗数据，如建立一个患者、为患者添加医学影像数据、删除相关数据、导出数据等。治疗计划系统和其他软件硬件系统的信息交互，一般在该模块中实现。图像融合与配准模块，顾名思义，它实现医学图像的配准融合。通常，治疗计划是基于 CT 图像制定完成的，然而在 CT 图像上某些区域的肿瘤与正常组织的对比度较低，需要借助其他模态的图像进行标注，不同模态的图像通常来自不同的设备，因此需要将两种或更多种设备的图像进行空间位置一一匹配并显示。放射治疗医生利用轮廓勾画模块提供的工具在患者 CT 影像或融合后的医学影像上进行肿瘤靶区轮廓的勾画，同时还需要勾画出患者的皮肤轮廓及其他感兴趣区 (ROI)，如危及器官 (OAR) 等。计划设计模块是治疗计划系统的核心组成模块，为不同放射照射技术而设计的治疗计划系统的主要区别在于计划设计模块。计划设计和剂量优化及计算完成后，需要对剂量分布、治疗运动设备碰撞模拟、计划鲁棒性 (robustness) 等进行评估，该部分工作一般由计划评估模块负责。经过医生确认和批准后的治疗计划，在实际运用到患者治疗前，一般需要对其进行计划剂量验证工作，即将治疗计划传输到治疗控制系统模拟照射，其间利用剂量设备实验测量剂量分布并与治疗计划计算结果进行比较，以确保治疗计划能在放射治疗设备上被准确地执行。通常剂量无法在患者体内直接测量，因此为了验证治疗设备是否能按照治疗计划正确地执行，需要采用替代方式，即将治疗计划制定好的射线参数在测量模体内重新计算剂量分布，然后通过比较模体中的计算剂量与测量剂量来判断治疗计划是否能正确执行。在治疗计划系统中设计了专门的模块用于 QA 计划的制定，即计划 QA 模块。

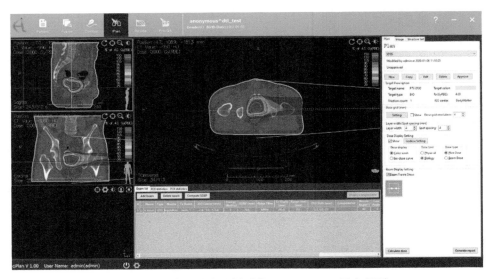

图 5.1　碳离子治疗计划系统 (ciPlan 1.0) 用户界面

从整个放射治疗系统角度看，治疗计划系统是重要的软件系统，为凸显其重要程度，通常称其为放射治疗系统的 "大脑"。治疗计划是放射治疗工作流程中的关键一环，因此治疗计划系统具有非常重要的作用。当前，放射治疗大部分先进技术或概念都需要通过治疗计划系统得以实现。掌握治疗计划系统相关的基础知识，是从事放射治疗技术研究、临床放射治疗工作所必需的，然而治疗计划涉及放射治疗的方方面面，本章仅从治疗计划软件算法、离子治疗计划设计的特定方面进行介绍。

5.2   治疗计划软件算法

5.2.1   DICOM 图像

DICOM 全称是 digital imaging and communications in medicine, 即医学数字成像和通信标准, 是专为医学影像指定的传输和相关信息的标准 [1]。DICOM 经过多次版本迭代, 现行的版本号为 DICOM 3.0, 3.0 版本引入了网络传输方面的协定, 规范了与标准设备数据交换以及兼容性等多个方面的功能。DICOM 标准的制定不但标明了以多部分文档结构组织的各字段明确含义, 还兼容了多设备间交互性操作, 对医学成像的发展起了相当大的促进作用。

5.2.2   图像配准算法

临床治疗计划可能涉及多个治疗分次, 不同的采集环境, 以及不同的采集设备等多种时空变化情况。医生在设计治疗计划时, 需要将来自不同时间、不同模态或不同采集条件的图像进行比对分析, 以便提供更多、更精细的变化信息来综合诊断、治疗和检测。这种将不同时间或通过不同采集方式形成的医学影像进行空间上的对齐, 使其能够在同一坐标系下展现相同的结构的方法称为医学图像配准 (medical image registration)。

根据图像配准的方法和目标, 可以将图像配准分为不同的种类 [2], 在治疗计划系统中比较常见的如 2D/3D 配准 (2D/3D registration)、金标配准 (gold marker registration)、刚体配准 (rigid registration)、形变配准 (deformable registration) 等, 随着深度学习的盛行, 其中刚体配准和形变配准又分为基于传统优化迭代和深度学习的配准方法。

5.2.2.1   2D/3D 配准

2D/3D 配准是指将二维图像数据与三维图像数据进行配准的过程。最常见的应用场景如手术导航, 将二维的数字 X 射线摄影 (digital radiography, DR) 影像与三维的计划 CT 数据进行配准, 使其能够提供快速精准的患者定位。常见的 2D/3D 配准算法有骨性配准 (bony registration) 和灰度配准 (gray-scale registration), 这两种算法的本质思路是一样的, 都是基于特征纹理的识别, 主要的区别在于骨性配准使用的是骨骼结构对齐, 不考虑其他软组织和器官的变化, 而灰度配准会考虑所有的纹理信息。

图 5.2 讲述了 2D/3D 配准的具体流程:

(1) 将二维图像通过降采样和高斯光滑方式, 构建二维图像金字塔。

(2) 将三维图像以同样的方式构建三维图像金字塔，这里的区别就是降采样和高斯核卷积都是在三维体素上进行的。

(3) 将空间变换作用在三维图像金字塔上。

(4) 将变换后的三维图像金字塔进行投影，生成数字重建放射照片 (digitally reconstructed radiograph，DRR)，由此就产生了三维图像到二维图像的变换。

(5) 将二维影像和投影后的 DRR 进行度量。

(6) 根据度量函数，利用优化器求解变换参数。

(7) 重复步骤 (3)，直至满足优化停止条件。

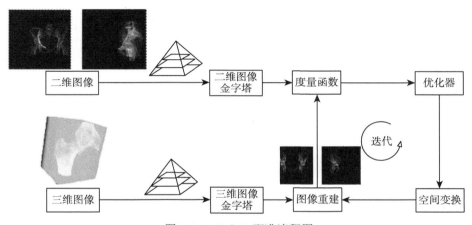

图 5.2　2D/3D 配准流程图

算法流程中的步骤 (1)、(2) 生成图像金字塔，既能够减少算法执行时间，又能够减小出现局部最优解的可能。步骤 (3) 的空间变换实际上就是重采样的过程，采样过程涉及的插值方式一般为线性插值。步骤 (4) 生成 DRR 将会在 5.2.4 节展开，这一过程一般会利用计算机统一设备体系结构 (compute unified device architecture，CUDA) 加速。步骤 (5) 中使用的度量函数是归一化梯度相关 (normalized gradient correlation)，利用图像梯度来计算两幅图像的相似性。

$$G_x = \begin{bmatrix} -1 & 0 & +1 \\ -2 & 0 & +2 \\ -1 & 0 & +1 \end{bmatrix} * I$$

$$G_y = \begin{bmatrix} +1 & +2 & +1 \\ 0 & 0 & 0 \\ -1 & -2 & -1 \end{bmatrix} * I \tag{5.1}$$

$$\text{NGC} = 1 - \frac{1}{N} \frac{\sum_N^1 G_{\mathrm{f}} * G_{\mathrm{m}}}{\sqrt[2]{\sum_N^1 G_{\mathrm{f}}^2 * \sum_N^1 G_{\mathrm{m}}^2}} \tag{5.2}$$

归一化梯度相关度量函数, 首先会利用索贝尔 (Sobel) 算子卷积图像 I, 来获取 G_x 和 G_y 两个方向的梯度图像, 如式 (5.1)。然后计算梯度图 G_{f} 和 G_{m} 间的归一化梯度相关系数 (normalized gradient correlation coefficient)NGC, 如式 (5.2), N 指的是图像的像素个数。步骤 (6) 使用的优化器一般是随机梯度下降 (stochastic gradient descent, SGD), 在某些时候可能需要限制变换参数的自由度, 可能需要手动修改优化器的优化策略。步骤 (7) 为迭代及求解过程, 直到满足优化停止条件。值得注意的是, 骨性配准和灰度配准最主要的差异是在步骤 (4), 也就是需要利用三维数据的骨骼信息还是全部的灰度信息。

5.2.2.2　金标配准

金标配准方法指的是金标点配准方法, 这里将要描述的金标配准有别于迭代最近点 (iterative closest point), 这里假定的金标点在两个坐标系上存在一一对应关系, 通过求解两个非共面对应点集来求解两个坐标对齐的变换关系。这两个点集指的是三维空间点集, 如果涉及二维和三维的金标配准, 常用方式是将两个二维平面上的点集, 通过反向投影的方式计算到对应的三维空间点, 然后将两个三维空间点集进行配准。求解过程实际上就是求解最小二乘形式, 如式 (5.3) 所示。

$$\sum_{i=1}^n \| (Rp_i + t) - q_i \|^2 \tag{5.3}$$

其中, p_i、q_i 是两个点集中对应的第 i 个点, 通过求解最小二乘, 计算平移变换 t 和旋转矩阵 R。

金标配准在很多情况下可以作为评价配准结果好坏的标准, 因为用点的欧氏距离更容易量化配准误差, 在图像引导中可以在人体植入一些金标点, 以作为配准结果的参照。而且金标配准特别适用于其他配准方案失效的情况, 因为金标配准输入的是特定的点集, 所以与图像特定的模态是无关的。式 (5.3) 具体的求解过程如下:

(1) 计算点集加权中心 $\bar{p} = \dfrac{\sum\limits_{i=1}^n w_i p_i}{\sum\limits_{i=1}^n w_i}, \bar{q} = \dfrac{\sum\limits_{i=1}^n w_i q_i}{\sum\limits_{i=1}^n w_i}$。

(2) 计算中心向量 $x_i := p_i - \bar{p}, y_i := q_i - \bar{q}, i = 1, 2, \cdots, n$。

(3) 计算协方差矩阵 $S = XWY^{\mathrm{T}}$, 这里 $W = \operatorname{diag}(w_1, w_2, \cdots, w_n)$ 是一个 $n \times n$ 的对角矩阵; Y 是一个 $d \times n$ 的矩阵, y_i 是列向量; X 是一个 $d \times n$ 的矩

阵，x_i 是列向量。

(4) 计算 $S = U\Sigma V^{\mathrm{T}}$ 奇异值分解，求解旋转矩阵

$$R = V \begin{pmatrix} 1 & & & & \\ & 1 & & & \\ & & \ddots & & \\ & & & 1 & \\ & & & & \det\left(VU^{\mathrm{T}}\right) \end{pmatrix} U^{\mathrm{T}}.$$

(5) 计算平移变换 $t = \bar{q} - R\bar{p}$。

5.2.2.3 基于优化迭代的配准算法

基于优化迭代是配准算法中最常见的一种方法 (图 5.3)。首先需要一个度量函数以评估两幅图像的相似性，其次需要优化器来计算相应变换参数，然后需要将变换参数通过插值器来生成配准后的影像，再通过之前的度量函数来评价计算得到的变换参数是不是最优的，如果相似性度量并不是最优的，或者没有达到设定的停止条件，则需要继续循环迭代。

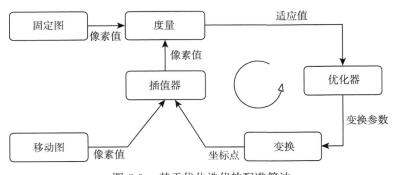

图 5.3 基于优化迭代的配准算法

这里的度量函数与配准图像的模态相关，基于优化迭代配准的常见单模态代价函数为均方差 (mean squared error，MSE)，多模态代价函数为互信息 (mutual information，MI)。

$$\mathrm{MSE}\left(I_{\mathrm{f}}, I_{\mathrm{m}}, \phi\right) = \frac{1}{\Omega} \sum_{p \in \Omega} \left|I_f(p) - \left[I_{\mathrm{m}} \circ \phi\right](p)\right|^2 \tag{5.4}$$

MSE 是固定图像和变换后的移动图像逐像素的比较，式 (5.4) 中 I_{f} 和 I_{m} 分

别表示固定图像和移动图像，ϕ 为图像变换，$I_m \circ \phi$ 为变换后的移动图像，Ω 为固定图像的坐标范围，p 为对应的坐标位置。

MSE 其实也可以看作图像相减的一种形式。以图 5.4 刚体配准效果为例，左侧为固定图像，中间为固定图像和移动图像的重叠显示，右侧为固定图像减去配准后的差分图像，配准效果越好，差分图像中的像素值越趋近于 0，MSE 越小。MSE 适用于单模的刚体或形变配准，因为单模图像的灰度分布范围是一致的，如果是多模态的图像配准，MI 会是更好的选择。

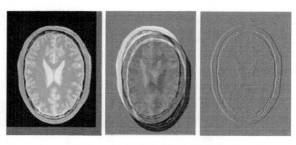

图 5.4   刚体配准效果示例

互信息是一个统计学的概念，它描述了两幅图像的相关程度，相关性越高，则图像配得越准。图 5.5 描述了互信息的韦恩图，在信息论中，熵是对不确定性的测量，如自信息熵 $H(X) = -\sum_{X} p(x) \log p(x)$。互信息 $I(X,Y)$ 表示固定图像 X，对移动图像 Y 的不确定性减少的程度：$I(X,Y) = H(X) - H(X|Y)$。将熵和条

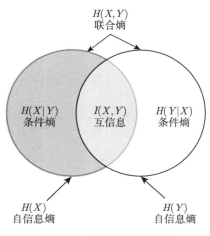

图 5.5   互信息的韦恩图

件熵代入，得到

$$\mathrm{MI}(X;Y) = \sum_{y \in Y} \sum_{x \in X} p(x,y) \cdot \log\left(\frac{p(x,y)}{p(x)p(y)}\right) \tag{5.5}$$

图 5.6 中 MRI(磁共振成像) T1 加权图像在脑脊液中呈低信号，而 T2 加权图像在脑脊液中呈高信号，对比 T1 和 T2 的直方图，可以很容易发现两幅图像的强度分布差异比较大，无法直接用类似于 MSE 这样的强度比较，而用互信息这种基于统计信息的比较将会是更好的选择。

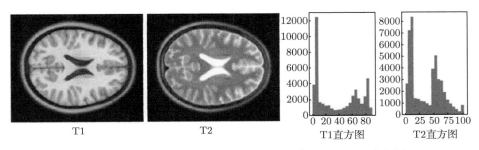

图 5.6 MRI T1 加权图像和 T2 加权图像以及对应的直方图

5.2.2.4 基于深度学习的配准算法

虽然基于优化迭代的配准算法在可解释性和可控性上都有很好的优势，但迭代过程相当耗时，而且没有利用经验知识，一般都是人为寻找特征，制定配准规则。配准性能也会因人为制定规则的局限性而产生一定的偏差，随着深度学习在图像领域的运用，一种端到端的配准算法也逐渐进入人们的视野。

空间变换网络 (spatial transformer network, STN) 利用具有空间变换能力的卷积网络来求解空间变换关系，如图 5.7 所示。输入图像 U 通过定位网络计算得到变换参数 θ，然后将空间变换参数 θ 转为生成采样网格 τ_θ，最后将采样网格 τ_θ 作用在输入图像 U 上，得到变换后的图像 V。空间变换网络有三个显著的属性：

(1) 模块化：STN 可以通过简单的操作嵌入到现有的结构体系中。

(2) 可微分：STN 可以在端到端的训练中进行反向传播。

(3) 动态的：STN 可以在每个输入样本的特征图上激活空间变换。

这里值得注意的就是可微分的图像采样，如图 5.8 所示，例如，使用可微分的双线性插值，输入一张特征图，通过计算生成参数化采样网格，然后再利用双线性采样就可以获得变换后的特征图。当然采样方式不一定是双线性采样，也可以是其他的采样核，但是前提是其他的采样核也必须是可微分的，允许损失函数的梯度可以回传到定位网络。也就是说，如果使用的是刚体配准的采样方式，可以计算刚体变换，如果使用的是形变配准的采样方式，则计算的是形变配准。

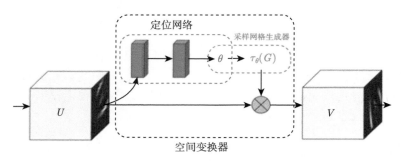

图 5.7　空间变换网络

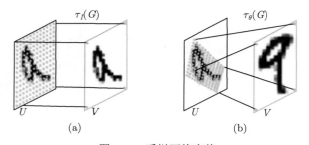

图 5.8　采样网格变换

(a) 恒等变换的空间采样网格；(b) 空间变换参数生成的采样网格

voxelmorph(体素形变) 就是空间变换网络的经典示例，图 5.9 中将固定图 F 和移动图 M 输入特征提取网络 $g_\theta(F, M)$，然后利用形变网络层生成形变场 ϕ，接着使用形变场 ϕ 得到变换后的图像 $M(\phi)$，再计算损失函数 $\mathcal{L}$，常见的损失函数如式 (5.6)：

$$\hat{\phi} = \mathrm{argmin}_\phi \mathcal{L}(F, M, \phi)$$

$$= \mathrm{argmin}_\phi \mathcal{L}_{\mathrm{sim}}\left(F, M(\phi)\right) + \lambda \mathcal{L}_{\mathrm{smooth}}\left(\phi\right) \tag{5.6}$$

$$\mathrm{NCC}(F, M(\phi)) = \sum_{p \in \Omega} \frac{\left(\sum_{p_i}\left(F\left(p_i\right) - \hat{F}(p)\right)\left(M\left(\phi\left(p_i\right)\right) - \hat{M}(\phi(p))\right)^2\right)}{\sum_{p_i}\left(F\left(p_i\right) - \hat{F}(p)\right) \sum_{p_i}\left(M\left(\phi\left(p_i\right)\right) - \hat{M}(\phi(p))\right)} \tag{5.7}$$

式 (5.6) 中第一项为相似函数评估函数，最常见的形式是归一化互相关 (normalized cross-correlation，NCC)，除此之外还有一个形变场的光滑约束，最初的

形式是一个二范数。式 (5.7) 中 $\hat{F}(p)$ 和 $\hat{M}(\phi(p))$ 表示局部均值的图像，p_i 在 p 的体素邻域上遍历。NCC 值越大表示对其效果越好，相对损失函数而言，其组合形式应该变更为 $\mathcal{L}(F, M, \phi) = -\mathrm{NCC}(F, M(\phi)) + \lambda \sum_{p \in \Omega} \|\nabla\phi(p)\|^2$，这样就可以通过最小化的形式组合损失函数。

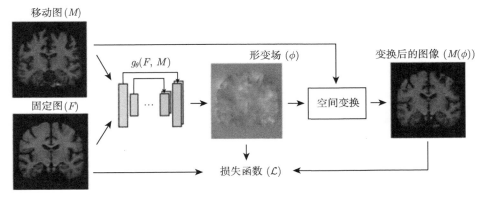

图 5.9   voxelmorph 形变配准框架

为了保证形变配准后的图像拓扑结构的完整性，仅以二范数的形式作为损失函数约束是不够的，因此作者引入了微分同胚的概念。图 5.10 描述的是 C 形图像形变对照实验。学习将圆扭曲成不同半径的 C，第一行说明了不同时间速度场积分，第二行显示了圆或 C 的扭曲结果。第三行演示了用正向扭曲和反向扭曲的组合来变形网格，展示了形变场的可逆性。这里将位移场看作微分同胚的李群，参数化形式可以理解为位移场求导，求导后可以理解为恒定时间内的稳定速度场，稳定速度场的积分可以表示为位移场。为了保证形变场的正确性，其他文章中还

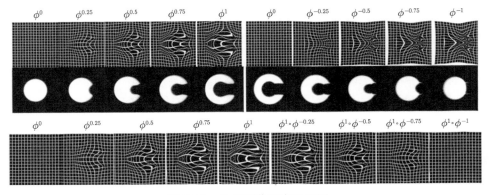

图 5.10   C 形图像形变对照图

出现了对形变场不确定性的评估。

5.2.3   勾画算法

　　勾画算法也就是医学图像分割算法，这是深度学习在医学影像运用最成功的一个领域，要讲医学图像分割，就离不开 UNet 网络结构 (图 5.11)，此网络结构特别适用于处理具有明显边界和层次结构的图像。之所以叫 UNet 网络就是由于网络结构是 U 形的，由对称的编码器 (encoder) 和解码器 (decoder) 组成，它们之间通过跳跃连接 (skip connection) 进行信息传递。

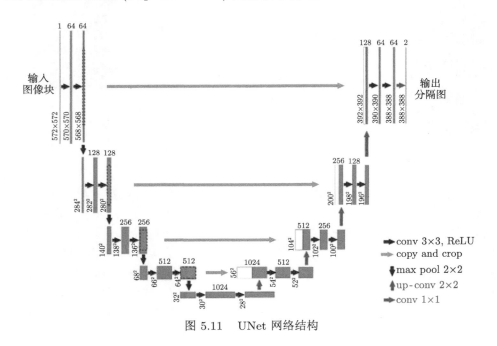

图 5.11   UNet 网络结构

　　UNet 网络的主要组成部分如下：

　　(1) 编码器：由一系列卷积层和池化层组成，池化层的目的是逐层降低输入数据的维度，并且从中提取语义信息。

　　(2) 解码器：将提取出的语义信息进行解码，并逐步恢复其空间分辨率，一般由卷积和反卷积组成，反卷积操作类似于上采样，将编码器提取的语义信息逐层恢复和细化。

　　(3) 跳跃连接：将编码器和解码器对应层中的特征图进行连接，这种连接形式既可以保留编码器中低层次的细节特征，又可以与解码器中恢复的特征进行融合，提高分割结构的准确性。

　　UNet 网络通过编码器-解码器结构和跳跃连接的设计，能有效地捕获全局和局部特征。图 5.12 分别为编码器和解码器结构，这样的结构对医学图像特征的提取和恢复基本上是足够的，虽然计算机视觉领域网络不断发展，网络结构和特征提取方式也在不断地变换，但总的来说，提升效果十分有限，且在不同数据集上的泛化能力表现也不是十分好。最佳的选择还是在有限的范围内加大网络的深度。

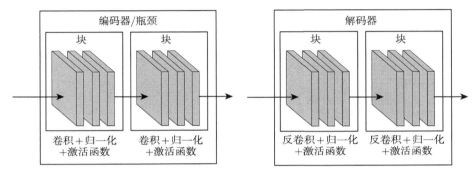

图 5.12　编码器和解码器结构

在医学图像分割中经常会面对训练感兴趣区类别不均的情况，针对这种情况往往有不同的处理方式，比较常见的有训练时的过采样策略，以及损失函数的组合形式 $\mathcal{L}_{\text{total}} = \mathcal{L}_{\text{Dice}} + \mathcal{L}_{\text{CE}}$。

$$\mathcal{L}_{\text{Dice}} = -\frac{2}{K}\sum_{k \in k}\frac{\sum\limits_{i \in I}\hat{u}_i^k v_i^k}{\sum\limits_{i \in I}\hat{u}_i^k + \sum\limits_{i \in I}v_i^k} \tag{5.8}$$

$$\mathcal{L}_{\text{CE}} = -\frac{1}{K}\sum_{k \in K}\sum_{i \in I}\left(v_i^k \log \hat{u}_i^k\right) \tag{5.9}$$

$\mathcal{L}_{\text{total}}$ 为交叉熵 (cross entropy，CE) 和 Dice 系数之和。式 (5.8) 和式 (5.9) 中 K 表示类别数，而 I 表示图像的坐标，$\hat{u}_i^k$ 表示预测图像对应 i 位置的对应 k 类别的值，对应的 v 表示真实标注。组合损失函数中，Dice 系数能够很好地处理类别不平衡，但是由于显存限制，大多数 3D 网络会选择基于块训练的，所以 Dice 系数只是一个近似值，而且训练中如果使用过采用方式，也可能导致实际的类别分布有所倾斜。使用 Dice 系数和 CE 组合的方式，能够保证结果相对稳定和精确。

5.2.4　光线投影算法

在 5.2.2.1 节 2D/3D 配准中提到了数字重建放射照片 (DRR)，DRR 是一种通过计算机图像处理技术生成的仿真 X 射线照片。它是通过将三维医学图像数

据 (如 CT 或 MRI 数据) 转换成与实际 X 射线照片类似的二维投影图像而得到。DRR 广泛应用于放射治疗计划和导航等医学图像处理任务。

　　DRR 模拟的是 X 射线穿过人体不同组织时，因为衰减和曝光来获取类似于 X 射线照片的过程。一束 X 射线会被射线路径中的物质不断吸收，吸收能量由该物质的衰减系数和射线能量决定，最后射线穿过组织后，在射线探测器底片上形成衰减图像。人体中不同组织有不同的衰减系数，以离散的形式表示衰减后的强度：

$$I = I_0 \cdot \mathrm{e}^{-\sum \mu_i l_i} \tag{5.10}$$

式中，I_0 为 X 射线的初始强度，μ_i 是组织 i 的线性衰减系数，l_i 表示射线穿过组织 i 的距离。图 5.13 为 X 射线的衰减模型。

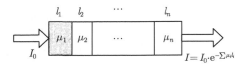

图 5.13　X 射线的衰减模型

　　图 5.14 描述了基于光线投影的 DRR 生成过程，其中 SAD 为 X 射线源到 CT 数据的等中心距离，SFD 表示从 X 射线源到成像平板的距离，从 X 射线发出的射线数和 DRR 像素个数是一样的。经典的求解过程是 Sidden 算法。具体求解思想如下：

　　(1) 计算 X 射线与体数据的入射点和出射点。

　　(2) 计算 X 射线在体素三个坐标平面相交的索引范围。

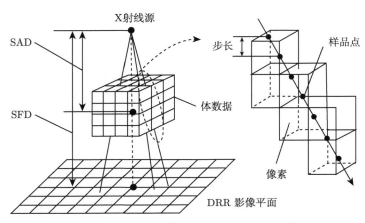

图 5.14　基于光线投影的 DRR 生成过程

(3) 计算 X 射线与体数据交点的集合。

(4) 合并交点集合形成新的集合。

(5) 计算相邻交点的距离。

(6) 计算相邻交点所在的体素序号。

在基于光线投影的 DRR 生成算法中，由于从点光源投射出的所有射线之间相互独立，且每条射线穿透体数据进行采样，并累加计算 CT 值的过程完全相同，具有高度并行性，因此适合使用 CUDA 方法进行并行计算。

5.3　CT 值到阻止本领比的转换

离子治疗计划系统要将离子束布拉格峰准确落在肿瘤靶体内的某一个位置，需要准确估算离子束在人体内的射程。在第 2 章中，我们知道要准确计算离子束在介质中的射程需要获得介质对离子束的阻止本领。人体是复杂的，其密度分布在不同的区域存在很大差异，对离子束的阻止本领也各不相同。由于组成人体的成分大部分为水，所以水成为天然的人体替代物。在离子治疗计划系统中，人体被当成具有不同密度分布的水模体，不同位置对离子束的阻止本领都以水的阻止本领作为参照。

目前，离子治疗计划系统一般基于 X 射线 CT 机获得患者计划 CT 图像进行治疗计划设计与剂量计算。因此，离子治疗计划系统在进行离子射程及剂量计算前会先将三维的 CT 数据转换成三维的相对于水的阻止本领比 (stopping power ratio，SPR) 数据。阻止本领比，在其他文献中也被称为相对阻止本领 (relative stopping power)、水等效系数 (water equivalent coefficient)、水等效比 (water equivalence ratio，WER) 等。在离子治疗计划系统中需要维护一套或多套 CT 值到阻止本领比的查找表 (Hounsfield look-up-table，HLUT)。HLUT 的准确性直接影响治疗计划系统预测离子在人体中的射程，因此它是离子治疗计划系统的主要误差来源之一。

当前，主要有两种方法建立 HLUT，即组织替代物 (tissue substitute) 法 [3] 和化学计量 (stoichiometric) 法 [4]。随着双能 CT 的普及，双能或多能 CT 法也逐渐应用到离子束相对阻止本领的计算中。

5.3.1　组织替代物法

组织替代物法是直接通过测量组织替代物或新鲜动物组织的 CT 值及其相应的阻止本领比而构建 HLUT。材料对离子的阻止本领比的测量实验示意图如图 5.15 所示。使用式 (5.11) 计算阻止本领比。

$$\text{SPR}_{\text{sample}} = 1 + \frac{R_{\text{water}} - R_{\text{sample}}}{T_{\text{sample}}} \tag{5.11}$$

其中，R_{water} 和 R_{sample} 分别为样品盒中盛水和样品材料时，在水箱中测量得到的离子束射程；T_{sample} 为样品物理厚度。图 5.15 展示的是在 HIRFL-CSR 深部肿瘤治疗终端获得的 HLUT，测量使用了 200 MeV/u 的碳离子束和 9 种等效材料，离子束射程测量工具为 PTW MP3-P 水箱，使用德国西门子 CT 机 (型号：Somatom Sensation Open) 获得材料 CT 值。

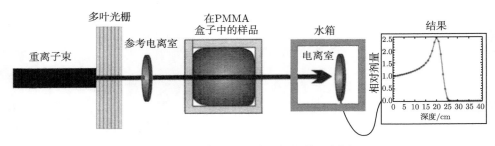

图 5.15　材料阻止本领比测量示意图

多种因素会影响 HLUT 的建立：CT 扫描参数 (如 X 射线能量或能谱、能量过滤器、探测器类型)，CT 重建算法及参数 (如重建算法、射线硬化修正算法、图像平滑算法等)，以及 HULT 具体的形式 (如图 5.16 所示，两段式、多段式)。因此，离子治疗计划系统一般需要针对一台计划 CT 机建立至少一套 HLUT。此

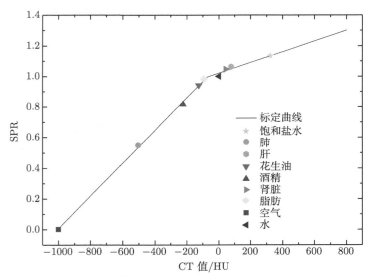

图 5.16　在 HIRFL-CSR 治疗终端利用 200 MeV/u 的碳离子束和西门子
CT 机测量获得的 HLUT 图

外，使用组织替代物直接测量 CT 值和水等效系数的方法建立 HLUT，若要提高精度，需要测量很多种材料，甚至需要使用新鲜的动物组织替代人体组织，工作烦琐，而且测量精度也不能保证，特别是在高密度区域，不同中心建立的 HLUT 曲线差异明显。

离子治疗计划系统需要将 X 射线 CT 值转换为阻止本领比，当 CT 图像出现严重伪影时，则会影响离子束射程和剂量计算准确性，因此离子治疗计划系统所需要的计划 CT 数据是平扫 CT，即不采用 CT 增强剂时获得的患者 CT 数据。当患者体内存在金属植入物时，金属植入物会在 CT 图像上产生严重的金属伪影，使用这些 CT 数据时应格外注意伪影的影响。另外，使用组织替代物建立起的 HLUT，无法利用金属的 CT 值得到可信的阻止本领比。在临床实践中，当不得不面对具有金属伪影的 CT 影像时，传统的做法是将该区域勾画出来，并对该区域设定一个合适的 CT 值。随着医疗影像处理技术的发展，CT 影像的金属伪影可以利用人工智能技术进行修正。

5.3.2 化学计量法

对组成成分和密度固定的物质，理论上阻止本领比应该是确定的 (虽然阻止本领与离子束能量有关，但是相对阻止本领和离子能量关系较小)。此外，当 CT 机的 X 射线能谱确定时，理论上相同介质获得的 CT 值也是确定的。化学计量法就是基于这个事实而提出的，它的具体实施步骤如下：

(1) 选择几种化学成分和物理密度已知的组织替代物。需要指出的是，这些组织替代物不需要和组织非常相似，更不需要动物组织。它可以是有机玻璃、聚四氟乙烯、聚甲醛树脂等。

(2) 使用 CT 机采用治疗计划扫描参数对这些组织替代物进行扫描，获得相应的 CT 值。

(3) 使用组织替代物的化学成分、密度信息以及测量得到的 CT 值对 CT 机进行参数化，即利用式 (5.12) 进行参数拟合，得到 K^{ph}，K^{coh}，K^{KN}。

$$H = 1000\mu/\mu_{\mathrm{w}} \tag{5.12}$$

其中，μ 和 μ_{w} 分别为组织替代物和水的线性衰减系数。

$$\mu = \rho N_{\mathrm{g}}(Z, A)\left(K^{\mathrm{ph}}\tilde{Z}^{3.62} + K^{\mathrm{coh}}\hat{Z}^{1.86} + K^{\mathrm{KN}}\right) \tag{5.13}$$

式中，ρ 为材料密度，

$$N_{\mathrm{g}} = \sum N_{\mathrm{g}}^{i} = N_{\mathrm{A}}\sum \frac{\omega_i Z_i}{A_i}$$

$$\tilde{Z} = \left[\sum \lambda_i Z_i^{3.62} \right]^{\frac{1}{3.62}}$$

$$\hat{Z} = \left[\sum \lambda_i Z_i^{1.86} \right]^{\frac{1}{1.86}}$$

$$\lambda_i = N_g^i / N_g$$

其中，N_A 为阿伏伽德罗常数，N_g 为单位体积下的电子个数，Z_i 和 A_i 分别为化合物第 i 种成分的原子序数和原子量，ω_i 为第 i 种成分的质量分数。K^{ph} 和 K^{coh} 分别表征了 X 射线与物质的光电效应截面和相干散射截面，K^{KN} 为克莱因-仁科 (Klein-Nishina) 截面。

(4) 从国际权威的报告中，如国际放射防护委员会 (ICRP)、国际辐射单位和测量委员会 (ICRU) 等的报告，获得人体组织替代材料组成及密度，使用式 (5.12)、式 (5.13) 计算获得各材料 CT 值。

(5) 使用式 (5.14) 计算阻止本领比：

$$\text{SPR} = \frac{\rho N_g}{\rho^{\text{water}} N_g^{\text{water}}} \frac{\ln \left[\dfrac{2m_e c^2 \beta^2}{I_m \left(1 - \beta^2\right)} \right] - \beta^2}{\ln \left[\dfrac{2m_e c^2 \beta^2}{I_{\text{water}} \left(1 - \beta^2\right)} \right] - \beta^2} \tag{5.14}$$

其中，

$$\ln I_m = \left(\sum \frac{\omega_i Z_i}{A_i} \ln I_i \right) \left(\sum \frac{\omega_i Z_i}{A_i} \right)^{-1} \tag{5.15}$$

式中，I_i 为材料中第 i 种元素的电离能。

(6) 采用合适的方法对 CT 值与阻止本领比进行拟合，得到最终的 HLUT 曲线。

化学计量法通过测量几种已知成分的材料 CT 值得到 CT 机的特征参数，通过 CT 机的特征参数计算组织替代物的 CT 值和阻止本领比，可以充分利用人体组织的材料特征信息建立 HLUT 曲线，避免了组织替代物直接测量法中准备多种材料操作，特别是准备新鲜组织的复杂性。此外，组织替代物法中的等效材料的选择，特别是高密度等效材料的选择，也会影响最终的 HLUT。

5.4　患者摆位与固定

5.4.1　患者支撑装置

在离子放射治疗中，患者的摆位方法与其他精准放射治疗中采用的方法相似。尽管旋转机架在质子治疗装置上如今已被视为标配，但由于重离子放射治疗设备具有更高的成本和技术复杂性,因此大多数重离子放射治疗装置仍然使用固定束流线来递送束流,这意味着与光子治疗相比,在灵活性方面存在严重限制。为了弥补这种限制,通常需要采用各种治疗体位,例如仰卧位、俯卧位,有时也会采用坐位。此外,也可以通过患者支持装置具备的特殊功能来获得额外的灵活性,比如倾斜和滚动患者[5]。如图 5.17 所示为日本群马大学碳离子治疗室的治疗床,该治疗床具有滚动机构,可以提供最大 ±25° 的滚动角度。在固定束治疗室进行低分割放射治疗,当需要通过使用多个射野才能实现正常组织保护时,例如低分次治疗肺癌的情况,具备该特殊功能的治疗床是非常有必要的。因为治疗床的滚动通常会导致器官的运动和变形,为了获得较为准确的剂量分布信息,需要针对每个治疗床滚动角度获取患者的计划 CT,制定各个角度的治疗计划。这一操作会在治疗计划设计流程上产生重要的影响。首先,在影像采集前需明确治疗期间的治疗床滚动角。其次,为了评估治疗计划,需要将所有射野产生的剂量合并计算得到最终剂量分布。为了合并剂量,需要将每个滚动角下获得的 CT 图像融合配准到参考图像。需指出的是,图像和剂量分布弹性配准会引入额外的不确定性。

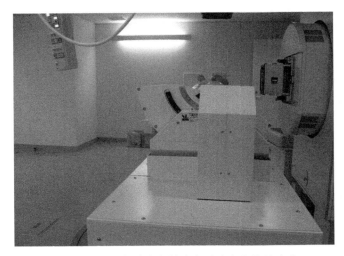

图 5.17   日本群马大学碳离子治疗室的治疗床

患者在舟形治疗床上并使用低温热塑性塑料片固定

目前,不管是配备旋转机架的质子治疗系统,还是固定束的重离子治疗系统,一般流行配备机械臂式治疗床。德国海德堡重离子治疗中心以及上海市质子重离子医院使用的机械臂治疗床可以实现两个方向最高 15° 的倾斜和滚动。此功能目前一般仅用于位置校正,并且仅限于小角度校正。鉴于此,国产碳离子治疗系统的机械臂治疗床要求最大可提供 ±5° 的倾斜和滚动,如图 5.18 所示。为了保证体内器官和肿瘤的精确定位,需要在治疗位置对患者进行千伏级锥形束 CT(cone beam computed tomography，CBCT) 成像或采用双平板 X 射线成像，采用 3D/3D 或 2D/3D 图像配准获得患者位置修正参数。图 5.18 中的国产碳离子治疗装置治疗室中分别配备了双平板 X 射线成像设备和 CBCT 设备。

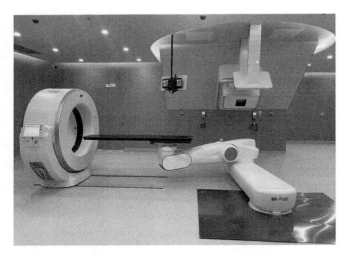

图 5.18　国产碳离子治疗装置治疗室中的机械臂治疗床

即使超导技术不断发展，旋转机架仍然会是重离子治疗装置上最庞大和昂贵的组件之一。因此，为了在固定束离子治疗室获得更多的射野角度，旋转患者而不是旋转束流似乎是一种不错的、低成本的技术方案。在立式患者定位系统中，患者坐立在旋转治疗椅上，通过旋转治疗椅可以在水平固定束治疗装置上实现多角度照射。在离子放射治疗中，使用治疗椅的历史很长 (如图 5.19 所示)，但是目前还没有广泛的使用，部分原因是成像设备的限制。在常规放射治疗中，患者影像采集通常采用水平姿态。由水平姿态转变成直立姿态，人体会产生明显的解剖结构的变化，因此离子立式放射治疗至少需要一套垂直 CT 机的配合。目前，国际上已经有厂商提供垂直 CT 影像设备。由于头部的解剖结构对人体姿态的变化敏感性较小，因此在上海市质子重离子医院采用治疗椅治疗某些颅内肿瘤。重离子放射治疗采用立式患者定位，一方面可以降低重离子放射治疗设备的成本，另一方面可以减少器官运动。对于肺癌，对健康志愿者进行的 MRI 和 CT 研究表明，与仰卧位相比，直立位时肺部的头尾向运动减少，肺容积增加。这表明直立姿势可能导致较低的肺平均剂量。此外，预计上腹部肿瘤的头尾向运动也会有类似的减少。在头颈和盆腔癌症患者中测试直立姿势设备已表明，直立姿势具有良好的重复性，且可改善对患者的控制 [6]。

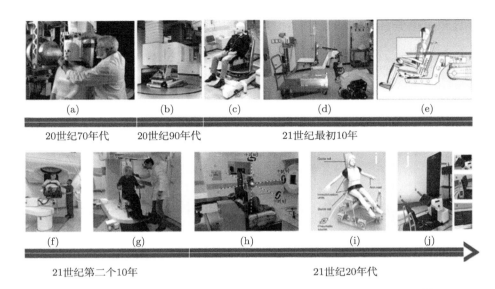

图 5.19   用于离子放射治疗的不同直立患者定位系统的历史概况 [6]

5.4.2 患者固定

由于离子放射治疗对射程的精确计算要求严格，而在计划系统中离子射程计算依赖患者 CT 影像数据，因此与传统放射治疗相比，离子放射治疗使用的固定装置需满足一些额外的需求，以减小对射程计算的影响。此外，患者固定模具可能会对束流引入额外的不均匀性，因此应确保治疗束流穿过的材料尽可能均匀。前面提到 HLUT 的缺陷，即 CT 值与 SPR 不是一一对应的，因此应尽可能确保由患者固定材料的 CT 值在计划系统中所查找到的 SPR 与实际的 SPR 偏差最小。一般要求患者固定材料由低密度材料制作。最后，在患者成像区域应该避免由金属元件制成加固器件，因为 CT 金属伪影对离子射程计算影响非常大。

5.5 影像采集与勾画

5.5.1 计划影像采集

离子放射治疗的治疗计划影像采集与传统放射治疗类似。由于 CT 值是获得组织内离子射程的唯一定量信息来源，因此这些数据的质量非常重要。目前，市面上还没有基于质子或碳离子等重离子的 CT 机，所以 X 射线 CT 机是离子放射治疗的唯一选择。由于生物组织元素组成的不同，从 CT 值到相对阻止本领的转换曲线，即 HLUT 曲线具有独特的结构。特别是，骨骼可能因高原子序数材料 (如钙) 对千伏级 X 射线衰减的增加而表现出强烈的 CT 值变化。这种关系主要

取决于 X 射线能谱和射线硬化效应。因此，有必要为离子治疗计划中使用的 CT
影像采集定义质量保证 (QA) 程序。这些程序应包括定期检查各种模体材料在整
个尺度上的 CT 值，以及真实组织的测量。对于剂量计算，只能使用原始 CT 扫
描影像，因为造影剂的存在可能会干扰组织的 CT 值，导致射程的不确定。此外，
CT 值与 X 射线能量、重建算法及视场大小等因素有关，因此计划 CT 扫描时需
要检查与建立 HLUT 时 CT 扫描参数的一致性。

　　在临床放射治疗中，经常会遇到患者体内存在金属植入物的情况，它会对图
像质量产生重要的影响。常见的植入材料是钛，其相对阻止本领稍大于 3，但其密
度足以使其理论 CT 值超出常规 CT 图像的数值范围 (通常最大值为 3095)。对于
常出现在牙齿中的黄金，其相对阻止本领超过 20。因此，计划系统使用 HLUT 计
算离子束在金属中的射程可能是错误的。此外，金属植入物导致的另一个相关问
题是重建伪影，通常出现在金属结构周围。这些伪影呈现出条纹状，在严重情况
下会出现局部非常高或非常低的 CT 值，这些值是完全错误的。此外，金属伪影
也会导致 CT 图像上植入物尺寸难以估计。在不得不使用带有金属植入物的 CT
影像数据进行治疗计划时，金属植入物区域应该勾勒出来，并对这一区域设定一
个合适的 CT 值。最近的研究表明，采用双能或多能 CT 可以减轻金属伪影对相
对阻止本领计算的影响。

　　最后，和常规放射治疗一样，为了能更清楚地勾画肿瘤靶区，还需要其他模
态的图像，如 MR 和 PET 图像。MR 图像提供了对软组织 (如脑部结构、肌肉
和内脏器官等) 的高分辨率显示，而 PET 图像可以反映人体组织内的代谢活动情
况。特殊的 PET 图像，如 ^{18}F 标记的氟咪索硝唑 (^{18}F-FMISO)PET 可显示肿瘤
内的乏氧情况。未来离子放射治疗优势的进一步发挥离不开基于 MR 和 PET 等
先进的功能和生物学成像技术的发展。

5.5.2　轮廓勾画

　　理论上，明显肿瘤靶区 (GTV) 是影像检查图像上肉眼可见的肿瘤范围，而
临床肿瘤靶区 (CTV) 通常是一个更大的体积，它额外包含了预期在显微镜下能
观察到的肿瘤扩散区域，这个区域通常在影像检查中无法观察到。GTV 和 CTV
是解剖或病理体积，因此在离子放射治疗和 X 射线放射治疗等其他类型的放射治
疗中，对它们的勾画是相同的。但是在治疗计划靶区 (PTV) 和内靶区 (internal
target volume, ITV) 的确定上，离子放射治疗与传统放射治疗略有区别。

　　在常规 X 射线放射治疗中，PTV 是在 CTV 的基础上进行一步外扩得到的，
通常在患者头脚、左右及前后方向自动几何外扩，以考虑肿瘤位置和形状在分次
间的变化。离子束由于其物理特性，在人体内有明确的射程，在布拉格峰附近不
同水等效深度剂量差异很大，离子束剂量分布在人体内不存在类似光子放射治疗

中的 "静态剂量云"。因此，在离子放射治疗中，通过简单的几何外扩难以保证百分之百的 CTV 获得足够的剂量照射。如图 5.20 所示，利用常规几何外扩 PTV，在肿瘤或体内器官发生移动时，可能会导致靶区剂量覆盖不全，正常组织受照剂量增加的可能性。为了克服这个问题，Peter C. Park 等首次提出了射束特异的 PTV(bsPTV) 概念，如图 5.20 所示。然而 bsPTV 需要在治疗计划系统中利用相对阻止本领图和光线跟踪算法计算得到，因此无法通过治疗计划系统的勾画工具获得。在临床实践中，考虑离子束的射程不确定性通常会增加 SOBP 的宽度，考虑肿瘤位置的不确定性会增加射野的外放边界，因此，尽管几何 PTV 的概念在离子放射治疗领域存在诸多问题，有些临床治疗机构已经不再使用 PTV 进行治疗计划的制定，但是大部分机构依然在使用。值得注意的是，是否依然使用几何 PTV 概念，也部分取决于所采用的离子治疗技术。一般认为，几何 PTV 更适用于被动散射和被动均匀扫描等治疗系统，而在点扫描调强治疗系统，几何 PTV 概念逐渐被淘汰。

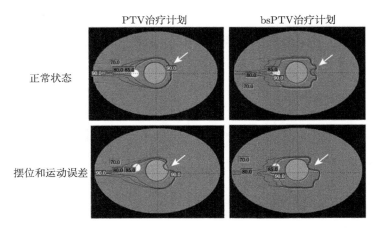

图 5.20　采用常规几何 PTV 和 bsPTV 在治疗计划中的比较

　　ITV 的定义也存在类似的问题。ITV 被用来包含治疗分次内的肿瘤动态范围，包括位置、尺寸和形状变化。在常规放射治疗中，一般通过在患者的头脚、左右及前后方向对 CTV 进行椭球外放得到。利用四维 CT(four-dimensional/time-resolved computer tomography, 4DCT) 数据可以更准确地确定 ITV，并且存在多种方法。一种方法是利用 4DCT 数据生成最大投影图像 (MIP)，即每个体素的 CT 值由各个相位的最大 CT 值确定。在 MIP 上进行靶区勾画得到 GTV，外扩后得到 ITV。另一种方法是在 4DCT 的每个时相的图像上勾画出 GTV，然后外扩得到 CTV，最后将所有时相的 CTV 叠加生成 ITV[7]。此外，为了更高效地生成 ITV，有人提出各个 CT 时相勾画的 GTV 先进行叠加生成 IGTV，然后在 IGTV 的基础上进行外扩得到 ITV。以上不管什么方法生成的 ITV，都是在几何概念下，在离子放射治疗中使用时同样存在因离子射程变化导致的靶区剂量不完全覆盖的问题，因此，射程 ITV(raITV) 的概念被提出。

在计划系统中，除了勾画肿瘤靶区轮廓，还需要勾画皮肤等危及器官 (OAR) 的轮廓。对它们的勾画，离子放射治疗与 X 射线放射治疗基本上没有区别。然而，在 ICRU 62 号报告中，对 OAR 也推荐使用安全边界的概念，即计划危及器官区 (PRV)。在离子放射治疗中，PRV 同样存在射束特异性的射程不确定性问题。

最后需要指出的是，在离子放射治疗中，由 CTV 或 ITV 外放得到的 PTV 的边界大小取决于治疗部位、患者摆位、患者固定、运动管理、束流配送系统，也取决于个体治疗计划。此外，除了上述轮廓外，治疗计划系统还存在多种技术性轮廓 (或称辅助轮廓)，这些轮廓有的是医学物理师在制定计划时确定的，在离子治疗计划设计中也不例外。在离子治疗计划设计时，医学物理师会勾画一个较大的轮廓，将患者固定模体包含其中，利用该轮廓作为射线入射人体的起点。在离子治疗计划系统内部，有时也会直接利用算法获得临时性技术轮廓，通常这些轮廓不会显示在用户界面上。它们一般被用来设置射野形状相关的参数，如获得患者特异性准直器轮廓以及用来排布扫描点的位置等。

5.6　计划参数设计

治疗计划参数的确定包括选择治疗射野数量、射野角度，确定确保靶区覆盖的合适外扩边界，最后还有治疗处方，包括剂量、分次方案和离子种类。此外，还可能涉及多种组织的 RBE 值确定。

5.6.1　射野方向选择

目前，尽管有人尝试在离子放射治疗中纳入射野角度优化，但射野角度的选择一般仍由手动完成。由于离子束放射治疗具有非常好的剂量适形性，通常只使用几个 (一般为 2~3 个) 射野方向。因此，与使用多个射野照射技术相比，选择合适的束流角度变得更加重要。图 5.21 中展示了一个使用两个水平倾斜射野的治疗计划示例，该计划是武威碳离子治疗系统注册临床试验病例计划，采用了均匀扫描被动式束流配送系统实施照射。

离子放射治疗的射野角度选择通常需要考虑以下因素：

(1) 定位系统和束流配送系统的限制。在固定束治疗系统中，选择合适的治疗角度是非常受限的，有时不得不依靠患者支撑装置的配合。在旋转机架治疗系统中，虽然机架可以 360°(若支持) 连续旋转，但是机架内部空间有限和机械限制，并不是所有的床角都可利用。这种情况在质子和碳离子治疗系统中都存在。因此，在治疗计划系统中，需要对患者、患者支撑和固定装置、治疗机架等进行精确的 3D 可视化建模，避免不切实际的角度选择。

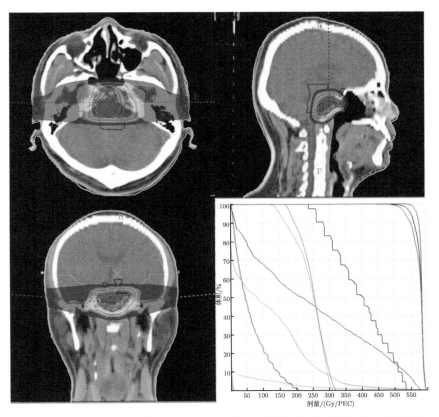

图 5.21 碳离子治疗系统注册临床试验病例 (使用两个碳离子均匀扫描射野)

(2) 尽量避免射束正对 OAR。虽然离子束具有非常明确的射程 (这取决于离子的能量和穿过的介质),但是人体组织内的射程存在不确定性。研究发现,采用化学计量刻度法得到 HLUT 在软组织区误差约 1%,在骨骼区误差约 2%。考虑到 CT 存在噪声和硬化情况,估计生物组织的相对阻止本领计算误差在 3% 左右。当然,在实际临床治疗计划制定中,若 OAR 与靶区的距离足够大,在安全的前提下,射束正对 OAR 的射野方向也是可以的。

(3) 避免射束穿过非均匀性程度大的区域。一方面,目前离子治疗计划系统,特别是重离子治疗计划系统依然采用解析算法进行剂量分布计算,而解析算法在处理横向非均匀性时会存在较大的误差,因此尽量避免射程穿过非均匀区域可以提高计划剂量分布与实际照射剂量分布之间的一致性。另一方面,非均匀性也容易引起治疗计划的鲁棒性降低。

(4) 射程最小原则。射野方向的选择应尽可能使得所使用的照射能量小,减少受照射的区域,以降低总体体积积分剂量。

(5) 对穿野。与常规 X 射线 IMRT 计划不同, 在离子束放射治疗中, 需采用两个及以上射野时, 若可以使用对穿野治疗, 则尽可能采用对穿野。对穿野照射可以降低射程不确定性带来的影响, 另外, 对于重离子放射治疗, 对穿野可以获得更均匀的剂量平均 LET(LET$_d$) 的分布, 具有更好的生物学效应鲁棒性。

因此, 离子放射治疗射野选择的总原则是, 提高靶区剂量覆盖, 减小正常组织的受照剂量, 降低不确定性因素带来的影响。

5.6.2　射野数量

射野数量的选择至少需要考虑两个方面。第一是治疗技术和配送系统的限制。射野数量的增加意味着每个射野需要配送的剂量可能变得更低, 剂量监测系统可能无法以合适的精度配送这些射野。这个问题在重离子放射治疗中更明显, 因为其离子数比质子束要低约两个数量级。因此, 特别是在主动式配送系统的治疗计划系统中应注意最小配送剂量的要求。在不同的治疗技术中, 这一限制强度也会存在差异。第二是实际的临床剂量要求。如果要给一个简单靶体配送相对低的剂量, 可能会选择单个射野。而在复杂情况下, 例如颅底脊索瘤情况下, 靶区需要高剂量而且 OAR 非常靠近靶体, 在这些情况下, 可能需要三个或四个射野。

离子放射治疗的主要不确定性来源于离子束射程和 RBE 的不确定性。为了降低射程不确定性, 治疗角度的选择应避开通过非常不均匀的组织, 或者具有非常大的运动区域的束流路径。因为相比穿过非常均且不运动的组织, 束流经过它们都会带来非常大的射程不确定性。此外, 垂直于器官运动方向的束流角度比平行于器官运动的束流角度会产生更大的剂量偏差。图 5.22 展示了一个计算剂量分布对位置误差的鲁棒性的例子。

在某些复杂的治疗靶区情况下, 治疗计划可能会使用的一种常见技术是使用不同的射束照射靶区的不同部分, 称为 "射野修补术"。它可以通过侧向修补或远端修补来实现, 这取决于射野连接在一起的位置。显然, 这个技术严重依赖于束流位置 (侧向修补) 或者射程计算 (远端修补) 的准确性, 并且天然地不鲁棒。增加这些治疗计划的鲁棒性有两种策略: ①将具有不同修补线 (或没有任何修补线) 的治疗计划组合在一起 (即移动修补平面); ②在扫描束情况下, 可以通过在较大靶区上平滑修补线处的剂量梯度来实现平滑修补。后一种有时也称为楔形射野修补技术, 如图 5.23 所示。

RBE 不确定性也有可能对射野角度的选择产生影响。碳离子碎片尾部的 RBE 就是一个例子。由于这些 RBE 不确定性导致的绝对剂量偏差将变得显著, 因此在 OAR 中避免碎片尾部可能是合理的。另一个例子是选择对向束流使得 RBE 的不确定性受到限制。它会导致 LET 的平均化, 进而降低靶区 RBE 的变化。对向射野的布置对射程不确定性也是非常鲁棒的, 因为一侧的射程高估或低估会被另一

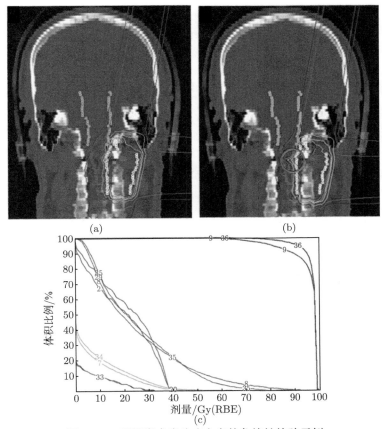

图 5.22 颈椎脊索瘤治疗方案的鲁棒性检验示例

侧的射野部分地补偿。

在束流配送技术方面，质子或重离子弧形调强放射治疗技术是当前新兴的方向。在离子弧形放射治疗方面，射野围绕患者靶区大量增加，弧形的起始角、终止角、角度间隔和每个子野中的能量选择，可能是影响治疗计划质量的更重要的因素。

5.6.3 离子种类选择

使用不同类型的离子进行治疗的经验非常有限。在伯克利，从 1977 年到 1992 年，只有 433 名患者接受了碳、硅、氩和氖离子束的治疗。目前，大部分离子治疗系统仅提供一种离子，但是提供多种离子的治疗装置会是今后的发展趋势。因此，选择最佳离子类型将成为治疗计划中的重要任务。在考虑放射治疗的各种离子时，必须考虑以下几个方面：①当使用比碳离子还重的离子时，在布拉格峰后的核碎片数量会增多；对碳离子束，SOBP 后方的剂量尾巴，依调试深度，可近达 10%~30%。②对于比碳离子还重的离子，LET 增大的同时它们的生物学效应也增加。不仅仅在布拉格峰区是这样，在入口区也是如此。比如氩离子，与碳离子相反，它入口区的 RBE 甚至高过了峰区的 RBE。

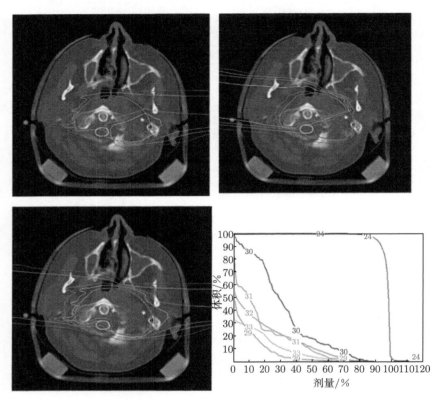

图 5.23　楔形射野修补技术示例图

较轻的离子，如氦离子，表现为 RBE 轻微地增加，但在入口区和峰区之间增加并不显著。然而，对这些离子感兴趣，是因为和质子相比，它们的横向散射效应能大大地减小，并且容易使用相对较小的回旋加速器来产生。哪种离子最适合哪种肿瘤，以及采用哪几种离子共同制定多离子治疗计划，还需要更多的生物学和临床数据来决定。

5.7　剂量计算

剂量计算是治疗计划系统的核心组成部分。根据束流配送系统 (被动散射或笔形束扫描 (PBS)) 的不同，需要不同复杂度的剂量计算算法。对于被动式系统，只使用单一的被调制后的束流，而对于主动式笔形束扫描系统，剂量计算算法必须处理许多不同的束流能量和束斑尺寸水平。

5.7.1 吸收剂量计算

对放射治疗的束流剂量计算，基本上已经提出了三种不同的算法: 光线追踪算法、笔形束算法和基于蒙特卡罗 (MC) 的算法。它们在复杂性 (以及计算时间) 和准确性上有很大的不同。

通常，剂量计算分两部分: 沿束流中心轴线的深度剂量计算和横向或 "离轴" 分布。深度剂量曲线主要由电离能损决定，而离轴项主要由入射离子的多重库仑散射决定。核碎片对两部分都有影响，因此可以根据经验将此纳入这些算法中。

光线追踪算法仅用于被动式系统，它非常快但精度有限，特别是对横向散射过程的描述。它简单地追踪束流，从源开始沿着直线 ("射线") 穿过患者，通过沿宽束的中轴线测量的深度剂量曲线来计算沉积的能量。由于重离子不像质子，它的多重散射非常有限，这是一个很好的近似。对主束初始能量为 E_0，在深度为 z，距离中心轴线为 r 处的剂量 $D(z, r, E_0)$，可以表述为

$$D(z, r, E_0) = D_{\mathrm{CAX}}(z, E_0) \cdot L_F(z, r, E_0) \tag{5.16}$$

其中，$D_{\mathrm{CAX}}(z, E_0)$ 代表在中轴线上测量的深度剂量曲线，$L_F(z, r, E_0)$ 为在特定射野尺寸 F 下相对横向的剂量分布。

更常见的算法是笔形束算法。它将治疗射束细分为若干个笔形束元。笔形束 $P(z, r, E_0)$ 定义为具有初始能量 E_0 的无限窄束在准无限尺寸水模体中，在深度为 z，离束轴径向距离为 r 处的沉积剂量。这个分布包含从中心束轴散射出来的粒子贡献的剂量。

这些束流分别在组织中传输，产生的剂量由所有的束流累加计算得到，即对束流孔径和能谱进行积分。在笔形束扫描情况下，主束可直接用来作为独立的笔形束。这种情况下，剂量计算可以简化为对标称能量为 E_0 的预先计算的有限笔形束 $P_{\mathrm{f}}(z, r, E_0)$ 剂量分布进行加权求和。在 $P_{\mathrm{f}}(z, r, E_0)$ 中，已经考虑了配送设备导致的设备特异性的粒子相空间。笔形束也可以分为中心轴项和离轴项。

$P(z, r, E_0)$ 可以通过 MC 模拟得到, 也可以将其分为中心轴项和离轴项 $L(z, r, E_0)$，通常假定 $L(z, r, E_0)$ 为高斯分布，如式 (5.17) 所示:

$$L(z, r, E_0) = \frac{1}{2\pi\sigma(z, E_0)} \exp\left(-\frac{r^2}{2\sigma(z, E_0)^2}\right) \tag{5.17}$$

$L(z, r, E_0)$ 在垂直于束流方向的平面上积分归一化为 1。

束流的横向宽度由设备相关的项 $\sigma_0(E_0)$ 及考虑在组织深度 z 处的多重散射的项 $\sigma_{\mathrm{MCS}}(z, E_0)$ 组成，如式 (5.18) 所示：

$$\sigma(z, E_0)^2 = \sigma_0(E_0)^2 + \sigma_{\mathrm{MCS}}(z, E_0)^2 \tag{5.18}$$

笔形束算法可以处理多重散射和每个束流的能量损失，进而可以获得更真实的剂量计算。对于更复杂的效应，如核碎片或横向不均匀性产生的效应，这些算法只能通过经验来处理。虽然在深度剂量中包含核碎片的经验方法很简单，但要对由深度次级粒子的产生、次级粒子散射及横向不均匀性作用而产生的侧向半影建模则比较困难。

最精确的算法是 MC 算法，但它非常耗时。在离子放射治疗临床常规应用中虽然使用有限，但是也越来越多。在最流行的 MC 软件中，能模拟核碎裂的有 FLUKA、Geant4、SHIELD 和 MCNPX，基于 Geant4 的 Gate 及 TOPAS、FLUKA 均已支持基于 CT 图像的剂量计算。

MC 模拟在治疗计划中的最重要的一个应用是笔形束算法的束流模拟。以德国海德堡的装置为例，它可以获得 252 个能量，每个能量有 4 种不同的束斑聚集水平。测量所有能量及聚焦水平的深度曲线和横向曲线是非常耗时的，因此可以使用 MC 算法模拟测量的数据，并在测量值之间进行插值。

5.7.2 次级粒子

在离子放射治疗中，除了物理吸收剂量，还必须计算生物有效剂量。由于 RBE 值强烈依赖于粒子种类和能量，所以有必要在深度上对核碎片进行粒子谱建模。这可以通过使用经验模型的专用输运算法来完成。然而，如果 MC 算法用于生成笔形束核，则将其用于确定放射生物学效应所需的粒子谱要简单得多。

需要注意的是，大多数模型计算都局限于弹核碎片的产生，即在碳束的情况下，质子、氦、锂、铍和硼离子的产生。靶核碎片以极低能量的反冲核的形式产生，并在产生点局部沉积能量。一个特殊的问题是中子的产生，它在束流线的被动元件和患者体内以非常高的能量产生。在剂量计算中，它们通常也被忽略，因为它们离开患者而没有明显的能量损失。但是，它们对于考虑患者的辐射防护、屏蔽和晚期辐射风险是重要的。

除了水外，其他介质的有用数据还非常少。因此，所有半经验输运代码都假定所有组织中的碎片产率可以由水中的碎片产率推导出来，并按相对密度进行缩放。

在被动式系统中，这个问题不会出现，因为深度调制是恒定的，进而粒子谱只是深度的函数。在这种情况下，RBE 可以建模为深度的固定函数。

5.7.3 生物建模

由于离子在物质中的能量损失和核反应，在组织中离子束的 RBE 随深度变化明显。它还随剂量水平、细胞类型及生物学终点而变化。在计算治疗计划和比较不同的治疗方式时，必须牢记这一点。

5.7.3.1 被动式束流配送系统的 RBE 建模

当使用被动式束流配送系统时，通常会忽略上述 RBE 依赖因素，仅针对特定的分次策略、细胞类型和终点设计一个固定的射程调制器。

由于在靶区近端部分的高剂量和 LET，皮肤急性反应通常被定义为剂量限制终点。一旦选择了特定的射程调制器设计，在治疗计划过程中就不需要进一步的生物建模。针对不同的束流能量和调制深度，SOBP 的 RBE 加权深度剂量曲线被存储在束流库中。这些曲线通常以 SOBP 中心作为参考深度进行归一化。在剂量计算时，这些深度剂量曲线按处方剂量进行缩放。

图 5.24 展示了针对 HIMAC 装置的固定能量使用射程调制器产生的各种深度调制的深度剂量曲线。内在的 RBE 模型是基于体外测量的人唾液腺细胞的 RBE 值。RBE 值是剂量平均 LET 的函数。在 SOBP 的某一点上，它被缩放到先前临床研究得到的中子临床 RBE。这一点上的剂量平均 LET 值与中子相同 (65 keV/μm)。这个 RBE 值基于的终点是急性皮肤反应。

如上所述，这个模型仅在确定的临床条件下是有用的，这个条件下调制器是经过优化的。比如，当考虑每个分次的剂量发生改变，不同的肿瘤类型，或者不同的临床终点时，该模型的有效性必须受到质疑。还应当指出的是，只有每天治疗单个射野的治疗计划，深度等效剂量列表才是有效的。如果几个射野相互叠加，剂量分布和相应的 RBE 分布会改变。此外，使用复杂的技术 (如调强技术) 是不可能的。

5.7.3.2 主动式束流配送系统的 RBE 建模

使用 3D 笔形束扫描配送系统几乎可以实现任意的深度调制。因此，需要一种更一般的方法来描述各自的深度剂量曲线。最明显的效果是需对射野内的每个点进行深度和强度调制，以达到所需的剂量适形。

目前，GSI 开发的所谓局部效应模型 (LEM) 和 NIRS 开发的一系列改进型微剂量动力学模型 (mMKM) 已被用于扫描离子束的治疗计划。这些模型考虑了核碎片的不同效应以及 RBE 对剂量、细胞类型和生物终点的依赖性。LEM 计算特定肿瘤类型和生物终点的 RBE 值所需的主要输入数据仅为同一终点的光子 α 和 β 值。这意味着只要获得相应终点的光子数据，LEM 可以估计离子的生物学效应。

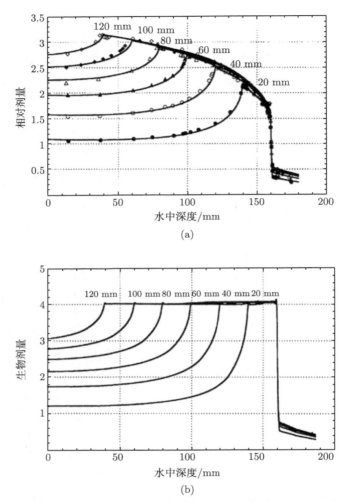

图 5.24　单个固定的碳离子能量 (290 MeV/u) 使用不同的调制深度得到的深度吸收剂量分布 (a) 和深度生物剂量分布 (b)

　　用于临床终点的 α 和 β 值的数据库仍然相当有限。由于即使对于相同的组织学类型，不同患者的肿瘤细胞之间也存在着广泛差异，因此，当在 1997 年首次将 LEM 应用于 GSI 患者治疗时，采取了不同的策略，即与其试图直接估计肿瘤控制的 RBE，不如使用正常组织结构的剂量限制 RBE。这种方法有一定优势，因为正常组织敏感性的变化不太明显，并且这些组织存在更好的数据库。通过进行剂量递增研究，可以逐渐调整肿瘤控制率，同时仍然避免不必要的副作用。通过使用不同受累组织的最佳可用数据，可以在治疗计划中模拟产生剂量分布。图

5.25 所示为前列腺癌患者的典型例子。这种使用剂量依赖性 RBE 的方法对治疗计划具有重要意义：有必要以绝对值计算所有剂量分布，因为不可能对分布进行简单的缩放。然而，其优点是可以同时对许多束流进行优化。通过这种方式，可以在一天治疗多个射野，并且离子束治疗的调强也变得可行。

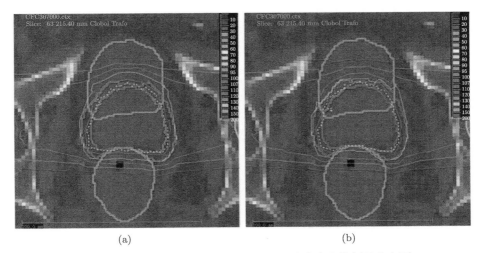

图 5.25　碳离子束水平对穿野治疗前列腺癌患者的剂量分布图

采用单个固定 α/β 为 2 的生物剂量优化。(a) 对所有组织采用固定的 α/β 值；(b) 对前列腺、直肠、膀胱使用变化的 α/β 值，分别为 2、4、5

5.8　治疗计划优化

5.8.1　剂量优化

在治疗计划系统中，治疗计划优化常常和剂量计算相伴随，因为治疗计划优化的核心目的是根据医生给定的处方剂量和危及器官剂量限值对剂量分布进行优化，使得靶区达到处方剂量的同时，尽可能让危及器官接受更少的剂量。基于被动式束流配送系统的治疗系统中，因为深度剂量分布已经被设计在脊形过滤器中，所以治疗计划系统无法在计划设计时再进行剂量分布优化。治疗计划系统只能根据束流视野角度下的肿瘤水等效厚度，考虑射程不确定性选择合适的脊形过滤器型号，以及计算患者补偿器外形。在横向上，根据肿瘤的横向形状，并考虑束流半影的影响，设计多叶光栅构型参数或患者特异的束流准直器。在三维笔形束主动扫描配送系统中，可以利用成千上万个笔形束产生任意形状或剂量水平的 SOBP。如何给这些照射不同位置的笔形束分配合适的照射权重 (或离子数)，使得它们总体沉积剂量符合剂量处方的要求，就需要进行各个笔形束照射权重的优化。

在笔形束扫描计划系统中 [8]，剂量计算和剂量优化的关键步骤大致如下：①在一个射野方向下，首先确定肿瘤的最大水等效深度和最小水等效深度，利用计划采用的分层厚度和加速器所提供的能量，确定各层所对应的能量；②根据各层所对应的能量或各层的水等效深度，确定该层中的扫描点位置；③计算各扫描点，即各对应扫描点的笔形束对整个三维剂量网格的剂量贡献矩阵；④考虑剂量处方和剂量限值，对各笔形束权重进行数值优化。

利用数学式表达剂量优化，即最小化以下目标函数：

$$
\begin{aligned}
f(w) = {} & \frac{P_{\text{target}}}{m_{\text{target}}} \sum_{i \in \text{target}} \left(d_i(w) - d_{i,\,\text{target}}^{\text{p}} \right)^2 \\
& + \frac{P_{\text{OAR}}}{m_{\text{OAR}}} \sum_{i \in \text{OAR}} H \left(d_i(w) - d_{\text{OAR}}^{\text{tol}} \right) \left(d_i(w) - d_{\text{OAR}}^{\text{tol}} \right)^2
\end{aligned} \tag{5.19}
$$

其中，$d_i(w)$ 为第 i 个剂量网格体素，即 $d_i(w) = \sum_{j=1}^{N} w_j D_{ij}$。矩阵 D 为剂量贡献矩阵，元素 D_{ij} 存储了单位权重下第 j 个笔形束对第 i 个剂量网格体素的剂量贡献值。w_j 为第 j 个笔形束照射权重，N 为笔形束个数。P_{target} 和 P_{OAR} 为优先度，优化前需人为设定。m_{target} 和 m_{OAR} 为感兴趣区的体素个数。$d_{i,\,\text{target}}^{\text{p}}$ 为处方剂量，$d_{\text{OAR}}^{\text{tol}}$ 为 OAR 剂量限值，H 为阶跃函数。式 (5.19) 的第一项是累加靶区内所有的体素剂量与处方剂量的偏差。值得注意的是，理论上治疗计划系统可以给每个体素设定不同处方剂量，但是在治疗计划制定时一般给不同的区域设定不同的处方剂量，这就是所谓的 "同步补量"(simultaneous integrated boost, SIB) 技术。第二项是将 OAR 剂量限值考虑进优化目标，当实际剂量大于 OAR 容许值时该项对目标函数值有贡献，换句话说，就是对目标进行惩罚。在治疗计划系统中，通常需要考虑多个 OAR 的情况，因此该项随着需要考虑的 OAR 数量而需要进行相应的扩增。优先度 P_{target} 和 P_{OAR} 分别控制每项的重要程度。目标函数的优化一般采用迭代法，如梯度、共轭梯度或拟牛顿法等数值优化方法。目标函数自变量 w 是笔形束照射权重，意味着其取值要么是 0，要么是一个正数，此外，考虑到照射控制精度的要求，w 需要大于某一个与机器限制相关的最小值，即最小监测单位 (monitor unit，MU)。

在质子治疗计划系统中，若采用固定的 RBE 值，则剂量体素 $d_i(w)$ 存储的是物理剂量分布。在重离子治疗计划系统中，由于剂量体素 RBE 值会随着周围所有对其有剂量贡献的笔形束参数变化而变化，因此还需要同时计算得到 w 照射权重下的 RBE 分布，即生物剂量分布 $d_{\text{bio}}(w) = \text{rbe}(w) \odot d_{\text{phy}}(w)$。重离子治疗计划系统中，剂量优化目标函数式 (5.19) 中的 $d_i(w)$ 由 $d_i^{\text{bio}}(w)$ 所取代。$d_i^{\text{phy}}(w) = \sum_{j=1}^{N} w_j D_{ij}$，为物理剂量三维分布 $d_{\text{phy}}(w)$ 的第 i 个元素。rbe(w) 为

RBE 三维分布，其计算如式 (5.20) 所示：

$$\mathrm{rbe}(w) = \left(\left(\alpha_x^2 + 4 \cdot \beta_x \odot \left(\alpha_{\mathrm{mix}} \odot d_{\mathrm{phy}} + \beta_{\mathrm{mix}} \odot d_{\mathrm{phy}}^2\right)\right)^{0.5} - \alpha_x\right)$$

$$\oslash \left(2 \cdot \beta_x \odot d_{\mathrm{phy}}\right) \tag{5.20}$$

其中，$\alpha_{\mathrm{mix}} = ((D \odot A) \cdot w) \oslash (D \cdot w)$，$\beta_{\mathrm{mix}} = (((D \odot B^{0.5}) \cdot w) \oslash (D \cdot w))^2$；符号 "$\odot$" 及 "$\oslash$" 分别表示元素之间的乘法与除法运算；$\alpha_x$ 和 β_x 为细胞 RBE 模型中 X 射线存活曲线 LQM 的参数。矩阵 A 及 B 与剂量贡献矩阵 D 的概念类似，元素 A_{ij} 和 B_{ij} 存储了第 j 个笔形束在第 i 个剂量体素所具备的 LQM α 和 β 参数。虽然矩阵 A 和 B 的计算可以根据不同的区域设置不同的规则，以表征人体组织对重离子所表现的不同辐射敏感性，同样，α_x 和 β_x 也可以根据区域设置不同的值，但是在大部分情况下，在同一个病例中，计划系统一般只采用一种方案进行 RBE 计算，不区分正常组织和肿瘤靶区的差异。

5.8.2 单野均匀剂量优化

分别对单个照射野进行剂量优化称为单野均匀剂量 (single-field uniform dose, SFUD) 优化。一般认为 SFUD 计划和 IMPT 计划相比具有更高的鲁棒性。SFUD 计划并不意味着治疗计划仅有一个照射野。对重离子放射治疗，采用多个照射野的 SFUD 计划，意味着每个照射野需要间隔执行。一个分次执行 SFUD 计划的多个照射野将会导致高估生物剂量。

5.8.3 粒子调强治疗优化

尽管基于笔形束扫描的 SFUD 优化已经对扫描点权重进行了强度调节，但是一般也不把它当成真正的调强放射治疗。粒子调强治疗 (IMPT) 计划需要将所有照射野的扫描点纳入优化目标函数中，同时优化照射权重，以满足剂量处方和剂量约束的要求。因此，IMPT 计划中的每个射野给予肿瘤靶区的剂量是不均匀的，所有方向照射野的剂量之和才可得到治疗计划预期的剂量分布。由于 IMPT 技术具有更多的自由度，因此它能够为形状复杂的肿瘤提供高度适形的剂量分布，同时可以有效保护邻近的 OAR。这里需要指出的是，这里的调强并不是真实的调节加速器引出束流的强度，而是调节每个扫描点或笔形束照射的离子数。

尽管 IMPT 计划可以得到比 SFUD 计划更好的靶区剂量适形度以及对 OAR 的保护，但是其鲁棒性一般不如 SFUD 计划。IMPT 计划严格依赖于对静态靶区与离子束位置和射程精确计算的假设，因此任何误差都有可能对 IMPT 计划的剂量分布产生较大的影响。

5.8.4   鲁棒优化

在传统的放射治疗中，肿瘤运动或放射治疗中的不确定性 (如摆位误差) 通常使用外放肿瘤边界的方式来处理，也就是 CTV 外放形成 PTV。PTV 的概念是 X 射线放疗的产物，在离子束被动式治疗计划中依然适用，但是在离子调强放射治疗中，PTV 的概念存在诸多缺陷。PTV 的概念通常应用于 IMRT 计划，它依赖于所谓的静态剂量云近似，即假设治疗室坐标中的剂量分布不受患者解剖结构变化的影响，即 CTV 只要处在治疗计划所构建的 PTV 范围内，总能获得处方剂量水平的照射。实际上，在 IMPT 计划中，射程误差、摆位误差以及患者解剖结构的变化，都有可能使得原来相互靠近的笔形束所形成的布拉格峰在体内的实际照射位置发生改变，进而形成剂量热点或冷点。在运动肿瘤的照射中，由于肿瘤运动和笔形束扫描之间的相互作用，情况更是如此。

为了解决在放射治疗中所面临的这些不确定性的影响问题，鲁棒优化方法被引入 IMPT 治疗计划的优化中。在鲁棒治疗计划设计中，常常将面临的不确定性或误差离散化为不同的不确定性场景。

鲁棒优化目标函数设计方法大致可以分为两大类：

(1) 概率法，也称随机规划法。在这种方法中，一个概率分布 p_k 被分配到不确定性场景中。对于治疗计划，优化目标函数可用式 (5.21) 表示：

$$\text{minimize}_{\boldsymbol{w}} \sum_{k=1}^{N} p_k f\left(d^k(w)\right) \tag{5.21}$$

该方法旨在找到一个对每个误差场景都有利的治疗计划，但为假设更有可能的场景分配更大的重要性权重。

(2) 最小最大法，有时也称最差场景法。这种方法最小化所有误差场景中最大的目标函数，可用式 (5.22) 表示：

$$\text{minimize}_{\boldsymbol{w}} \max_{k}\left[f\left(d^k(w)\right)\right] \tag{5.22}$$

该方法可以进一步作用在体素水平，形成基于体素的最差场景法，即在所有场景中，对每个体素选择一个最差的剂量值并代入目标函数，在靶区可以选择最小的剂量值，在 OAR 区可以选择最大的剂量值。基于体素的最差场景目标函数如式 (5.23) 所示：

$$\text{minimize}_{\boldsymbol{w}} \sum_{i} \max_{k} f\left(d_i^k(w)\right) \tag{5.23}$$

5.8.5   研究热点

优化技术在放射治疗技术发展中产生了重大的影响，直接导致放射治疗计划由 “前向计划” 到 “逆向计划” 的变革。治疗计划系统中所涉及的优化对象主要是剂量分布，但是在离子治疗中针对辐射质 (如 LET) 的优化目前越来越受到放疗界的重视。不管是质子还是碳离子，在常规笔形束扫描计划的高 LET 剂量都倾向分布在靶区边缘，这对附近存在 OAR 的情况不友好。高 LET 射线的生物学效应强，出现在靶区边缘，一方面浪费了高 LET 射线杀灭肿瘤细胞的优势，另一方面增加了 OAR 的风险。因此，在质子 IMPT 治疗计划的优化中，可将高 LET 部分转移到靶区内。在碳离子放疗中，对 LET 的优化主要用于治疗乏氧肿瘤和降低 RBE 不确定性的影响。为了更灵活高效地提高靶区的 LET，多离子联合放疗的概念也已经被提出，在日本国立量子科学技术研究所 (QST，原 NIRS) 已经实现了多离子联合调强放射治疗。此外，离子弧形调强放射治疗技术也是当前的研究前沿。针对该技术的治疗计划，不单需要优化剂量或 LET 分布，还需要考虑配送效率的优化。超高剂量率放疗的治疗计划需要额外考虑剂量率优化。空间分割放疗需要优化剂量的空间分割效果，即峰谷剂量比。总之，治疗计划优化在现代放疗技术发展中起到非常关键的作用，涉及范围很广，更多高级优化主题在此不能一一列举。

5.9 计划评估与计划质量保证

5.9.1 计划评估

在常规治疗计划系统中使用的计划评估手段，在离子治疗计划系统中一般也常使用，包括等剂量线、剂量云图、剂量体积直方图 (DVH) 等。前面已经提到，重离子治疗计划一般优化计算的是生物剂量分布。重离子治疗计划系统除了可以输出生物剂量分布，还可以输出 RBE 分布、物理剂量分布以及剂量平均 LET 分布，因此对这些量的分布进行查看和评估也是必要的。为了评估 LET，LET 体积直方图 (LVH) 也已经被用来评估离子治疗计划。

虽然质子放疗依然采用固定为 1.1 的 RBE 值，但目前已存在众多的质子可变 RBE 模型，可用于治疗计划设计，不同模型计算得到的生物剂量分布结果会存在差异。在碳离子放疗领域，已有三种 RBE 计算模型用于实际临床治疗。即使使用相同的 RBE 计算模型，采用不同的模型参数也会导致相同的治疗计划得到不同的生物剂量分布。模型与模型之间，以及模型内参数之间的差异，可以用于离子治疗计划的评估，以获得更加安全的治疗计划。

5.9.2 计划质量保证

治疗计划的质量保证包含在常规治疗前对治疗计划系统的调试与验收测试，以及平常使用期间的一致性检查等，这些内容与传统治疗计划系统所涉及的方面类似。对于离子束放射治疗，计划 CT 影像采集参数和成像协议在实际临床工作中应额外注意。此外，对重离子放疗，利用体外培养细胞验证治疗计划系统的生物剂量准确性同样很有必要。

患者特异的治疗计划验证，目前依然采用物理剂量测量法，这和常规放射治疗类似，可以使用三维水箱、矩阵电离室等。放射显影胶片在离子放射治疗计划验证中使用得较少，特别是在重离子放疗中，主要是因为胶片在高 LET 照射下存在 "猝灭" 效应。由于对每个患者进行治疗计划剂量测量是非常费时间的，因此利用治疗计划执行的日志文件，结合蒙特卡罗模拟等第三方独立剂量计算工具，再将计算结果和治疗计划计算结果进行对比，这种计划验证方法是有效可行的。此外，随着人工智能 (AI) 技术的发展，借助 AI 也可以减轻计划验证工作的负担。

小　结

治疗计划系统是现代放射治疗的基础，采用的束流配送方式越复杂，治疗计划系统对整个放疗系统越重要，所涉及的方面越广泛。本章介绍了离子治疗计划中的关键环节，包括治疗计划软件中的算法、图像配准融合、患者摆位验证、图像分割、计划中 PTV 的确认、离子治疗束流参数设置、计划的剂量计算、治疗计划优化及评估与质量保证等。

复习思考题

1. 简述离子放射治疗的工作流程，探讨其与制定治疗计划的关系。

2. 在离子治疗计划系统中需要将 CT 值转化为相对阻止本领，除了教材中提到的两种方法外，请文献调研其他方法，简述其原理及优缺点。

3. 放射治疗中面临多种不确定性因素的影响，除了摆位误差、离子射程及 RBE 不确定性，请例举你所预见的不确定性，从治疗计划系统和计划设计的角度如何考虑减轻其影响？

4. 笔形束剂量计算算法在面临组织横向不均匀时存在计算不准确的情况，请问在解析算法的框架下如何进一步提高笔形束剂量计算算法的准确性？

参 考 文 献

[1] https://www.dicomstandard.org/[2024-5-30].

[2] Oliveira F P, Tavares J M. Medical image registration: A review. Computer Methods in Biomechanics and Biomedical Engineering, 2014, 17(2): 73-93.

[3] Jäkel O, Jacob C, Schardt D, et al. Relation between carbon ion ranges and X-ray CT numbers. Medical Physics, 2001, 28(4): 701-703.

[4] Schneider U, Pedroni E, Lomax A. The calibration of CT Hounsfield units for radio-therapy treatment planning. Phys Med Biol, 1996, 41: 111-124.

[5] Jäkel O. Treatment planning for ion beam therapy//Linz U. Ion Beam Therapy. Berlin, Heidelberg: Springer, 2011.

[6] Graeff C, Volz L, Durante M. Emerging technologies for cancer therapy using accelerated particles. Progress in Particle and Nuclear Physics, 2023, 131: 104046.

[7] Ezhil M, Vedam S, Balter P, et al. Determination of patient-specific internal gross tumor volumes for lung cancer using four-dimensional computed tomography. Radiat Oncol, 2009, 4: 4.

[8] Lomax T. Treatment planning for scanned particle beams// Ma C M, Lomax T. Proton and Carbon Ion Therapy. Boca Raton: CRC Press, 2012.

第 6 章 运 动 管 理

6.1 运动靶区离子束放射治疗存在的挑战

在治疗如头颈部等相对位置比较固定的肿瘤靶区时，只要照射前对患者进行有效的固定就能达到精确放疗的目的[1]。然而，临床上一些肿瘤处于运动器官上，靶区运动给治疗计划的实施制造了很多困难[1]。

对于垂直于束流方向的靶区运动，可通过增大靶区边界来补偿运动对剂量分布带来的影响，但这样会对靶区周围的正常组织产生辐射损害[1]。沿束流方向的靶区运动会导致离子束路径上组织密度的变化，致使离子束射程发生改变 (如图 6.1(a) 和 (b) 所示)[1,2]，进而靶区内剂量分布也相应发生改变。靶区运动和笔形束动态扫描的相互作用效果 (interplay effect) 会给靶区内剂量分布带来严重的影响[1,3,4]。如图 6.1(c) 和 (d) 所示，由于靶区处于运动状态，束流实际照射点和计划照射点位置可能发生偏移，这样导致靶区内扫描点相对位置发生改变，局部产生剂量热点和冷点，剂量分布发生严重畸变，甚至对周围的正常组织产生辐射损害，严重影响了放射治疗的安全性和有效性[1]。

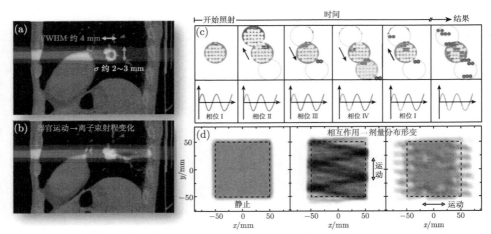

图 6.1 点扫描模式下：(a) 计划设计照射位置；(b) 靶区运动后离子束射程发生改变；(c) 靶区运动和笔形束动态扫描相互作用示意图；(d) 静止和不同方向运动情况下靶区剂量分布图

FWHM 为半高宽，σ 为束斑尺寸

6.1.1　器官运动分类

6.1.1.1　患者摆位引起的器官运动

患者摆位引起的器官运动主要出现在分次照射间。摆位会导致照射野和肿瘤相对位置发生偏移。分次照射间这种摆位偏差是随机的。另外，患者模拟定位时的体位和治疗时的体位会存在一定的差异，同样会引起系统偏差。

6.1.1.2　分次照射间器官运动

分次照射间器官运动会导致不同分次间解剖组织变化，而这种变化在同一分次照射内是可以忽略的。因此在时间尺度上，分次照射间器官运动超过几小时到几天。

引起分次照射间器官运动的一个因素是生理过程，例如肠道和膀胱的充盈量变化以及肠道蠕动。受这种运动影响的腹部器官有前列腺、结直肠和膀胱。

患者呼吸类型的改变同样会导致分次照射间器官运动。呼吸轨迹一般具有重复性特征，然而分次照射间呼吸轨迹基线的改变也被认为是分次照射间器官运动[5]。

肿瘤靶区不仅仅在位置上会随运动器官运动，治疗过程中肿瘤本身也会扩张或缩减[6]。

分次照射间组织密度的变化不一定由器官运动引起，也可能是空气间隙被水分填充所致。这种变化对离子治疗尤为重要，因为它会导致离子束射程的改变。

6.1.1.3　分次照射内器官运动

在时间尺度上分次照射内器官运动要比分次照射间器官运动短得多，一般在几秒到几分钟。引起分次照射内器官运动的主要因素是呼吸和心跳。肺部肿瘤和膈肌附近的器官受这种运动影响最明显。

心跳本身幅度很小，不能引起靶区明显的运动。Liu 等[7]利用四维 CT (4DCT)对 152 例非小细胞肺癌患者的肿瘤靶区运动情况进行了研究，发现靶区在上下 (superior-inferior, SI) 方向、前后 (anterior-posterior, AP) 方向和左右 (left-right, LR) 方向的运动幅度超过 5 mm 的患者分别占 39.2%、5.4% 和 1.8%。可以看出靶区在 SI 方向运动幅度最大，其中运动幅度超过 10 mm 的患者人数占总数的 10%[8]。

本章主要围绕由分次照射内呼吸运动引起的运动肿瘤靶体的适形放射治疗技术展开。

6.1.2　影响 4D 剂量分布的因素

影响靶区运动和笔形束动态扫描相互作用的因素有多种：①从患者角度，包括运动周期 (3~6 s)、运动幅度 (5~30 mm)、不规则运动、靶区形变等；②从加速器角度，包括扫描速度 ($10\sim100$ m/s)、能量切换速度 ($0.3\sim5$ s)、束流引出时间 ($1\sim10$ s) 及结构、流强 ($1\times10^6 \sim 4\times10^8$ particles/s(粒子/秒))、加速器运行模式 (包括连续束和脉冲束)、照射模式 (呼吸门控、多次扫描) 等；③从治疗计划角度，包括射野方向、处方剂量、分次照射方案、扫描点间距、能量断层间距、扫描路径等 [9]。可以看出，靶区运动和笔形束动态扫描相互作用是一个高维问题，个体差异较大，任何影响时间线的因素都会对最终的 4D 结果产生影响，并且靶区运动速率和束流照射速率处于同一时间尺度上，因此两者之间存在强的相互作用，导致个体 4D 剂量分布难以预测，给运动靶区重离子点扫描放射治疗带来了极大挑战。

6.2　运 动 探 测

运动探测的目的是获得靶区的实时运动信息。在影像诊断时，成像设备在采集靶区影像信息的同时记录靶区运动信息，这样可重建得到靶区的 4D 影像。在束流照射时，运动探测装置用来探测靶区的实际位置并反馈给加速器控制系统。对于器官的运动探测主要分为三大类：间接探测、直接探测和组合探测。

6.2.1　间接探测

间接探测是通过探测体外呼吸相关运动信号来间接反映体内器官运动信息的探测手段，主要包括呼吸探测和体表运动探测 [1]。间接探测方法虽然简便，但存在体外运动信号和体内运动信号可能不一致的问题。Liu 等 [10] 利用核磁共振成像 (MRI) 在测量人体肺部运动信息的同时记录下体表运动信号，通过数据对比发现体表运动信号和体内运动信号的相互关系很大程度上取决于所探测的位置。Ionascu 等 [11] 利用透视监测的方法在测量 10 名肺癌患者的肺部运动信息的同时利用传感器探测患者的呼吸信号，发现器官在 SI 方向上的运动信号与体表呼吸运动同步，在 AP 方向差异比较大。间接探测的优点是不需要在患者体内植入金标 (gold marker)，属于无损伤探测，而且相比直接探测，间接探测的测量频率要高很多。

6.2.2　直接探测

直接探测主要包括透视监测、超声监测、MRI 以及体内植入射频发生器等 [1]。在传统光子放疗中经常用到透视监测 [12]，它能反映出靶区的实时位置，不过该方法需要在体内植入金标，这会给离子放疗带来影响。首先，金标会导致 CT 影像上出现伪影，这样会使离子束射程计算产生偏差。其次，放疗中离子束和金标发生相互作用，会给离子束径迹分布带来影响 [13]，从而影响治疗计划的制定与实施。另外，透视监测会使患者接受额外的剂量辐射，对正常组织产生辐射损害[14]。超声探测的精度很高，甚至可以和 CT 扫描相媲美[15]。相比透视监测，超声探测对于腹部器官的探测精度要高[16]。MRI 可直接获得二维平面上的实时影像信息，无损伤，目前与光子放疗设备可集成使用，但与离子放疗设备的集成还存在很大的技术挑战，尚处于研究阶段。通过在体内植入射频发生器，体外配套射频接收器，可以使器官位置的探测精度提高到亚毫米量级[17]，不过该方法目前只运用在前列腺放疗中[18]。与透视监测相类似，体内植入射频发生器也会对 CT 扫描产生影响，从而影响治疗计划的实施。

6.2.3 组合探测

顾名思义，组合探测方法是将直接探测和间接探测结合起来，取两者的优点，不但提高了测量频率，而且提高了测量精度。目前组合探测方法主要是通过治疗前短时间内同时探测体内透视监测信号和体外呼吸运动信号，利用数学建模的方向建立起两者的相互关系，得到相互关系后就可以直接通过高频 (10~40 Hz) 的体外呼吸运动信号来推算出体内器官运动信号，这同时提高了测量精度和测量频率[1]。

6.3 运动补偿技术

为了使肿瘤靶区接受高剂量照射，同时使正常组织得到有效保护，进一步发挥离子束放疗的优势，有必要建立主动式扫描束束流配送系统，同时建立针对运动肿瘤靶区的运动补偿技术，这是目前国际离子放疗的发展趋势[1]。在主动式束流配送系统中，靶区运动和动态束流配送相互作用会导致离子束辐射场内剂量分布严重畸变，因此需要建立专门的运动补偿技术对靶区运动进行补偿。目前在离子束放疗中主要有四种运动补偿技术：重复扫描[19]、呼吸门控[20]、主动跟踪[21]以及由中国科学院近代物理研究所自主研发的呼吸引导技术[22,23]。除此之外，超分割照射也可以减小运动给剂量分布带来的影响[24]。另外，通过呼吸屏气、腹部施压等方法同样可以达到运动补偿的目的[1]。

运动补偿技术的应用在某种程度上可以减小甚至消除运动给剂量分布带来的影响。重复扫描技术的原理是将照射计划输出的总剂量分割成多份，通过多次照射起到剂量重复涂抹的作用，在统计上消除剂量冷点和热点的出现。呼吸门控技术是通过在特定呼吸时相上对靶区实施照射来减小束流照射时靶区的运动幅度。呼吸引导技术通过设计患者特异化的引导曲线，并调节同步加速器磁激励周期与引导曲线周期一致，在呼吸末相设置短暂的屏气相使其和加速器束流引出相同步，这样每个脉冲的束流会得到充分利用，同时减小了束流照射时靶区的残余运动，提高了离子束的照射精度和效率。主动跟踪技术需要在线监测靶区的实时运动位置，将该位置信息反馈给加速器，通过加速器扫描磁铁对束流的偏转达到束斑主动跟踪靶区的目的。目前，在主动式束流配送模式下针对靶区运动的补偿技术处于实验室研究阶段，并没有应用到临床当中。以下将重点讨论这些技术的原理、特点以及现状。

6.3.1 呼吸控制

呼吸控制通过使用特定的方法来控制患者的呼吸状态，以减小或消除束流照射时靶区的运动幅度，主要包括深呼吸屏气 (deep inspiration breath hold, DIBH)、主动呼吸控制 (active breathing control, ABC) 以及腹部施压等。其中 DIBH 方法通过视觉反馈的方式，要求患者治疗前深呼吸并保持呼吸状态到一定阈值，这时靶区处于相对静止状态，同时可以通过扩大肺容积并下移膈肌，使肿瘤与重要器官之间的距离增加，减少辐射剂量对正常组织的损害；ABC 方法通过一个特殊的呼吸口罩或嘴套进行呼吸，并按照医师的指示进行深吸气或呼气，这样在束流照射期间稳定患者的呼吸模式，确保精准的剂量照射；腹部施压方法通过压迫桨或压迫带在患者腹部施加压力，从而限制患者的呼吸幅度，提高束流的照射精度。

6.3.2 呼吸门控

呼吸门控技术已有三十多年的发展历程，适用于运动幅度较大的肿瘤靶区。其原理是通过在线监测靶区的运动信息，然后在运动信号上设置一个阈值，当靶区位置到达阈值以内时束流开启，超过阈值时束流关闭，这样可以保证束流只在特定的呼吸时相上对靶区进行照射，从而提高了照射精度[25]，如图 6.2 所示。

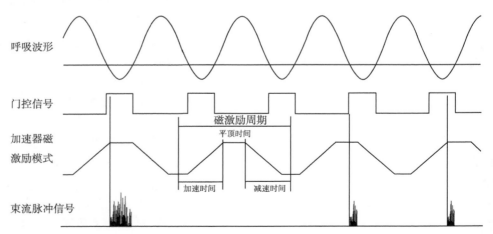

图 6.2   同步加速器上呼吸门控技术示意图

离子束只有在门控开启状态和平顶阶段重合的时间段才会有束流引出

呼吸门控技术主要应用于受呼吸运动影响比较大的胸腹部肿瘤的放射治疗，例如肝癌和肺癌。由于门控窗 (gating window) 内靶区存在残余运动，在主动式束流配送方法中仍旧有相互作用的影响 [26]。就此问题，Bert 等 [26] 提出了通过增加相邻扫描点的重叠度来消除相互作用的影响。Furukawa 等 [19] 提出了将呼吸门控技术和重复扫描技术相结合来消除相互作用所带来的影响。

提高束斑重叠度可以减小扫描点的权重，因此对某个剂量点有贡献的扫描点数会变大，这样相邻扫描点之间的相互运动给剂量分布带来的影响会减小。横向上可通过增大束斑半高宽 (FWHM) 或减小相邻扫描点间距来提高相邻扫描点束斑重叠度 [1]，纵向上可通过减小相邻能量断层的间距来提高束斑重叠度。该方法的有效性已经得到了理论模拟验证 [27]，例如，对横向上扫描间距为 2 mm 的运动靶体，将 FWHM 设置为 12 mm 可以补偿 3 mm 的靶区残余运动，而将 FWHM 设置为 16 mm 时可补偿 5 mm 的靶区残余运动。纵向上将扫描间距减小到 1 mm 可补偿 5 mm 的离子束射程的改变。

日本国立放射线医学综合研究所 (NIRS) 在主动式束流配送系统中探究了将呼吸门控技术和重复扫描技术结合起来应用于肿瘤靶区的运动补偿，发现简单地将两者结合起来不会得到均匀的剂量分布。而相控重复扫描 (phase controlled rescanning, PCR) 技术的提出，使得靶区得到均匀剂量覆盖的同时需要更少的扫描次数 [19]。

呼吸门控技术要求对靶区运动进行实时探测，而且德国亥姆霍兹重离子研究中心 (GSI) 的研究发现，探测的重复精度要达到 3~5 mm 才能满足系统的要求。目前，多种探测设备已成功地运用到了临床当中 [1]。不过大部分探测系统是通过体表探测来间接反映体内器官的运动信息，而体表运动和体内器官运动的相互关系模型在治疗过程中会发生变化，这就需要对相互关系模型进行实时更新或者通过适当增大靶区边界以及调整门控窗来解决。

呼吸门控技术通过在特定的呼吸相位上对靶区进行照射，减小了束流照射时靶区的运动幅度，但没有完全消除运动。因此，计划设计时应充分考虑横向上靶区的残余运动以及纵向上离子束射程的变化。

6.3.3 呼吸引导

生物视听反馈患者呼吸引导系统 (RG^{2}S) 由中国科学院近代物理研究所研发，最初是为医用重离子加速器 (HIMM) 设计，由于 HIMM 采用同步加速器作为主加速器，其提供脉冲式的束流配送方式，传统呼吸门控 (gating) 技术由于门控窗口和束流引出相不同步，导致束流照射效率大幅下降 (照射时间增加约 3~5 倍)，同时门控窗内靶区残余运动同样会造成离子束照射位置的错误，因此无法达到精准放射治疗的目的，如图 6.2 所示。RG^{2}S 通过设计患者个性化的呼吸引导曲线

(按照每个患者自由呼吸下的呼吸波形设计)，并调节加速器磁激励周期与患者引导曲线周期一致，在引导曲线末端设置短暂的屏气相使其和加速器束流引出相同步，将引导曲线和患者实时呼吸曲线通过普通显示器或头戴式显示器反馈给患者，这样患者在引导曲线的指引下进行呼吸，每当呼吸到呼气末相时加速器出束，从而大幅提高了离子束放射治疗的效率和精度，如图 6.3 所示。目前，模拟和实验测试的结果显示，呼吸引导相比传统呼吸门控方法使得离子束的照射效率提高了约 2～5 倍，照射精度提高了约 10 倍，有效提升了医用重离子加速器的性能 [22,23]。

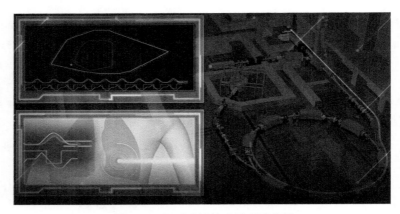

图 6.3　视听反馈技术原理示意图

RG²S 结构组成如图 6.4 所示：①运动信号采集端，用于采集患者的实时呼吸

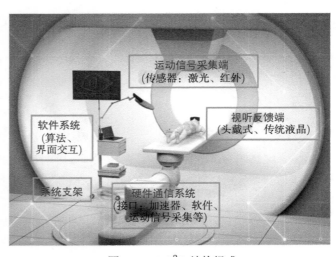

图 6.4　RG²S 结构组成

运动信号; ②硬件通信系统, 提供与加速器、运动信号采集端、软件、视觉反馈端之间的接口和通信, 能够实时输出门控信号和联锁信号给加速器控制系统, 实现束流的开关控制; ③软件系统, 是整个系统核心的用户交互和算法实现部分, 能够通过硬件通信系统实时获得加速器和传感器的信号, 通过运动建模生成患者个性化的引导曲线, 自动匹配患者呼吸和加速器运行周期使其达到同步运行, 具备多模式门控窗口的设置功能, 并通过硬件通信系统将门控信号实时发送给加速器控制系统, 内嵌多种安全保护机制和联锁功能, 能够应对如咳嗽引起的呼吸波形突变等突发安全情况, 保证束流的准确照射; ④视听反馈端, 将引导曲线和患者实时的呼吸曲线显示在普通显示器或患者头戴式显示器上, 患者通过调节自己的呼吸波形使其和引导曲线一致, 从而实现加速器的呼吸同步照射; ⑤系统支架, 系统所有的设备集成安装在系统支架上, 形成一个独立的系统, 方便转运。

6.3.4 重复扫描

动态的束流配送过程和肿瘤靶区运动相互作用会导致靶区内局部出现剂量冷点和热点。其中, 靶区运动幅度、周期、初始相位以及笔形束的扫描速度是影响剂量分布不均匀程度的关键因素 [4]。重复扫描技术通过将单次照射的离子数分割成多份实现靶区的多次照射, 这样一次照射的离子数减少而总的扫描次数增加, 起到重复涂抹的效果, 这在统计上会消除剂量热点和冷点的出现 [3]。为了保证靶区内剂量分布的均匀性, 就需要将照射离子数分割成足够多份, 而且笔形束扫描速度和靶区运动频率不能有任何时间上的相关性, 否则可能导致统计效果减弱或者消失。

到目前为止, 主要的重复扫描技术包括: 体重复扫描 (volumetric rescanning) 和层重复扫描 (slice-by-slice rescanning)[28]。对于同步加速器来说一般不采用体重复扫描, 主要是因为加速器换能时间较长。例如, 将靶区分为 25 个等能量断层, 若进行 10 次体重复扫描, 那么仅加速器的换能时间就要超过靶区照射时间 [1]。影响重复扫描结果的主要因素是靶区运动频率和束斑扫描速度的时间相关性 [28], 这会导致统计效果减弱或者消失。例如, 假设靶区为长方体, 截面大小为 3 cm× 3 cm, 将靶区分成若干等能量断层, 每层上的束斑扫描间距设为 3 mm, 单个扫描点的扫描时间为 5 ms, 那么每层的扫描时间为 0.6 s。若将单次扫描分割成 10 次扫描, 这样每个扫描点的单次照射时间变为 0.5 ms, 总照射时间保持不变。假设靶区的运动周期为 5 s, 运动状态可以分为吸气相 (1 s)、吸气末相 (1 s)、呼气相 (1 s) 以及呼气末相 (2 s) 四部分, 这样每个能量断层在单个呼吸相内就可以照射完毕。在进行下一能量断层照射之前, 加速器需要主动变能, 该变能时间在 2~ 3 s, 变能完成后进行下一能量断层照射时呼吸状态已经进入另一个呼吸相。这样两个能量断层在束流照射时存在位置偏差, 导致剂量分布畸变。

针对时间相关性问题发展了多种解决方案，例如，随机改变离子束扫描路径或在扫描过程中随机增加暂停。Rietzel 等[29] 提出在两个等能量断层之间设置随机延迟时间，也叫延时扫描 (time delay rescanning)，或者随机改变等能量断层的扫描顺序，也叫随机扫描 (random rescanning)。另有学者[30] 提出在扫描过程中设置随机暂停或随机改变加速器慢引出时间结构，从而改变束斑扫描速度。另外，通过改变两次扫描间的束斑扫描路径同样可以改变靶区运动和动态束流配送的相互作用模式。Furukawa 等[19] 提出的 PCR 方法和 Seco 等[31] 提出的呼吸抽样重复扫描 (breath-sampled rescanning，BSR) 方法的关键技术是主动调制束流引出强度，通过探测靶区运动信息使多次扫描均匀地分布在呼吸周期的各个时相上。为了达到该目的，加速器要根据实时探测到的呼吸运动轨迹主动调制束流引出强度，使每个等能量断层刚好在一个呼吸周期或一个门控窗内进行均匀重复扫描。同其他多次扫描技术相比，PCR 和 BSR 在达到相同均匀剂量分布时所需要的扫描次数更少。相比 PCR 技术需要对加速器控制系统进行复杂的操作，每个能量断层需要根据扫描点权重进行束流强度的调节，中国科学院近代物理研究所提出了一种等间隔排布重复扫描 (uniform-spaced rescanning, USR) 技术，不需要通过调节加速器流强实现重复扫描在门控窗口内的均匀分布，而是通过调节相邻扫描之间的时间间隔达到重复扫描均匀排布的目的 (如图 6.5 所示)，这样大幅减小了加速器控制操作的复杂度，测试表明采用 USR 技术可以达到更好的靶区剂量分布均匀度。

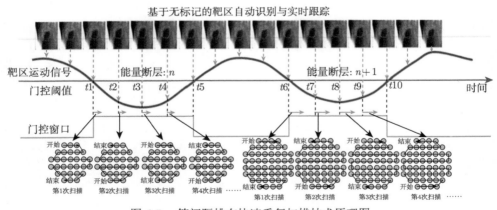

图 6.5   等间隔排布快速重复扫描技术原理图

在实施过程中，Zenklusen 等[32] 又提出了缩放重复扫描 (scaled rescanning) 和等断层重复扫描 (iso-layered rescanning)。缩放重复扫描的特点是每个扫描点都按照相同的扫描次数对该点的照射离子数进行均匀分割。等断层重复扫描则是通过给定一个离子数阈值，将每个扫描点进行分割，这样每个扫描点的扫描次数就会发生改变,权重大的扫描点需要的扫描次数多,而权重小的扫描点相应的扫描次数也会变少。该方法的最大优势是提高了扫描点单次扫描的强度,从而提高了探测器的控制精度[1]。

重复扫描技术有效地提高了靶区剂量分布的均匀性,但没有消除运动本身,这样在治疗计划设计时要根据靶区的运动范围适当放大靶区边界[1]。除了在垂直于束流方向上的几何外扩之外,还需考虑由运动引起的离子束路径上组织密度的变化所导致的离子束射程的改变。

6.3.5 主动跟踪

主动跟踪技术相比其他运动补偿技术来说是最精确,同时也是最复杂的运动管理技术。最初,主动跟踪技术利用多叶光栅实现靶区的在线跟踪并应用在传统光子放射治疗中[33]。在离子束放疗中,主动跟踪技术体现在利用扫描磁铁实现横向上束斑位置偏差的修正[34],并且要求位置更新时间小于 1 ms[35]。纵向上为了补偿由组织密度的变化引起的离子束射程的改变[36],GSI 发展了一种离子束被动式能量调节装置,由电机控制的两组相对运动的楔形板实现离子束能量的快速调节[37]。

近来关于离子束主动跟踪技术已有不少报道[21]。GSI 利用二维运动平台来模拟靶区在横向上的运动,放置在运动平台前的楔形板用来模拟深度方向上组织密度的变化。探测器将靶区位置信息实时反馈给控制系统,能量调节装置根据靶区和楔形板的相对位置变化生成深度方向上离子束的射程补偿参数并进行快速补偿。为了验证该系统的可靠性,在二维运动平台上放置不同的探测器 (如胶片和电离室),通过设置运动平台的运动周期为 3 s,运动幅度为 20 mm,得到在主动跟踪模式下靶区的剂量分布均匀性和静态情况下靶区的剂量分布均匀性仅相差 $(1\pm2)\%$[21]。

GSI 所实现的靶区运动主动跟踪是针对规则运动情况,若要应用于临床上,所面临的困难较多。目前,不能在治疗过程中获得靶区的实时三维运动信息,因此在治疗前需要将横向上和纵向上的补偿参数提前计算好并存储到数据库中,治疗中通过类似查表的方式提取当前对应的补偿参数并进行靶区运动的快速补偿[38]。治疗计划中补偿参数可以通过 4DCT 获得[39]。由于在患者 CT 影像采集时很可能出现不规则呼吸运动的情况,因此治疗前需要对患者进行多次 4DCT 扫描,针对每次的扫描结果都进行运动补偿参数的计算,到实际治疗时可根据当前照射点和患者的呼吸情况选择相应的运动补偿参数。相比呼吸门控技术,主动跟踪技术对靶区运动的探测精度和响应速度要求更高。

6.3.6 运动补偿技术比较

未来针对运动肿瘤离子束放射治疗,可根据患者的呼吸类型和靶区运动特征进行分类。对不规则呼吸类型可采用重复扫描方式照射,主要是因为该技术对运动的规律性要求较低 [1]。对于运动幅度小于 5 mm 的情况，通常也采用重复扫描照射，因为它在达到剂量均匀分布的前提下不会增加总的照射时间，同时也是最简单的运动补偿方法 [1]。若靶区运动幅度超过 5 mm，则采用呼吸门控、呼吸引导、呼吸控制或主动跟踪技术，这样确保周围正常组织得到有效保护 [1]。若是基于同步加速器的脉冲式束流配送方式，则采用呼吸引导技术，可以提高束流的利用效率。这几种靶区运动补偿技术可根据自身的优缺点来决定其所适用的情况。下面就靶区适形度、鲁棒性以及技术复杂度等三个指标对这几种运动补偿技术进行一个全方位的系统比较。

靶区适形度是指 PTV 的大小、靶区周围正常组织和危及器官所接受的辐射程度 [1]。主动跟踪技术的原理是使束流在线实时跟随靶区的运动，因此不需要额外放大靶区边缘。呼吸门控技术通过在特定呼吸时相对靶区实施照射，虽然减小了照射时靶区的运动幅度，但门控窗内还存在靶区的残余运动，这需要通过适当增大靶区的边缘来弥补。另外，在主动式束流配送系统中，靶区残余运动会和动态束流配送相互作用，对这种情况一般采用增大束斑半高宽或重复扫描的方法来解决，但该方法在某种程度上又增大了靶区边缘的剂量半影。呼吸控制和呼吸引导方法，通过屏气的方式减小甚至消除了束流照射时靶区的残余运动。几种运动补偿技术中只有重复扫描技术没有在照射时缩小靶区的运动幅度，而是通过统计上平均的效果来得到均匀的剂量分布，相比其他运动补偿技术所需要的靶区外放也就更大。因此，在靶区适形度方面，重复扫描技术最差，呼吸门控技术次之，呼吸控制和呼吸引导技术较好，主动跟踪技术最好。

鲁棒性是指治疗中运动补偿技术对各种不确定性因素的敏感程度。这些不确定性因素主要包括：运动探测器的探测精度及响应速度，患者呼吸模式的不规律性等 [1]。重复扫描技术对呼吸运动的规则性要求较低，因此它对不确定性因素的敏感程度最低。呼吸门控技术需要进行靶区运动探测，由于探测精度的限制以及体表运动信号和体内器官运动信号可能存在不一致，呼吸信号和门控信号可能会不协调，该问题可通过靶区外放或增大相邻扫描点的束斑重叠度来解决。相比呼吸门控技术主要针对的是自由呼吸模式，呼吸控制和呼吸引导则需要患者的配合，是一种主动呼吸控制模式，对患者的配合程度要求较高。主动跟踪技术对靶区运动的探测精度要求最高，不但在 CT 扫描时需要通过精确的呼吸探测来辅助生成4DCT 影像数据，而且在患者治疗时需要利用实时靶区运动探测信息来进行运动靶区的在线主动跟踪照射。在治疗过程中，患者呼吸模式的变化要求主动跟踪补偿参数作相应调整，以达到精确照射的目的。因此，在鲁棒性方面，主动跟踪技术最差，呼吸控制和呼吸引导次之，呼吸门控技术较好，重复扫描技术最好。

技术复杂度是指运动补偿技术对硬件的要求以及软件控制的烦琐程度 [1]。重复扫描技术对控制的要求同照射静态肿瘤靶区的过程类似。呼吸门控技术不但需要对呼吸运动进行探测，而且需要根据呼吸信号产生的逻辑开关来实现对加速器束流引出的控制。呼吸控制和呼吸引导进一步需要患者的良好配合。主动跟踪技术对靶区运动的探测精度要求更高，其控制系统需要根据运动探测信息实现扫描磁铁对束流的偏转来跟踪靶区在横向上的运动，纵向上需要通过能量调节装置实现对离子束射程的变化进行主动补偿。因此，在技术复杂度方面，主动跟踪技术最复杂，其次是呼吸控制和呼吸引导，呼吸门控技术次之，最简单的是重复扫描技术。

6.4　离子 4D 治疗计划设计

6.4.1　几何内靶区

目前，针对运动肿瘤靶区通常采用的方法是对患者进行 4D CT 扫描，重建出每个呼吸时相的 3D CT 影像，医师通常将位置重复性较好的呼气末相作为参考时相，在该时相的 CT 影像上进行靶区以及危及器官的勾画，并通过形变配准的方法将参考时相的靶区和危及器官的轮廓形变到其他呼吸时相，从而得到其他时相靶区及器官的轮廓信息。在治疗计划设计时，可以选择采用呼吸门控治疗方式或者直接在自由呼吸模式下进行照射。如果采用自由呼吸模式，为了保证靶区在每个呼吸时相都能够得到充分照射，会将每个呼吸时相的靶区轮廓取并集；如果采用呼吸门控治疗方式，通过选择在特定呼吸时相对肿瘤靶区进行照射，那么只对选择的呼吸时相的靶区轮廓取并集。这种通过将不同呼吸时相肿瘤靶区轮廓叠加起来形成的内靶区称为几何内靶区 (gITV)，即只是几何位置上进行简单的叠加，如图 6.6 所示。治疗计划设计时将该几何内靶区作为计划靶区进行照射野的设计以及剂量的优化。这样在束流照射时，即使靶区处于运动状态，由于计划设计时已经将靶区所有的运动位置包含进来，那么不论靶区处于哪个运动时相都可以进行有效照射。然而，这种 gITV 的设计方法只适合于传统光子或电子束放射治疗，由于光子线或电子线对组织密度的变化不敏感，对强度衰减的影响较小，深度剂量分布曲线前移或者后移 1 cm，对剂量造成的影响只有 3% 左右，那么通过 gITV 的设计可以有效克服靶区运动造成的剂量照射不充分的问题。但是，对于离子束放射治疗，通过将每个时相的靶区轮廓进行叠加，gITV 只能够实现垂直于束流方向上束流的照射野范围和靶区的运动范围保持一致，沿着束流方向由靶区运动导致的组织密度的变化造成的离子束射程的改变是无法解决的，深度剂量分布曲线前移或者后移 1 cm 会在布拉格峰附近造成 90% 的剂量偏差，那么靶区将得不到足够剂量的照射，同时靶区前沿或者后沿的正常组织会受到严重损伤。因此，gITV 不适合应用在离子束放射治疗中。

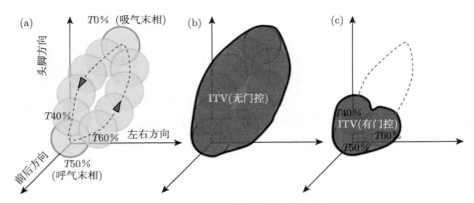

图 6.6　几何内靶区生成示意图

(a) 靶区在三维方向运动示意图；(b) 不加门控情况下的几何内靶区；(c)$T40\% \sim T60\%$门控窗口下的几何内靶区。ITV 表示内靶区，$T0\% \sim T90\%$表示呼吸时相

6.4.2　射程内靶区

现有基于 gITV 的设计方法应用于离子束放射治疗时没有考虑呼吸运动导致的组织密度变化引起的离子束射程的改变，从而使靶区得不到有效照射的同时正常组织受到损伤。基于离子束射程的内靶区 (raITV) 设计方法，不但考虑了垂直于束流方向靶区的运动范围，同时考虑了沿着束流方向由组织密度的变化导致的离子束射程的改变，使得靶区在各个呼吸时相都能够得到充分照射，同时正常组织得到有效保护，从而提高离子束放射治疗的效果。

生成 raITV 首先需要对患者进行 4DCT 扫描，并重建各个呼吸时相的 3DCT 影像数据，由医师选择位置重复性较好的呼吸时相作为参考时相，并在该时相上进行肿瘤靶区和危及器官的勾画。对其他呼吸时相，可以由医师逐个进行肿瘤靶区和危及器官的勾画，也可以通过形变配准的方法将参考时相上的器官轮廓形变到其他时相，并由医师进行确认。完成各个时相上靶区及器官轮廓勾画后，根据治疗计划设计的要求可以选择呼吸门控的治疗方式，也可以选择直接在自由呼吸模式下进行照射。对于自由呼吸不加门控的照射模式，将各个呼吸时相上靶区轮廓取并集，组成覆盖整个呼吸运动范围的肿瘤内靶区；对于加入呼吸门控的照射模式，由医师选择具体要照射的呼吸时相，并将这些呼吸时相上肿瘤靶区的轮廓取并集，形成对应的肿瘤内靶区。

对上述形成的肿瘤内靶区中的特定体素，在用于生成肿瘤内靶区的各个呼吸时相的 CT 数据中，从加速器虚拟源到该体素的连线上，利用光线跟踪的方法寻找该连线与 CT 数据中每个体素的交点。根据 CT 值到水等效系数的转换关系，计算光线路径上从患者体表到每个相交体素的长度值，并转化为对应的水等效长度，将这些水等效长度值进行累加，就可以得到该呼吸时相上肿瘤内靶区特定体素的水等效长度值。利用相同的方法计算其他呼吸时相该特定体素的水等效长度值，并取最大值和最小值。在参考时相上，同样计算从加速器虚拟源到该特定体素连线上每个相交体素的水等效长度值，寻找连线上水等效长度值与上述最大值和最小值相等的两个体素，如图 6.7 所示。在每个呼吸时相计算几何内靶区中体素的水等效长度值，取最大值和最小值，并在参考时相中计算与该最大值和最小值对应的两个体素点，对几何内靶区中所有体素点做相同的运算，最终在参考时相形成基于射程的肿瘤内靶区。射程内靶区和照射野方向相关，不同的照射野方向下，射程内靶区的形状会存在差异。

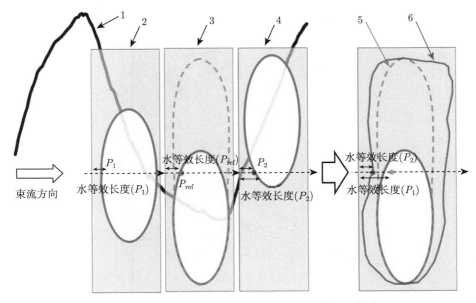

图 6.7　基于离子束射程的肿瘤内靶区生成示意图

1-呼吸波形；2-呼吸时相 1；3-参考呼吸时相；4-呼吸时相 2；5-肿瘤几何内靶区；6-基于射程的肿瘤内靶区

利用上述方法计算肿瘤内靶区中所有体素在参考时相对应的水等效最大值和最小值。进一步考虑到离子束射程的不确定性以及患者摆位误差等原因，可以在上述最大值和最小值基础上乘上一个缩放因子，并寻找新的最大值和最小值对应的体素。这样在参考时相最终形成一个体素集，该体素集就是当前照射野方向下的基于射程的肿瘤内靶区。应用同样的方法可以设计其他照射野下对应的射程内靶区。在该射程内靶区设计方法的基础上，可以将垂直于束流方向上的患者摆位误差考虑进来，方法是对每个呼吸时相 CT 数据在垂直于束流的各个方向平移摆位误差的量，对每种情况计算对应的射程内靶区，最后再进行合并，形成计划靶区。剂量优化时以该计划靶区作为照射靶区进行照射参数的优化。图 6.8 所示为不同照射野方向下 raITV 示意图，gITV 和 raITV 在形状上存在很大差异，不同照射野方向下 raITV 的形状也不一致。如图 6.9 所示，采用 gITV 的方法，由于呼吸运动会造成离子束路径上组织密度的变化，从而导致离子束射程的改变，因此每个呼吸时相上剂量分布严重畸变，靶区不能完全得到高剂量的覆盖，从而无法保证离子束治疗的效果。相反，采用 raITV，则每个呼吸时相上肿瘤靶区可以得到均匀的高剂量覆盖，如图 6.10 所示。因此，基于离子束射程的肿瘤内靶区可以有效考虑呼吸运动造成的离子束射程的变化，使得每个呼吸时相肿瘤靶区都可以得到有效照射，从而充分发挥了离子束放射治疗的优势，进一步提高了离子束治疗的效果。

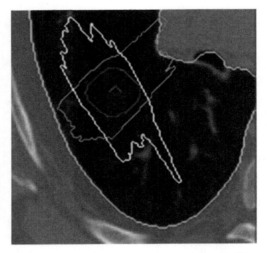

图 6.8　不同照射野方向下 raITV 示意图

红色轮廓为几何内靶区，白色和灰色轮廓为不同照射野方向下的 raITV

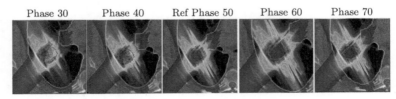

图 6.9　不同呼吸时相上基于 gITV 的剂量分布图

Phase 30、Phase 40、Phase 60、Phase 70 表示呼吸时相，Ref Phase 50 为参考时相

6.4.3　4D 静态剂量计算

目前，针对运动肿瘤靶区的剂量计算方法主要分为两种：第一种，在靶区勾画时将靶区轮廓进行外放，外放的标准可以按照医师的经验确定，也可以通过对

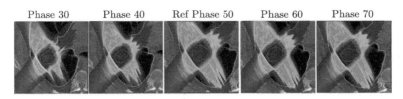

图 6.10 不同呼吸时相上基于 raITV 的剂量分布图

Phase 30、Phase 40、Phase 60、Phase 70 表示呼吸时相, Ref Phase 50 为参考时相

患者进行 4DCT 扫描并在每个呼吸时相进行靶区的勾画,从而形成一个包含整个运动范围的肿瘤内靶区,进一步将患者摆位误差等因素考虑进去,形成最终的计划靶区,在该计划靶区上进行照射野的设计以及 3D 剂量分布的计算;第二种,类似第一种方法,通过在 4DCT 上生成用于计划设计的肿瘤内靶区,并进行照射野的设计以及 3D 剂量的优化,区别在于将该 3D 优化照射参数 (如照射野权重或者照射点剂量权重) 平分在计划设计时每个呼吸时相上,并按照新的权重分布在每个呼吸时相上重新计算对应的局部剂量分布,最后通过形变配准的方法将这些局部剂量分布形变到参考呼吸时相并进行累加,从而形成最终的 4D 剂量分布。对于第一种方法,剂量计算过程和传统 3D 剂量计算方法完全一致,没有考虑靶区运动和束流配送的相互作用过程,没有考虑不同呼吸时相组织密度的变化;对于第二种方法,虽然将权重因子在不同呼吸时相进行平分,并重新计算了每个呼吸时相的局部剂量分布,最后在参考时相进行累加,但是同样没有考虑靶区运动和动态束流配送过程的相互作用,这种方法也叫做 4D 静态剂量计算方法。

影响 4D 剂量分布的因素有很多:从患者角度,包括呼吸运动周期、运动幅度、靶区形变等;从加速器角度,包括剂量率、扫描路径、束流时间结构、加速器运行模式等;从治疗计划角度,包括射野方向、处方剂量、分次照射方案、扫描点分布等。可以看出,靶区运动和动态束流配送过程是一个高维问题,任何影响时间线的因素都会对 4D 剂量分布产生影响。然而,前面描述的剂量计算方法没有考虑上述动态束流配送过程中的时间因素,没有考虑靶区运动和动态束流配送的相互作用过程,从而计算得到的剂量分布无法反映实际的剂量分布,也就无法对实际照射剂量进行评估并进行治疗计划的调整。因此,目前的剂量计算方法不适用于动态靶区的 4D 剂量分布计算。

6.4.4 4D 动态剂量计算

靶区运动和动态束流配送相互作用过程是一个高维问题,任何影响时间轴的因素都会对最终的 4D 剂量分布产生影响。静态 4D 剂量计算方法没有考虑靶区运动和动态束流配送过程的相互作用,从而不能真实地反映实际的剂量分布。然而,基于动态束流配送时间序列的 4D 剂量计算方法,从实际治疗计划出发,根据真实的动态束流配送过程和靶区运动参数，动态计算每个呼吸时相的扫描点位置和权重分布，从而真实再现实际照射的 4D 剂量分布，为临床治疗提供评价依据并指导放射治疗计划的调整，从而实现精准的离子束放射治疗。

首选需要建立靶区运动和动态束流配送过程相互作用的精确模型，如图 6.11 所示，需要考虑的因素包括：从治疗计划系统得到的处方剂量、照射野方向及数量、能量列表、扫描点权重及分布；患者 4DCT、呼吸运动曲线；加速器束流配送模式 (连续束、脉冲束等)、能量切换时间、束流时间结构、等中心处束流扫描速度、照射模式 (自由呼吸、重复扫描、呼吸门控、呼吸引导等) 等。直线加速器或回旋加速器提供连续的束流配送模式，同步加速器的束流配送模式是脉冲式的，也可以通过调节磁激励波形中的引出平台从而实现类似连续的束流引出模式。对于加速器运行模式，通过建立一个配置文件来描述每个能量在不同磁激励阶段的时间 (如加速时间、束流引出时间、下降时间等)，从而根据治疗计划中的能量列表调用相应的配置文件，建立加速器的动态运行过程。设定特定的照射模式后，加载患者的呼吸运动曲线，使其按照时间序列与加速器磁激励波形同步运行。对于自由呼吸模式，当加速器运行到束流引出平台时即可对靶区进行照射；对于呼吸

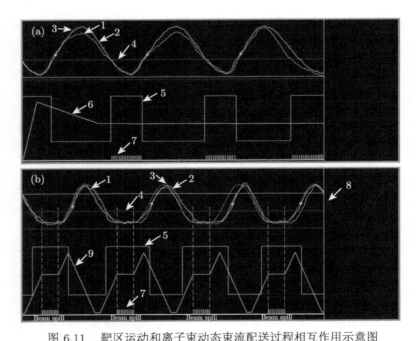

图 6.11　靶区运动和离子束动态束流配送过程相互作用示意图

(a) 同步加速器单周期变能模式下靶区运动和动态束流配送过程相互作用示意图；(b) 同步加速器单周期单能模式下靶区运动和动态束流配送过程相互作用示意图。其中：1-患者呼吸运动信号；2-4DCT 扫描时测量得到的基准呼吸运动信号；3-计算得到的呼吸时相；4-呼吸门控阈值；5-呼吸门控窗口；6-单周期变能加速器运行模式下的磁激励波形；7-束流引出时间结构；8-呼吸引导曲线；9-单周期单能加速器运行模式下的磁激励波形

门控照射模式，在呼吸波形特定时相上设置门控窗口，当门控窗口和加速器束流引出平台重合时对靶区进行照射；对于重复扫描模式，在加载治疗计划输出可执行文件后，按照具体的重复扫描模式调整可执行文件 (例如，层重复扫描需要对每个能量断层的扫描点权重按照扫描次数平均分配，或者按照每次固定照射量进行分配)；对于呼吸引导模式，加载患者在呼吸引导模式下的呼吸波形，照射方式可按照自由呼吸或呼吸门控照射方式进行；对于其他照射模式，也可以设置对应的照射方式。当加速器处于束流引出平台时，首先判断当前靶区所处的呼吸时相，并按照扫描点顺序和权重、束流强度和扫描速度以时间序列在当前时相上对局部扫描点位置和权重进行重新分配，如果呼吸时相发生变化，则在新的时相上继续进行扫描点位置和权重的分配。当前能量断层照射完毕后，按照加速器配置文件加载下一个能量的磁激励波形，等待能量切换完毕后开始下一个能量断层的照射，重复这个过程直到所有扫描点照射完毕。这样会得到不同呼吸时相上局部扫描点位置和权重的分布，即为动态束流配送时间序列。

　　第一步，通过形变配准的方法找到其他时相上体素和参考时相上体素的位置对应关系；第二步，对每个呼吸时相上的扫描点计算其对该呼吸时相上体素的剂量贡献矩阵；第三步，按照第一步的对应关系将第二步计算出来的剂量贡献矩阵映射到参考时相，就可以得到其他呼吸时相上扫描点对参考时相体素的剂量贡献矩阵；第四步，遍历所有呼吸时相就可以计算得到所有扫描点在参考时相上的剂量贡献矩阵，并存储该矩阵，如图 6.12 所示。

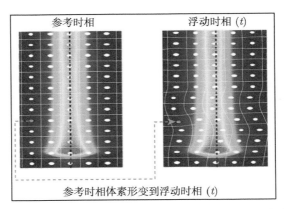

图 6.12　其他呼吸时相上扫描点对参考时相上体素的剂量贡献矩阵示意图

　　按照特定治疗计划的动态束流配送时间序列，计算其在参考时相上的剂量贡献矩阵，按照每个扫描点的权重计算其对参考时相每个体素的剂量贡献，将所有扫描点对参考时相体素的剂量贡献进行累加就可以得到最终的四维剂量分布。考虑到离子束 RBE 值并不是常数，在四维生物有效剂量计算时不能直接进行简单的线性累加。因此，按照上面四维剂量的计算方法计算每个扫描点对参考时相体素的物理剂量贡献矩阵和表征生物学效应相关参数 (如细胞存活 LQM 中的参数，剂量平均 α 和 β 值) 的贡献矩阵，在参考时相通过混合场 RBE 计算方法计算最终的四维生物有效剂量分布。如图 6.13 所示，不同加速器运行模式和束流配送模式下动态束流配送时间序列存在很大差异。利用该动态束流配送时间序列结合扫描点对参考时相体素的剂量贡献矩阵计算方法，会得到最终的四维剂量分布，如图 6.14 所示。可以看出，不同照射模式下得到的不同的动态束流配送时间序列会导致不同的四维剂量分布。因此，基于动态束流配送时间序列的四维剂量计算方法可以有效考虑运动靶区放射治疗中所有影响时间轴的因素，通过生成治疗计划在特定束流配送模式下的动态束流配送时间序列，进而可计算反映实际照射的四维剂量分布，为临床治疗提供评价依据并指导放射治疗计划的调整，从而实现精准的离子束放射治疗。

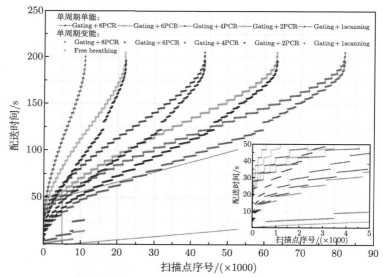

图 6.13　同步加速器单周期单能和单周期变能运行方式下，采用自由呼吸 (Free breathing)、呼吸门控 (Gating) 和相控多次扫描 (PCR) 方法得到的动态束流配送时间序列

1scanning 表示扫描 1 次

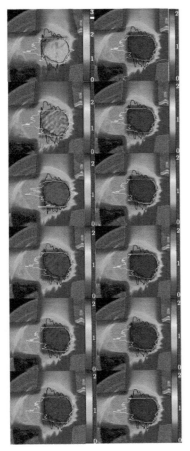

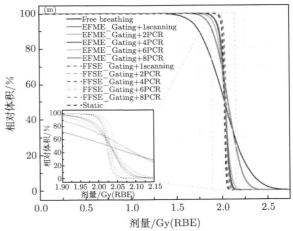

(a) Free breathing	(g) Static
(b) EFME_Gating+1scanning	(h) FFSE_Gating+1scanning
(c) EFME_Gating+2PCR	(i) FFSE_Gating+2PCR
(d) EFME_Gating+4PCR	(j) FFSE_Gating+4PCR
(e) EFME_Gating+6PCR	(k) FFSE_Gating+6PCR
(f) EFME_Gating+8PCR	(l) FFSE_Gating+8PCR

图 6.14　同步加速器单周期单能 (FFSE) 和单周期变能 (EFME) 运行方式下，在静态 (Static)、自由呼吸 (Free breathing)、呼吸门控 (Gating) 下 1 次扫描 (1scanning) 和相控多次扫描 (PCR) 方法得到的四维剂量分布

小　　结

离子束具有倒转的深度剂量分布和高的相对生物学效应特性，采用点扫描的束流配送方式可以实现对肿瘤靶区的精准剂量雕刻，从而达到精准放射治疗的目的。然而，随患者呼吸运动的肿瘤靶区，动态束流配送过程和靶区运动相互作用会造成离子束辐射场内剂量分布严重畸变，同时对周围正常组织造成损伤，严重影响离子束放射治疗的效果。因此，在运动靶区离子束放射治疗中必须采用相应的运动管理技术，包括精准的靶区运动探测、运动补偿技术以及 4D 放射治疗计划的设计来保证精准的离子束照射。由于 4D 放射治疗的实施与加速器、束流配送

方式、治疗控制系统、治疗计划系统以及患者自身的运动特征等直接相关，因此目前国际上还没有统一的运动管理技术，各个离子放射治疗中心根据自身的条件开展个性化的运动管理。如何统一运动管理技术和 4D 放射治疗计划的设计，将是未来离子放射治疗的一个研究重点。

复习思考题

1. 运动靶区离子束放射治疗中，靶区运动对剂量分布主要造成了哪几方面的影响？列举分析。

2. 相比几何 ITV(gITV)，射程 ITV(raITV) 是放大了靶区边界还是缩小了靶区边界？

3. 影响离子束动态 4D 剂量分布的因素有哪些？列举分析。

4. 呼吸门控技术和重复扫描技术分别要解决哪些方面的问题？分析说明。

5. 对于非规则靶区运动情况 (运动周期、幅度和基线时刻发生变化)，结合本章介绍的内容具体给出一种运动管理组合方案，或提出自己独特的见解。

参 考 文 献

[1] 贺鹏博, 李强. 离子束治疗中的靶区运动补偿方法. 原子核物理评论, 2013, 30(2): 174-183.

[2] Mori S, Wolfgang J, Lu H M, et al. Quantitative assessment of range fluctuations in charged particle lung irradiation. Int J Radiat Oncol, 2008, 70(1): 253-261.

[3] Phillips M H, Pedroni E, Blattmann H, et al. Effects of respiratory motion on dose uniformity with a charged-particle scanning method. Phys Med Biol, 1992, 37(1): 223-234.

[4] Bert C, Grözinger S O, Rietzel E. Quantification of interplay effects of scanned particle beams and moving targets. Phys Med Biol, 2008, 53(9): 2253-2265.

[5] Sonke J J, Lebesque J, van Herk M. Variability of four-dimensional computed tomography patient models. Int J Radiat Oncol, 2008, 70(2): 590-598.

[6] Erridge S C, Seppenwoolde Y, Muller S H, et al. Portal imaging to assess set-up errors, tumor motion and tumor shrinkage during conformal radiotherapy of non-small cell lung cancer. Radiotherapy & Oncology, 2003, 66(1): 75-85.

[7] Liu H H, Balter P, Tutt T, et al. Assessing respiration-induced tumor motion and internal target volume using four-dimensional computed tomography for radiotherapy of lung cancer. Int J Radiat Oncol, 2007, 68(2): 531-540.

[8] Korreman S S. Motion in radiotherapy: Photon therapy. Phys Med Biol, 2012, 57(23): R161-R191.

[9] Czerska K, Emert F, Kopec R, et al. Clinical practice vs. state-of-the-art research and future visions: Report on the 4D treatment planning workshop for particle therapy—Edition 2018 and 2019. Phys Med, 2021, 82: 54-63.

[10] Liu H H, Koch N, Starkschall G, et al. Evaluation of internal lung motion for respiratory-gated radiotherapy using MRI: Part II—Margin reduction of internal target volume. Int J Radiat Oncol, 2004, 60(5): 1473-1483.

[11] Ionascu D, Jiang S B, Nishioka S, et al. Internal-external correlation investigations of respiratory induced motion of lung tumors. Med Phys, 2007, 34(10): 3893-3903.

[12] Shimizu S, Shirato H, Ogura S, et al. Detection of lung tumor movement in real-time tumor-tracking radiotherapy. Int J Radiat Oncol, 2001, 51(2): 304-310.

[13] Jäkel O, Reiss P. The influence of metal artefacts on the range of ion beams. Phys Med Biol, 2007, 52(3): 635-644.

[14] Shirato H, Oita M, Fujita K, et al. Feasibility of synchronization of real-time tumor-tracking radiotherapy and intensity-modulated radiotherapy from viewpoint of excessive dose from fluoroscopy. Int J Radiat Oncol, 2004, 60(1): 335-341.

[15] Lattanzi J, McNeeley S, Pinover W, et al. A comparison of daily CT localization to a daily ultrasound-based system in prostate cancer. Int J Radiat Oncol, 1999, 43(4): 719-725.

[16] Harris E J, Miller N R, Bamber J C, et al. Speckle tracking in a phantom and feature-based tracking in liver in the presence of respiratory motion using 4D ultrasound. Phys Med Biol, 2010, 55(12): 3363-3380.

[17] Balter J M, Wright J N, Newell L J, et al. Accuracy of a wireless localization system for radiotherapy. Int J Radiat Oncol, 2005, 61(3): 933-937.

[18] Willoughby T R, Kupelian P A, Pouliot J, et al. Target localization and real-time tracking using the calypso 4D localization system in patients with localized prostate cancer. Int J Radiat Oncol, 2006, 65(2): 528-534.

[19] Furukawa T, Inaniwa T, Sato S, et al. Design study of a raster scanning system for moving target irradiation in heavy-ion radiotherapy. Med Phys, 2007, 34(3): 1085-1097.

[20] Minohara S, Kanai T, Endo M, et al. Respiratory gated irradiation system for heavy-ion radiotherapy. Int J Radiat Oncol, 2000, 47(4): 1097-1103.

[21] Bert C, Saito N, Schmidt A, et al. Target motion tracking with a scanned particle beam. Med Phys, 2007, 34(12): 4768-4771

[22] He P, Li Q, Liu X, et al. Respiratory motion management using audio-visual biofeedback for respiratory-gated radiotherapy of synchrotron-based pulsed heavy-ion beam delivery. Med Phys, 2014, 41(11): 111708.

[23] He P, Li Q, Zhao T, et al. Effectiveness of respiratory-gated radiotherapy with audio-visual biofeedback for synchrotron-based scanned heavy-ion beam delivery. Phys Med Biol, 2016, 61(24): 8541-8552.

[24] Miyamoto T, Baba M, Yamamoto N, et al. Curative treatment of Stage I non-small-cell lung cancer with carbon ion beams using a hypofractionated regimen. Int J Radiat Oncol, 2007, 67(3): 750-758.

[25] Ritchie C J, Hsieh J, Gard M F, et al. Predictive respiratory gating: A new method to reduce motion artifacts on CT scans. Radiology, 1994, 190(3): 847-852.

[26] Bert C, Gemmel A, Saito N, et al. Gated irradiation with scanned particle beams. Int J Radiat Oncol, 2009, 73(4): 1270-1275.

[27] Scholz M. Effects of ion radiation on cells and tissues. Adv Polym Sci, 2003, 162: 95-155.

[28] Rietzel E, Bert C. Respiratory motion management in particle therapy. Med Phys, 2010, 37(2): 449-460.

[29] Rietzel E, Pan T, Chen G T. Four-dimensional computed tomography: Image formation and clinical protocol. Med Phys, 2005, 32(4): 874-889.

[30] Baroni G, Ferrigno G, Pedotti A. Implementation and application of real-time motion analysis based on passive markers. Medical & Biological Engineering & Computing, 1998, 36(6): 693-703.

[31] Seco J, Robertson D, Trofimov A, et al. Breathing interplay effects during proton beam scanning: simulation and statistical analysis. Phys Med Biol, 2009, 54(14): N283-N294.

[32] Zenklusen S M, Pedroni E, Meer D. A study on repainting strategies for treating moderately moving targets with proton pencil beam scanning at the new Gantry 2 at PSI. Phys Med Biol, 2010, 55(17): 5103-5121.

[33] Keall P J, Kini V R, Vedam S S, et al. Motion adaptive X-ray therapy: A feasibility study. Phys Med Biol, 2001, 46(1): 1-10.

[34] Li Q, Groezinger S O, Haberer T, et al. Online compensation for target motion with scanned particle beams: Simulation environment. Phys Med Biol, 2004, 49(14): 3029-3046.

[35] Saito N, Bert C, Chaudhri N, et al. Speed and accuracy of a beam tracking system for treatment of moving targets with scanned ion beams. Phys Med Biol, 2009, 54(16): 4849-4862.

[36] Grözinger S O, Rietzel E, Li Q, et al. Simulations to design an online motion compensation system for scanned particle beams. Phys Med Biol, 2006, 51(14): 3517-3531.

[37] Grözinger S O, Bert C, Haberer T, et al. Motion compensation with a scanned ion beam: A technical feasibility study. Radiat Oncol, 2008, 3: 34.

[38] Bert C, Rietzel E. 4D treatment planning for scanned ion beams. Radiat Oncol, 2007, 2: 24.

[39] Rietzel E, Chen G T. Improving retrospective sorting of 4D computed tomography data. Med Phys, 2006, 33(2): 377-379.

第 7 章　图像引导技术

7.1　图像引导放射治疗技术的现状

图像引导放射治疗 (IGRT) 技术是继三维适形放射治疗技术和调强放射治疗技术之后，又一新的放射治疗研究和应用热点。图像引导放射治疗是将放射治疗机与先进的影像设备及计算机技术相结合，在放射治疗分次间摆位或者分次内治疗中，采集治疗区域的图像或信号，确定治疗靶区与重要器官的运动、位置等因素，进行图像或剂量的校正，以引导本次治疗或后续治疗。

图 7.1 中生动地展示了医学图像在放射治疗过程中的应用。

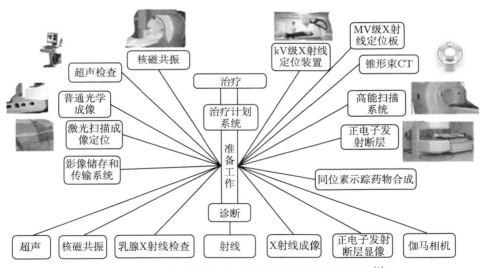

图 7.1　医学图像在放射治疗过程中的应用树形图 [1]

在放射治疗中，首先使用 CT、磁共振等图像诊断患者肿瘤位置，并将这种诊断图像导入治疗计划系统 (TPS)，治疗计划系统根据当前患者影像制定治疗计划，确定患者的放射治疗参数和患者在治疗时的摆位数据。在进入治疗室治疗前，需要使用各种图像引导成像设备对患者进行摆位验证和摆位引导操作 [2-5]。医学图像在放射过程中的应用过程如图 7.1 所示。

患者摆位误差和器官运动的在线校正是指在单个分次治疗过程中每次摆位

后，利用设备采集治疗区内的图像，与标准图像对比匹配，得到摆位误差或者器官运动引起的照射野误差数据，当误差大于允许值时，通过自动或手动方式进行在线修正，直至误差在允许的范围内才能进行治疗[6-8]。

7.2　图像引导放射治疗技术分类

图像引导放射治疗技术中使用的成像技术主要包括正交数字 X 射线成像、锥形束 CT(CBCT)、四维 CT(4DCT)、植入标记点、红外相机成像、四维激光扫描相机成像等[9-17]。当前，图像引导放射治疗技术分类如图 7.2 所示。按照 IGRT 使用的目的，可以分为患者定位技术与运动靶区和器官监控技术；按照系统反馈的及时性，可以分为离线监测技术和在线监测技术；按照成像技术能否看到患者内部器官组织，可以分为间接引导技术和直接引导技术，间接引导技术不能直接看到患者内部组织器官图像，根据患者体表的信息来间接获得患者内部组织器官的位置，直接引导技术可以直接看到患者内部器官图像[5,18,19]。

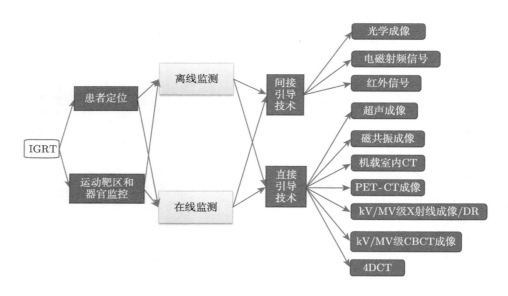

图 7.2　图像引导放射治疗技术分类

7.2.1　正交 X 射线图像引导系统

数字 X 射线成像 (DR) 系统是当前在放射治疗中应用比较广泛的患者定位验证系统。在患者每个放射治疗分次开始之前，当患者在治疗床上固定好之后，该系统拍摄两张 DR 图像，将该两张 DR 图像和配套的治疗计划系统所生成的两张相同角度正交的数字重建放射影像 (DRR) 进行配准计算，根据获得的 DR 图像和 DRR 图像之间的偏移量和旋转角度数据，从而验证患者的摆位体位准确性或者引导患者摆位 [20−23]。

图 7.3 所示为中国科学院近代物理研究所研制建设的武威肿瘤医院重离子中心治疗室内采用的一台 C 形臂轨道式 DR 设备。该设备在患者初次定位完成之后，通过轨道运动到患者治疗床位置，通过 C 形臂旋转拍摄两张 DR 图像。两张正交的 DR 图像和 TPS 生成的两张相同角度的 DRR 图像输入图 7.4 所示的患者摆位验证软件系统，计算出患者的摆位偏移量，验证患者摆位。中国科学院近代物理研究所医学物理研究室开发的 DR 图像和 DRR 图像患者定位验证软件 ciGPS 系统界面如图 7.4 所示。该软件使用一对正交的 DR 图像和 TPS 生成的一对相同角度的 DRR 图像进行配准以验证患者治疗前摆位位置。

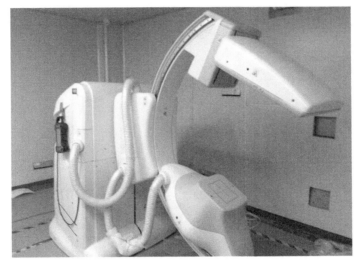

图 7.3　甘肃省武威肿瘤医院重离子中心采用的 DR 设备

7.2.2　室内轨道 CT 图像引导系统

早在 1996 年，上松 (Uematsu) 等就设计了一套室内轨道 CT 设备来引导患者进行放射治疗。一台放射治疗用的直线加速器和 CT 安装在一个可以运动的治疗床的两端，具体设备安装示意图如图 7.5 所示 [1]。治疗床有两个转轴，$C1$ 轴是非共面的等中心旋转轴，$C2$ 轴是直线加速器和 CT 之间的旋转轴，直线加速器的机头转轴和 CT 扫描的轴心是一致的，因此，在放射治疗的时候治疗计划系统的 CT 数据和治疗室内的轨道 CT 数据可以方便地进行配准定位。

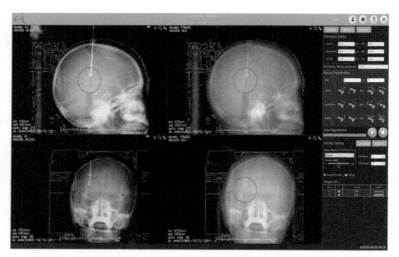

图 7.4　中国科学院近代物理研究所开发的患者定位验证软件界面

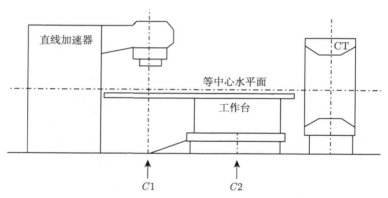

图 7.5　室内轨道 CT 系统安装示意图 [1]

7.2.3　CBCT 图像引导系统

　　近年来发展迅速的锥形束 CT(CBCT) 图像引导系统可以将设备整合到加速器上 [15,22,24]，CBCT 机架旋转一周就能获得和重建出一个体积范围内的 CT 图像，将获得的 CBCT 图像进行三维重建后的三维患者模型与治疗计划系统内 CT 图像的三维模型进行配准运算，可以获得患者摆位位置偏差参数，从而验证及引导患者摆位 [21]。Sorensen 等 [9] 设计出一套安装在直线加速器室内 C 形臂上的千伏级 (kV)CBCT 系统，将 CBCT 系统的 C 形臂坐标系和室内安装的光学定位系统坐标校准配准后，就可以使用 C 形臂上的 CBCT 系统对患者进行定位验证跟踪，系统设备如图 7.6 所示。图 7.6(a) 显示安装在 C 形臂上的 CBCT，图 7.6(b)

显示直线加速器治疗头和 C 形臂上的 CBCT 可以旋转以避免使用时碰撞 [9]。

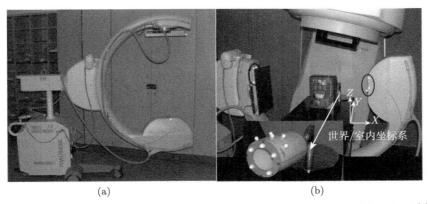

　　　　　　　　　(a)　　　　　　　　　　　　　　　　　(b)

图 7.6　　包含一个 C 形臂的千伏级 (kV)CBCT 图像引导放射治疗系统设备图 [9]

　　美国 John R. Adler 等研制的射波刀 (Cyber Knife) 治疗系统将两个正交千伏级 X 射线成像装置安置于治疗室的顶端 [1]，利用两个正交 X 射线和同样角度的正交 DRR 图像进行配准，获得患者实时的器官偏移量，引导治疗头进行精准治疗，是 X 射线引导技术的集大成者。

7.2.4　红外体表图像引导系统

　　当前除了上述使用各种对患者增加额外辐射剂量的 X 射线成像引导放疗系统外，使用没有辐射剂量的激光、红外光学成像的放疗定位引导系统也有了飞速的发展 [9−12]。

　　Spadea 等于 2006 年研制了一套被动的红外标记点和激光相机 [25] 来获得患者的体表信息，进行患者定位。将被动式红外标记点安装在患者的体表，红外定位相机获得患者体表红外标记点三维信息，通过激光发射器发射的激光位置和红外定位相机获得的体表被动红外标记点的位置配准偏差来验证患者放疗中的照射野位置，引导患者治疗。该设备和应用试验如图 7.7 所示，其中图 7.7(a) 显示安装在治疗室顶部的红外定位相机和激光发射器，图 7.7(b) 所示是患者体表的被动式红外标记点和激光点位置。

7.2.5　体内植入标记点式实时图像引导系统

　　2010 年日本日立公司和北海道大学的科研人员联合研制出一套实时运动肿瘤跟踪照射系统，并将该系统安装在一台质子治疗系统上，和质子点扫描技术相结合进行实时动态肿瘤治疗 [24]。首先在患者肿瘤组织附近植入金属球标记物，然后使用一套四维 X 射线成像设备监控金属标记物，当肿瘤上的金属标记物运动范围达到系统所设定的治疗要求阈值时，放疗设备开始出束流进行治疗，当金属标记点运动区域大于设定的阈值时，系统停止治疗，对患者进行重新摆位校正。

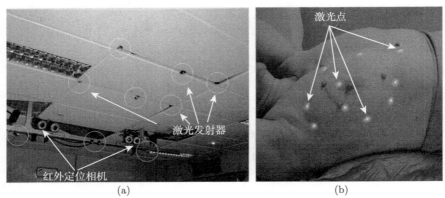

(a)　　　　　　　　　　　　　　　　　　　　(b)

图 7.7　红外和激光混合光学患者定位系统 [26]

7.2.6　激光体表扫描式图像引导系统

Schöffel 等和 Frenzel 等研发的三维激光体表扫描成像引导患者摆位技术，将扫描获得的患者体表信号进行三维重建，获得患者体表摆位信号 [15]。

Schöffel 等利用安装在治疗室内的 AlignRT 闪光纹理摄像机系统，获得患者体表皮肤的三维扫描重建信息，和数据库中的患者参考体表信息系统进行图像配准运算 [15]，引导患者进行放射治疗。系统硬件如图 7.8 所示，两个扫描摄像机系统 (Pod 1 和 Pod 2) 安装在治疗室的顶部。

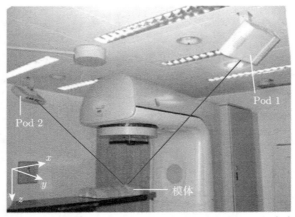

图 7.8　三维纹理扫描图像引导放射治疗系统设备 [15]

AlignRT 系统配套的软件系统界面如图 7.9 所示，将纹理扫描摄像机获得的和数据库中存储的两幅三维体表皮肤数据进行重建配准，获得患者体表皮肤运动信息。

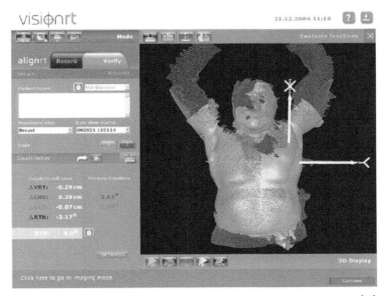

图 7.9 AlignRT 纹理扫描三维体表皮肤重建配准软件系统界面[15]

Frenzel 等研发了 GALAXY 三维激光扫描患者定位系统 (图 7.10)[26]，该系统使用一个激光发射器和一台摄像机获取激光信号，标记点被粘贴在患者体表皮肤，对摄像机获得的激光三维体表信号和患者体表的标记点进行脊形配准计算，获

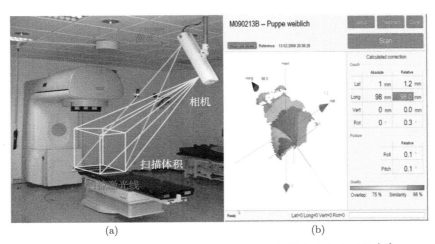

(a)   (b)

图 7.10 治疗室内的 GALAXY 三维激光扫描患者定位系统[26]

得患者体表三维位置偏移量。系统硬件设备和软件系统如图 7.10 所示，图 7.10(a) 显示一套激光发射器和摄像机安装在治疗室顶部，图 7.10(b) 所示为系统配套的三维成像配准软件系统，其可以给出患者体表三维体位偏移量信息。

7.2.7   普通光学图像引导系统

中国科学院近代物理研究所从当前图像引导放射治疗领域的常用技术出发，提出使用普通光学摄像机图像来引导患者进行放射治疗的技术，设计一套实时的患者体位摆位验证引导算法。通过研发的自适应背景剔除算法来自动删除光学图像中的治疗室背景部分，提高整个系统的运行速度和精度。同时，应用图像特征角点提取配准方法，通过改进当前运算速度和配准精度都领先的定向快速和旋转特征 (oriented fast and rotated brief，ORB) 特征角点提取配准算法，给出患者的实时摆位偏差数据来引导和验证患者摆位。为验证设计算法的可行性和准确性，在实验室中搭建了一套模拟治疗室，将设计的摄像机系统搭建在模拟治疗室中。使用放射治疗用热塑膜固定的人体仿真塑胶模型，通过多次实验测试，得到算法和软件系统的患者位移精度和旋转精度分别在 1 mm 和 1° 以内。系统结构如图 7.11 所示，系统算法设计如图 7.12 所示。

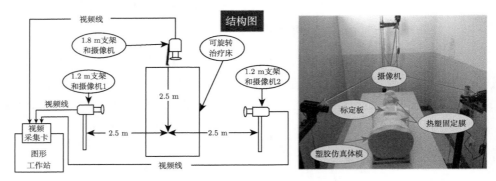

图 7.11   光学图像引导系统结构图

7.2.8   磁共振图像引导系统

与 CT 相比，MRI 技术具有更高的软组织分辨率和密度分辨率，而且不会产生骨性伪影，没有辐射损伤，还具备功能成像，这些优势使得 MRI 一直被人们认为是图像引导放疗的最佳 "候选者"。近年来，MRI 与放射治疗设备相结合的 MRI-Linac 系统已经进入临床应用阶段。按照 MR 扫描仪和加速器的集成度可以分成两大类[27]：①分离式；②一体化式。由于前者无法在治疗过程中对组织器官成像，还会带来运动伪影和系统误差，因而在 MRI 引导放疗中更偏向后者。目前国际上主要有四个机构在开展光子束的磁共振图像引导放射治疗 (MRI-guided radiotherapy, MRIgRT) 设备的研发工作：

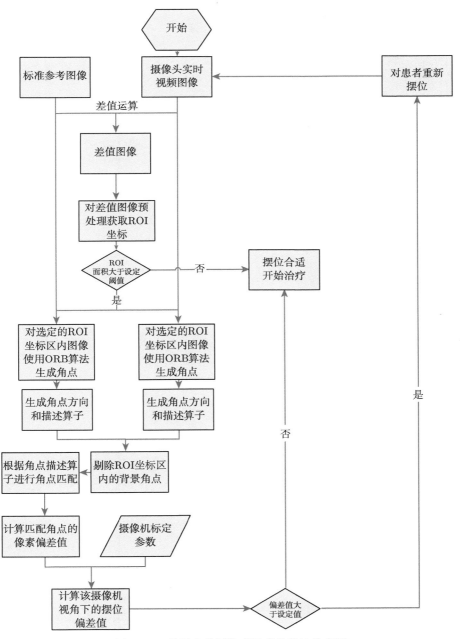

图 7.12　普通光学图像引导系统算法流程图

(1) 美国威睿 (ViewRay) 公司的 MRI-^{60}Co 系统: ViewRay 公司在 2012 年 5 月 30 日拿到了美国食品药品监督管理局 (FDA) 关于他们研发的 MRI 引导的放射治疗系统的上市许可证。他们的第一台 MRI 引导的放射治疗设备 (MRIdia 系统) 于 2014 年安装于华盛顿大学医学院的斯特曼 (Siteman) 癌症中心。ViewRay 公司的这套系统的主要组成是 0.35 T 的 MRI 设备与三个对称安置的 ^{60}Co 源[28]。

(2) 加拿大阿尔伯塔大学研究设计了两款 MRIgRT 设备: 平行式与垂直式。目前已经完成了 0.2 T 低场强下头部专用放射治疗系统，该系统是将直线加速器 (Linac) 与永磁铁相结合，加速器与磁铁均固定在一个可旋转机架上，从而可实现常规的 IMRT 等照射方式。不足之处在于永磁铁的场强较低，成像质量较高场强 MRI 有一定差距。此外，全身性的 MRIgRT 设备也安装于加拿大的埃德蒙顿癌症研究所[29]。

(3) 荷兰乌得勒支大学医学中心从 2000 年便开始研究 MRIgRT 系统，医科达 (Elekta) 与飞利浦 (Philips) 两家公司直接参与。该项目起点较高，直接设计将目前商用的 Philips Achieva 系列 1.5 T 全身 MRI 系统和 Elekta 公司的 Compact 6 MeV Linac 结合到一起。该项目已于 2008 年底完成了原型机系统的构建，目前在世界上已有多台商用设备应用到临床，并取得了很好的临床效果反馈。该设备基本结构为双层环结构，内层为 MRI 扫描部分，外层为 Linac 旋转机架[30]。

(4) 澳大利亚悉尼大学的 Keall 等的 MRIgRT 方案与加拿大平行/垂直系统 (CCI) 方案类似，Keall 等仔细研究并比较了平行式与垂直式两种设备构造，最终决定只研制磁效应较小的平行式 MRIgRT 设备。其系统构造主要如下: 主磁场与束流方向平行; MRI 与 Linac 固定不动，患者固定在可旋转的治疗床上; 采用开放式超导型 1 T 磁铁[31]。

MRI 引导的直线加速器已经用于临床，表 7.1 汇总了目前已经提出的 5 种 MRIgRT 设备设计方案[32]。

表 7.1   MRIgRT 设备设计方案

作者	主磁场强度/T	放射源	实时在线 MRI	MRI 设备孔径/cm	安装要求
Jaffray 等	1.5	6 MV X 射线	无	70	MRI 场地
Mutic 等	0.35	^{60}Co	是	70	传统防护
Fallone 等	0.56	6 MV X 射线	是	85	传统防护
Keall 等	1	6 MV X 射线	是	82	传统防护
Lagendijk 等	1.5	6 MV X 射线	是	70	传统防护

考虑到质子/重离子的布拉格峰效应，MRI 引导技术对于粒子放疗更为重要。德国德累斯顿大学开展了 MRI 引导的质子治疗设备原型机研发，霍夫曼教授团队在 2018 年将低场开放式 MR 扫描仪与静态质子研究束线集成，在德累斯顿建造了临床前原型设备[33-35]。2024 年 1 月 9 日，MRI 引导质子治疗系统原型机

在德国德累斯顿落成，也是首个将用于实时成像的全身 MRI 设备与质子治疗系统相结合的原型机系统[36]。

MRI 与离子治疗设备相结合也会带来一系列新的问题：①MRI 和离子治疗设备各部件间的耦合问题，如多叶光栅电机产生的射频信号会干扰磁共振射频线圈信号；②为达到实时图像引导的目标，需要快速在线制定治疗计划以及进行自适应再计划；③MRI 磁场对离子放射治疗过程中产生的次级带电粒子的影响；④如何在磁场中进行剂量测定以及做质量保证。

MRIgRT 理论上能够实现在放射治疗过程中实时跟踪肿瘤靶区的运动，并进行在线治疗计划和自适应再计划，从而极大地提高放射治疗的精确性。但目前该技术还处于起步阶段，还有一些技术难题亟待解决，相信随着 MRIgRT 在重离子放射治疗临床上的广泛应用，它会带领放射治疗进入新的时代。

小 结

图像引导技术是保障粒子精准治疗的重要条件，只有实现了精准的患者摆位验证才能保证将离子束精准地照射在肿瘤靶区上，从而最终达到在肿瘤靶区内给予最大放射剂量的同时尽可能保障正常组织和危及器官免受射线照射的目的。本章系统介绍了当前图像引导技术的发展目的和现状，并从不同角度出发对常规图像引导技术进行了详细的分类，最后从实际出发，介绍了几种有代表性的图像引导系统及其组成部分，包括正交 X 射线图像引导系统、室内轨道 CT 图像引导系统、CBCT 图像引导系统、红外体表图像引导系统、体内植入标记点式实时图像引导系统、激光体表扫描式图像引导系统、普通光学图像引导系统和磁共振图像引导系统，有助于读者系统地了解当前图像引导技术的发展和内涵。

复习思考题

1. 粒子治疗中图像引导技术的目的是什么？
2. 当前常规的图像引导技术有哪些？各有什么优缺点？
3. 图像引导系统一般由哪几部分软硬件组成？各有什么作用？
4. 常规磁共振成像系统可以直接应用在粒子治疗系统中吗？为什么？
5. 现在蓬勃发展的人工智能技术为图像引导放射治疗技术带来哪些机遇？有哪些图像引导系统可以引入人工智能算法？

参 考 文 献

[1] Bourland J D. Image-Guided Radiation Therapy. Boca Raton: CRC Press, 2012.

[2] Zachiu C, Papadakis N, Ries M, et al. An improved optical flow tracking technique for real-time MR-guided beam therapies in moving organs. Physics in Medicine and Biology, 2015, 60(23): 9003-9029.

[3] Osmond J P F, Harris E J, Clark A T, et al. An investigation into the use of CMOS active pixel technology in image-guided radiotherapy. Physics in Medicine & Biology, 2008, 53(12): 3159-3174.

[4] Evans P M. Anatomical imaging for radiotherapy. Physics in Medicine & Biology, 2008, 53(12): R151-R191.

[5] Brock K K. Image Processing in Radiation Therapy. Boca Raton: CRC Press, 2014.

[6] 王晶晶. 图像引导放疗系统中图像配准和重建技术的研究. 济南: 山东大学, 2012.

[7] 胡彩容, 张秀春, 吴君心, 等. IGRT 系统的质量保证和质量控制. 中国医学装备, 2010, 7(2): 9-12.

[8] Li X A. Adaptive Radiation Therapy. Boca Raton: CRC Press, 2011.

[9] Sorensen S, Mitschke M, Solberg T. Cone-beam CT using a mobile C-arm: A registration solution for IGRT with an optical tracking system. Phys Med Biol, 2007, 52(12): 3389-3404.

[10] Riboldi M, Baroni G, Spadea M F, et al. Orecchia and A Pedotti. Genetic evolutionary taboo search for optimal marker placement in infrared patient setup. Phys Med Biol, 2007, 52(19): 5815-5830.

[11] Suh Y, Dieterich S, Keall P J. Geometric uncertainty of 2D projection imaging in monitoring 3D tumor motion. Phys Med Biol, 2007, 52(16): 3439-3454.

[12] Eley J G, Newhauser W D, Lüchtenborg R, et al. 4D optimization of scanned ion beam tracking therapy for moving tumors. Phys Med Biol, 2014, 59(13): 3431-3452.

[13] Min Y G, Santhanam A, Neelakkantan H, et al. A GPU-based framework for modeling real-time 3D lung tumor conformal dosimetry with subject-specific lung tumor motion. Phys Med Biol, 2010, 55(14): 5137-5150.

[14] Putra D, Haas O C L, Mills J A, et al. A multiple model approach to respiratory motion prediction for real-time IGRT. Phys Med Biol, 2008, 53(13): 1651-1663.

[15] Schöffel P J, Harms W, Sroka-Perez G, et al. Accuracy of a commercial optical 3D surface imaging system for realignment of patients for radiotherapy of the thorax. Phys Med Biol, 2007, 52(15): 3949-3963.

[16] Shaw C C. Cone BeamComputed Tomography. Boca Raton: CRC Press, 2014.

[17] 李兵, 罗立民. 图像引导放射治疗技术进展. 江苏医药, 2010, 1(4): 89-92.

[18] Ehrhardt J, Lorenz C. 4D Modeling and Estimation of Respiratory Motion for Radiation Therapy. Heidelberg: Springer, 2013.

[19] Murphy M J. Adaptive Motion Compensation in Radiotherapy. Boca Raton: CRC Press, 2012.

[20] 王骏. X 线、CT、MRI 技术进展. 影像技术, 2000, (4): 6-8, 17.

[21] Berbeco R I, Jiang S B, Sharp G C, et al. Integrated radiotherapy imaging system (IRIS): Design considerations of tumour tracking with linac gantry-mounted diagnostic

X-ray systems with flat-panel detectors. Phys Med Biol, 2004, 49(13): 243-255.

[22] 梁玮. 2D-3D 医学图像配准研究. 南京: 东南大学, 2004.

[23] 王阳萍. 重离子三维适形放疗中的图像处理关键技术研究. 兰州: 兰州交通大学, 2010.

[24] 李玉, 徐慧军. 现代肿瘤放射物理学. 北京: 中国原子能出版社, 2015.

[25] Spadea M F, Baroni G, Riboldi M, et al. Patient set-up verification by infrared optical localization and body surface sensing in breast radiation therapy. Radiotherapy & Oncology, 2006, 79(2):170-178.

[26] Frenzel T. Patient setup using a 3D laser surface scanning system//Dössel O, Schlegel W C. World Congress on Medical Physics and Biomedical Engineering, Munich, Germany: Vol. 25/1 Radiation Oncology. Berlin: Springer, 2009: 217-220.

[27] Combs S E, Nüsslin F, Wilkens J J. Individualized radiotherapy by combining high-end irradiation and magnetic resonance imaging. Strahlentherapie Und Onkologie, 2016, 192(4): 209-215.

[28] Wooten H O, Green O, Yang M, et al. Quality of intensity modulated radiation therapy treatment plans using a ^{60}Co magnetic resonance image guidance radiation therapy system. Int J Radiat Oncol Biol Phys, 2015, 92: 771-778.

[29] Fallone B G. The rotating biplanar linac-magnetic resonance imaging system. Semin Radiat Oncol, 2014, 24: 200-202.

[30] Lagendijk J J, Raaymakers B W, van Vulpen M. The magnetic resonance imaging-linac system. Semin Radiat Oncol, 2014, 24: 207-209.

[31] Keall P J, Barton M, Crozier S. The Australian magnetic resonance imaging-linac program. Semin Radiat Oncol, 2014, 24: 203-206.

[32] 邵雨卉, 付杰. MRI 引导放射治疗研究进展. 中国医学计算机成像杂志, 2016, 22(5): 491-494.

[33] Schellhammer S M, Gantz S, Lühr A, et al. Experimental verification of magnetic field-induced beam deflection and Bragg peak displacement for MR-integrated proton therapy. Med Phys, 2018, 45: 3429-3434.

[34] Schellhammer S M, Hoffmann A L, Gantz S, et al. Integrating a low-field open MR scanner with a static proton research beam line: Proof of concept. Phys Med Biol, 2018, 63: 23LT01.

[35] Pham T T, Whelan B, Oborn B M, et al. Magnetic resonance imaging (MRI) guided proton therapy: A review of the clinical challenges, potential benefits and pathway to implementation. Radiother Oncol, 2022, 170: 37-47.

[36] https://www.sohu.com/a/757227863_121124566[2024-6-16].

第 8 章　重离子剂量学

8.1　引　言

　　放射治疗的目标是通过射线对患者体内病灶靶区施加足够剂量的照射来实现对肿瘤的控制,同时尽可能减少对射线路径上及病灶周围健康组织的照射剂量。由于束流配送通常以参考点的吸收剂量和患者体内的相对剂量分布来进行验证,因此辐射剂量学是放射治疗中的一个关键环节。

　　精确的剂量测定和束流监测器的校准是保证高精度的离子束适形放射治疗的前提条件。此外,需要统一的剂量测定规范流程来确定对水的吸收剂量,从而作为对比不同中心之间吸收剂量和医疗方案的基础。临床离子束对辐射剂量测定提出了不同于其他治疗性辐射束的问题。1986 年美国医学物理学家协会首次发布了用于治疗的离子束吸收剂量测量方案 TG-20[1],方案中建议使用法拉第杯 (FC) 和量热计作为参考仪器。结合当时离子束放射治疗的发展趋势,TG-20 建议采用 “组织吸收剂量” 作为基准量,如果没有量热计或 FC,建议使用可追溯到初级标准实验室的具有 ^{60}Co 校准系数 N_X 的 A-150 壁电离室作为替代方案。1991~1994 年欧洲临床重粒子剂量测定小组 (ECHED) 发表了质子束剂量学行业规范 [2,3];国际辐射单位和测量委员会 (ICRU) 和国际原子能机构 (IAEA) 分别于 1998 年和 2000 年发表了在离子束中使用电离室的协议 [4,5]。IAEA 发布的操作规程 TRS(技术报告系列)-398 中,电离室的吸收剂量测量应根据对水的吸收剂量而不是空气的比释动能因子 (kerma) 或暴露量进行校准。目前,所有临床光子、离子治疗设施都采用了 TRS-398 行业规范。

　　在 IAEA TRS-398 行业规范发表后,学界对离子束剂量测定的基本量进行了研究。这些研究包括 w 值的测量、阻止本领值的测量和计算以及离子辐射场的蒙特卡罗计算。此外,临床上引入了碳离子束扫描,这需要对参考条件的定义进行一些修改。这些方面将包括在原子能机构的行业规范中。在德国已经制定了临床离子束剂量测定方案,方案中增加了用于扫描离子束的参考条件。2010 年 Karger 等发表了一篇关于离子束剂量测定的综述 [6]。2016 年 ICRU 发表了 93 号报告,该报告中建议包括使用以戈瑞 (Gy) 为单位的 RBE 加权剂量 (如质子治疗中) 作为 RBE 吸收剂量的乘积。为了避免混淆,任何相关描述中都应始终包括特定类型的剂量 (吸收与 RBE 加权)。在剂量学方面,报告包括 ICRU 90 剂量测定基本量的更新，并采用了 IAEA TRS-398 的建议 [7]。

重离子束的一个显著的物理学特性就是倒转的深度剂量分布，在射程末端展示布拉格峰。重离子束的另一个重要特征是 RBE 随贯穿深度和吸收剂量而变化。当重离子束穿越辐照装置或人体时，会产生一些核碎片，这些核碎片会到达比入射初级粒子更深的区域。为了使用电离室准确测定重离子束的吸收剂量，需要知道入射重离子束、射核碎片以及靶核碎片的能谱。然而，关于重离子的剂量学，可用的实验数据很少，通常是使用一些简化的物理参数，因此，本章仅限于对离子束在水中的吸收剂量测量。

8.2 参考条件下的剂量测量

8.2.1 参考条件

根据 IAEA TRS-398 建议，电离室吸收剂量测量的参考条件描述了一组影响量值，校准系数在没有进一步校正因子的情况下是有效的 [5]。对于离子束，这需要额外考虑束质量因子 k_{Q,Q_0}，其中包括束流以及电离室特定校正。大多数其他影响因素通常被选择为与电离室校准的参考条件接近或相同。然而，由于离子的范围有限，辐射场内电离室的测量深度是一个重要的例外。在这方面，能量调制和单能离子束必须分别进行处理，因此，需要单独的参考条件。

8.2.1.1 均匀扫描束

离子束通过能量调制形成均匀照射野，这种束流配送方式也称为"被动式束流配送"技术。在将这项技术应用于患者之前，脊形滤波器或调制器轮会产生固定的吸收剂量与深度的关系曲线，即 SOBP。由于固定的相对吸收剂量与深度分布的情况与光子治疗中的情况相当，因此治疗计划仍然可以基于相对吸收剂量。将相对吸收剂量分布归一化为在治疗辐射场的参考点测量的吸收剂量，可以计算所需的束流监测单位。根据 TRS-398，吸收剂量测量的参考条件被选择为 SOBP 内的中心 z_{ref}，使用 10 cm×10 cm 的矩形野大小或用于输出因子归一化的参考条件，以较大者为准 [5]。在日本国立放射线医学综合研究所中，通过直径为 10 cm 的圆形场形状的 6 cm SOBP 来实现所有可用能量的参考条件 [8]。通常，非参考条件下的吸收剂量与参考条件下不同。其根本原因是源自碎裂核的次级粒子谱发生了变化。可通过校正与相应参考 SOBP 的变化来获得患者治疗计划的吸收剂量。因此，对于相同的 SOBP 和相同深度的 z_{ref}，测量实际治疗计划和参考条件下的吸收剂量率。如果将参考位置处的吸收剂量作为测量值给出，则吸收剂量分布的计算中的任何固有误差将被最小化。从这个角度来看，参考条件应该简单，并接近患者治疗的真实情况。

8.2.1.2 单能量笔形束

用于轻离子束的扫描技术，有必要相互独立地控制包括 SOBP 的单能束，尤其需要对单能辐射场进行束流监测器的校准。由于布拉格峰中的可靠测量是不可行的，因此，为布拉格曲线的平台区定义了单能离子场中吸收剂量测量的参考条件。这些参考条件包括 10 cm×10 cm 的照射野和几毫米的测量深度。由于这种测量很难在水模体中实现，因此，通常在水当量或接近水当量的材料 (如固体水或 PMMA 等) 中进行。由于扫描离子束的能量调制通常由加速器执行，所以测量的吸收剂量仅指入射的初级粒子，次级粒子的影响可以忽略不计。

8.2.2 电离室测量

根据国际上采用的 IAEA 行业规范的建议，使用电离室进行轻离子束的参考剂量测定。IAEA 行业规范适用于水中原子序数在 2(He) 和 18(Ar) 之间、范围为 $2\sim30$ g/cm^2 的轻离子束。对于碳离子束，这对应于 $80\sim450$ MeV/u 的能量范围。根据 IAEA 行业规范，在没有电离室的情况下，在品质为 Q 的离子束中，在参考深度 z_{ref} 的水中对水的吸收剂量由式 (8.1) 给出：

$$D_{\text{w},Q}(z_{\text{ref}}) = M_Q N_{D,\text{w},Q_0} k_{Q,Q_0} \tag{8.1}$$

其中，M_Q 是针对影响量 (包括温度和压力)、静电计校准、极性效应和离子复合进行校正的剂量计读数。实验室的位置应符合参考条件。N_{D,w,Q_0} 是剂量计在参考束品质 Q_0 下吸收的水剂量的校准系数，而 k_{Q,Q_0} 是辐射和电离室特定因子，其校正参考束品质 Q_0 和实际束品质 Q 之间的电离室响应的差异。

对于离子束，术语束流品质是指测量位置的粒子和能量谱。为了表征束流品质，将质子引入残余射程作为束流品质指数：

$$R_{\text{res}} = R_{\text{p}} - z \tag{8.2}$$

其中，z 是测量位置；R_{p} 是实际射程，定义为超过布拉格峰值或 SOBP 的吸收剂量降至最大吸收剂量的 10% 的深度 [5]。所有射程均用 g/cm^2 表示。由于碎片尾部超过布拉格峰的吸收剂量可能超过 10% 的水平，德国使用 50% 的水平来定义实际射程 [9]。

对于给定的束流品质，束流品质校正因子 k_{Q,Q_0}，由下式给出：

$$k_{Q,Q_0} = \frac{(w_{\text{air}})_Q (S_{\text{w,air}})_Q P_Q}{(W_{\text{air}})_{Q_0} (S_{\text{w,air}})_{Q_0} P_{Q_0}} \tag{8.3}$$

其中，分子和分母中的因子是指品质为 Q 的离子束和品质为 Q_0 的参考束。Q_0 通常是指 ^{60}Co 射线条件，在这种情况下束流品质校正因子才可用 k_Q 表示。w_{air}

和 W_{air} 是空气中产生每个离子对所消耗的平均能量，$S_{w,air}$ 根据斯宾塞-阿蒂克斯 (Spencer-Attix) 理论的离子的水与空气的光谱平均电子阻止本领比或光子释放的二次电子的受限电子阻止本领比来计算。P 是电离室的扰动因子，由壁材料 (P_{wall})、空腔 (P_{cav})、中心电极 (P_{cel}) 和位移效应 (P_{dis}) 等因素的单独校正因子组成。虽然这些因素已用于 ^{60}Co 束中的圆柱形室确定 [5]，但碳离子特定因素的不确定性与校准中较大的不确定性有关。尽管也已经确定了 ^{60}Co 束中平面平行电离室的特定电离室扰动因子 [5]，但必须注意的是，平面平行电离室的室间变化和长期稳定性要比圆柱形电离室差。因此，圆柱形电离室更适合用于离子束中的参考剂量测定，而平面平行电离室可用于吸收剂量与深度的测量，并且必须用于 SOBP 宽度低于 $2 \ g/cm^2$ 的校准 [5]。表 8.1 显示了计算圆柱形电离室 k_Q 所需的输入数据。由此产生的离子束 k_Q 的标准不确定度为 2.8% [10]。对这种不确定性的最大贡献来自基本物理数据的不确定性。

表 8.1 根据 ICRU 90 报告计算圆柱形电离室碳离子束 k_Q 的输入数据 [10]

参数	^{60}Co 束	碳离子束
W_{air}/w_{air}	33.97 eV ($\pm 0.35\%$)	34.71 eV ($\pm 1.5\%$)
$S_{w,air}$	1.127($\pm 0.5\%$)	1.126($\pm 2.0\%$)
P		$\pm 1.0\%$
P_{wall}	$\pm 0.5\%$	
P_{cav}	$< \pm 1.0\%$	
P_{cel}	$\pm 0.2\%$	
P_{dis}	$\pm 0.3\%$	
k_Q 综合的标准不确定性		$\pm 2.8\%$

注：(1) W_{air} 和 w_{air} 分别指用于 ^{60}Co 离子束和轻离子束的积分值和微分值 [4]。

(2) 由于水中的平均电离势 I 值从 75 eV 变为 78 eV，$S_{w,air}$ 的值已从 1.133 降至 1.127[11]。在 ICRU 90 报告中，这一减少额规定为 0.6% [10]。

8.2.2.1 静电计读数的校正

对于其他束流模式，必须校正静电计读数与电离室校准条件的偏差。虽然空气密度、静电计校准和极性效应的校正基本上与离子束品质无关，但饱和效应对离子束来说可能特别重要。饱和校正可以根据国际原子能机构行业规范 TRS-398 中的标准规程进行。

8.2.2.2 w 值

空气中的轻离子产生离子对所消耗的平均能量 W 由 T/N 给出，其中 T 是离子的动能，离子在气体中完全停止，N 是任一符号的平均总释放电荷除以基本电荷 [10]。对于剂量测量，感兴趣的是在沿着离子路径的特定位置处每个离子对消耗的平均能量，因此，可用微分值 $w = dT/dN$ 表示。由于缺乏实验数据，ICRU 90 报告建议微分值为 34.71 eV($\pm 1.5\%$)，与束流品质无关。这一数值将取代

34.5 eV 的数值 (迄今为止已用于所有比质子重的离子)。±1.5% 的标准不确定度符合 IAEA 行业规范 [5,10]。

在 SOBP 中，由于碎裂，特定位置的粒子光谱将包括不同动能 T 的粒子和不同粒子类型 i。然后，可以通过使用通量 $\Phi_{T,i}$ 和质量阻止功率 $S_i(T)/\rho$ 对能量和粒子注量谱进行平均来计算 w 值：

$$\frac{w}{e} = \frac{\sum_i \int_0^\infty \Phi_{T,i} \cdot (S_i(T)/\rho)_{\mathrm{air}} \mathrm{d}T}{\sum_i \int_0^\infty \dfrac{\Phi_{T,i} \cdot (S_i(T)/\rho)_{\mathrm{air}}}{w_i(T)/e} \mathrm{d}T} \tag{8.4}$$

8.2.2.3　水对空气阻止本领比 $S_{\mathrm{w,air}}$

根据 ICRU 90 报告中给出的能量分布，碳离子的 $S_{\mathrm{w,air}}$ 的平均值计算为 1.126。该值略低于 IAEA 398 报告中使用的 1.13 的值，与束流品质无关。阻止本领比的标准不确定度规定为 2.0% [5]。大多数对水与空气的阻止本领比的研究都是通过蒙特卡罗模拟进行的，其中阻止本领由贝特方程描述 (见 2.2.1 节)。ICRU 提供了质子和 α 粒子的阻止本领表以及比氦重的离子的阻止本领表。Ziegler 等、Paul 等分别开发了用于离子阻止本领的数据库 SRIM2003[12] 和 MSTAR[13]。这些数据库直接用于评估 w/e 和 k_Q(式 (8.3)) 中的和 $S_{\mathrm{w,air}}$ 的值。阻止本领以及水与空气的阻止本领比的确切值取决于平均电离势 I 的选择，该平均电离势具有一定的不确定性。

在 SOBP 中，由于碎裂，特定位置的粒子光谱将包括不同动能 T 的粒子和不同粒子类型 i。在布拉格-戈瑞 (Bragg-Gray) 公式中，在这种情况下，水与空气的阻止功率比可以计算为通量 ($\Phi_{T,i}$) 以及水和空气的质量阻止本领的粒子类型加权平均值 $(S_i(T)/\rho)_{\mathrm{w}}$、$(S_i(T)/\rho)_{\mathrm{air}}$ [5]：

$$s_{\mathrm{w,air}} = \frac{\sum_i \int_0^\infty \Phi_{T,i} \cdot (S_i(T)/\rho)_{\mathrm{w}} \mathrm{d}T}{\sum_i \int_0^\infty \Phi_{T,i} \cdot (S_i(T)/\rho)_{\mathrm{air}} \mathrm{d}T} \tag{8.5}$$

由于水和空气中的阻止本领的能量依赖性略有不同，$s_{\mathrm{w,air}}$ 将是能量依赖性的，特别是对于低能量离子束。在方程 (8.5) 中，假设一次离子和二次离子仅释放能量低于某个阈值能量 (通常选择为 10 keV) 的电子，该阈值能量与可与电离室尺寸相当的剩余范围有关。虽然离子释放的二次电子的能量平均非常低，但是其中一些会超过这个阈值，导致相当长的射程。为了校正这些高能电子的影响，可以使用更准确的 Spencer-Attix 表达式来计算 $s_{\mathrm{w,air}}$[14]，类似于光子辐射。在 Spencer-

Attix 公式中，二次电子对质子的 $s_{\text{w,air}}$ 的贡献仅为 0.1%，而轨道末端或比质子重的粒子的贡献可以忽略不计。

Geithner 等采用 SHIELD-HIT 模块并采用 67.5 eV 的水的 I 值对碳离子进行阻止本领比计算，发现对于 400~50 MeV/u 之间的碳离子能量，在平台区与 IAEA 行业规范值的偏差为 0.5%~1%；在 50 MeV/u 碳离子布拉格峰附近，偏差增加到 2.3%[15]。Paul 等计算了单能碳束的阻止本领比对深度的依赖性，发现布拉格峰附近除外的地方阻止本领比在 1.13 ± 0.02 的范围内[16]。Henkner 等比较了不同 I 值下计算出的水中碳离子 SOBP 的水与空气阻止本领比，阻止本领比在坪区从 1.118 逐渐增加到 1.119，在 SOBP 区域从 1.121 逐渐增加到 1.128[17]。Gomà 等报道当 I 值从 75 eV 提高到 78 eV 时，坪区的差异为 0.6%，布拉格峰区的差异高达 1%[14]。Sanchez-Parcerisa 等的实验研究显示，阻止本领比统计值为 1.132 ± 0.003，与国际原子能机构的 CoP 值 1.13 非常一致，不确定性显著降低。该值适用于单能碳离子在水中残余射程为 1.5 cm 的坪区[18]。

8.2.2.4 I 值

在水中校准的 I 值一直存在争议，2014 年的 ICRU 90 报告中总结并讨论了可用数据，建议使用 (78 ± 2) eV 的水中 I 值[10]。空气的 I 值可以使用布拉格的可加性规则从 N_2 和 O_2 的 I 值中获得[7]。对于 N_2，估计的 I 值范围为 82~86.7 eV；对于 O_2 气体，估计的 I 值范围为 95~102 eV。ICRU 90 报告建议使用 (85.7 ± 1.2) eV 的干燥空气 I 值[10]。

8.2.2.5 扰动因子 P

总扰动因子作为乘积获得：

$$P_Q = P_{\text{cav}} \cdot P_{\text{dis}} \cdot P_{\text{wall}} \cdot P_{\text{cel}} \tag{8.6}$$

其中，P_{cav}、P_{dis}、P_{wall} 和 P_{cel} 分别是空腔校正因子、有效测量点相对于电离室中心参考点的位移的校正因子、壁校正因子和中心电极畸变的校正因子[5]。当圆柱形电离室的参考点在电离室轴线上时，平面平行电离室的参考点将在前窗的内表面上。TRS-398 中提供了获得 ^{60}Co 束流扰动因子数值的配方。对于平面平行电离室，假设 P_{dis} 和 P_{cel} 为 1。

对于质子束，已经使用蒙特卡罗计算对圆柱形室的扰动因子进行了实验评估，总体扰动校正在 1.005~1.010 的范围内。对于碳离子而言，目前关于扰动因子的数据很少，所有因子都等于 1，相关的不确定性假设为 1.0%。根据 IAEA 行业规范，有效测量点位于电离室中心上游空腔半径的 0.75 倍处，在治疗碳离子束中对 P_{eff} 的实验评估与该值一致，适用于大多数具有薄壁和中心电极的电离室。Kanai

等通过在高能单能束流以及 SOBP 中心位置对平行板电离室和圆柱形电离室进行交叉校准，间接研究了碳离子场中的扰动因子 P。研究发现，这两个位置之间的差异为 1%，这可能与扰动因子的变化有关[19]。

8.2.3　量热计测量

量热计是定义治疗离子束吸收剂量标准的理想选择，因为与电离室相比，原则上它们需要较少的辐射参数。量热计的剂量测量依赖于剂量计核心的辐射引起的温度升高，可通过式 (8.7) 计算剂量。

$$D_{\mathrm{w}} = \Delta T \cdot c \cdot (1 + T_{\mathrm{D}})^{-1} \cdot k_i \cdot S_{\mathrm{w,cal}} \tag{8.7}$$

其中，ΔT 是由于辐射引起的温度升高 (K)；c 是核心材料的比热 (J/(kg·K))；T_{D} 是与分子化学变化能量值一致的热缺陷 (或剩余)[20]；k_i 是取决于量热计及其核心材料结构的几个校正因子 (不包括热缺陷) 的乘积，这些校正因子包括热传导校正因子 k_{c}、热对流校正因子 k_{v}、辐射场扰动因子 k_{p}、剖面剂量梯度校正因子 k_{dd}、校准时水密度变化校正因子 k_{ρ} 和热损校正因子 k_{hl}；$S_{\mathrm{w,cal}}$ 是所考虑粒子的水对量热计材料的质量碰撞阻止本领比。如果粒子停在量热计芯中，使用 $S_{\mathrm{w,cal}}$ 会产生一些不确定性。这可能是在高吸收剂量中的测量位置的情况，但不是在 SOBP 之前的坪区中的情况。对于水量热法，由于此时 $S_{\mathrm{w,cal}}$ 等于 1，避免了这种不确定性，因此，目前量热计的核心材料通常使用水或石墨。

8.3　束　流　监　测

束流监测器安装在治疗配送系统中，用于测量配送离子的数量以及监测照射过程中束流的位置和流强。为了准确地配送物理吸收剂量，必须校准吸收剂量监测器。然而，校准吸收剂量监测器的方式取决于束流配送技术。

8.3.1　束流强度监测器

平行板电离室通常用于监测辐照过程中的束流强度。电离室监测器用来监测辐照过程中的束流强度。电离室填充空气，或者填充 Kr/CO_2 或 Ar/CO_2 的混合气体以增加信号。平行板电离室具有夹在两个高压电极之间的信号电极。电极和窗口的导体箔应非常薄，以减少能量损失和散射。由于气体通常由恒定流量代替，因此，须仔细监测电离室内的压力，以确保恒定的响应。此外，由于窗口非常薄，电离信号本身及其在监测器区域上的均匀性可能受到大气压力引起的平台窗口变形的影响。空气的典型电场强度为 3~5 kV/cm，以最大限度地减少监测室中的一般复合。

8.3.2 位置和剂量均匀性监测器及其校准

8.3.2.1 均匀扫描束流监测器及其校准

对于被动式束流配送，多层印刷电路箔通常用作电离室的信号平面，用于监测辐射场的吸收剂量均匀性或束流中心轴的位置。分条电离室与吸收剂量探测器是分开的。许多信号电极分布在该信号平面中，用于监测束流横向离轴的通量分布。通常，只有在辐射系统的等中心附近才能实现均匀的吸收剂量分布。由于扫描磁体和散射系统之间存在距离，监测器位置的强度分布是不均匀的。位置监测器的电极被分割成象限，因此，可以有效地确定束流相对于监测器中心的位置。使用多环和象限分段电极的组合，可以确定波束位置及其横向范围。

对于均匀扫描束，三维吸收剂量分布是通过选择四个特定的机械部件来确定的：能量调制器 (如脊形滤波器或调制器轮)、射程移位器、多叶光栅准直器和射程补偿器。能量调制器用来调节 SOBP 的纵向吸收剂量分布的延伸和形状，其他组件调节横向和远场形状。为了保证准确的吸收剂量配送，通过调整监测器单元的数量来缩放吸收剂量分布。为了对剂量配送系统的监测器进行校准，需要选择在水模体中 SOBP 中心作为均匀扫描束的参考条件来测量吸收剂量，监测器校准系数以 Gy/MU 为单位，与监测器单元的数量 (MU) 有关。这些参考条件在 IAEA TRS-398 中有描述，包括选定的直径为 10 cm 的方形或圆形 SOBP，无需患者特定的射程移位器设置、准直器或射程补偿器。对于患者的实际治疗场的设置，由于束线中的患者专用硬件部件引起的粒子谱的改变，参考位置处的吸收剂量可能不同，这些相当小的偏差必须通过测量或计算进行校正。

8.3.2.2 单能量笔形束监测器及其校准

监测系统是束流扫描的先决条件，它能够确定束流的确切位置以及几微秒内的粒子数量。为了检测束流位置，安装了两个额外的大面积多丝比例室。它们由两个正交的线平面组成，可以在探测器位置以优于 0.5 mm 的空间分辨率确定束流的位置。对于等中心处的测量，可以在等中心位置设置具有相同分辨率的专用电离室。监测系统通过反馈回路连接到扫描仪磁体的控制装置，从而可以在照射过程中校正主束流高达几毫米的错位。

在扫描系统中，单能笔形束在目标横截面上横向移动，导致布拉格峰位置处的高吸收剂量。通过依次改变束流能量和重复扫描过程来实现目标的全覆盖。这导致在水当量参考系统中对目标进行逐片照射。这种强度调制束流传输技术需要对单个笔形束流的粒子数量进行反向优化。扫描系统的一个特征是对于笔形束的每个能量步长和每个位置必须单独控制配送的粒子数量。因此，束流监测器必须在单能束流的参考条件下进行校准，即在单能布拉格峰的平台区域的几毫米深度处，其中可以忽略二次粒子。这些参考条件包括二维扫描的单能辐射场面积为 10 cm×10 cm。

无论能量调制是加速器主动执行还是由束流监测器后面的射程移位器被动执行，校准系数将与能量无关。在能量依赖的情况下，测量一组代表性束流能量的校准系数，然后对剩余能量进行插值。为了校准束流监测器，将已用 ^{60}Co 射线校准的电离室放置在水等效材料或接近水等效薄板的等中心点处，并用单能 10 cm×10 cm 场均匀照射。在这些参考条件下，吸收剂量 $D_{\mathrm{w}}(z)$ 是根据既定的剂量测定协议进行测量的。然后，以粒子/MU 为单位的监测器校准系数 C 就可以用下面的式 (8.8) 算出来：

$$C = \frac{N_{\mathrm{ion}}}{N_{\mathrm{MU}}} = \frac{\varPhi \cdot \Delta A}{N_{\mathrm{MU}}} = \frac{D_{\mathrm{w}}(z)}{S_{\mathrm{ion}}(z)/\rho} \cdot \frac{\Delta A}{N_{\mathrm{MU}}} \tag{8.8}$$

其中，N_{ion} 和 N_{MU} 分别是每个扫描点的初级离子数量和监测单元数量；$\varPhi$ 是初级离子的通量；$S_{\mathrm{ion}}(z)/\rho$ 表示深度 z 处水中初级离子的质量组织本领；ΔA 是单个扫描点表示的面积，即矩形扫描模式下阶跃尺寸的乘积 $\Delta x \Delta y$，尺寸在等中心位置指定。

作为先决条件，方程 (8.8) 要求在单能束参考条件给出的非常浅的深度进行校准，其中可以忽略二次粒子的影响。然而，在靶的深度，来自二次粒子的吸收剂量上升，并在治疗计划中通过使用横向积分布拉格曲线 (包括碎片的贡献) 作为输入进行考虑。此外，电离室必须均匀地被辐射场覆盖，以允许计算实际粒子数。这种基于吸收剂量的监测器校准程序的优点是，只要使用相同的电离室进行校准和测量，并且可以忽略电离室响应的深度依赖性，测量和计算的吸收剂量的比较就不受吸收剂量测量的不确定性的影响。在这种前提下，不确定度被抵消，因为它在监测器校准和吸收剂量测量中都是相同的。尽管扫描束的束流监测器校准是在单能束的平台区的浅深度处进行的，但它仍然需要在均匀扫描束的参考条件下，即在 SOBP 的中心进行最终吸收剂量的测量，以确保单能布拉格曲线的正确叠加。

8.4   非参考条件下的剂量测定

在临床应用中，吸收剂量测量通常在非参考条件下进行，包括相对和绝对吸收剂量测量。此外，测量通常在不同于水的模体材料中进行，除了电离室外，还使用了各种其他探测器 [6]。

8.4.1   模体材料

根据与辐射有关的相互作用，用于临床剂量测量的模体材料应尽可能地模拟患者。当水被用作剂量测定的参考介质时，固体模体材料可以用于实际目的或模拟组织中的能量损失。当生成固体模型的治疗计划时，必须重新缩放模型中的范围 z_{solid}，以获得水中的等效射程 z_w：

$$z_w = z_{\text{solid}} \cdot c_{\text{solid}} \tag{8.9}$$

深度换算系数

$$c_{\text{solid}} = \frac{R_- - R_+}{d} \tag{8.10}$$

深度换算系数可通过测量水中单能布拉格峰的射程 R_+ 和 R_- 得到，R_+ 和 R_- 分别定为在有无厚度 d 的薄板模体材料情况下远端 80% 等剂量点处的射程。在基于 CT 的治疗计划中，通过射线追踪算法使用经验查找表计算水等效射程，不同材料的 CT 值 (以 HU 为单位) 与 c_{solid} 相关。由于所有材料的 CT 值和 c_{solid} 之间没有一一对应的关系，因此所选材料的组织等效性很重要。忽略其能量依赖性，c_{solid} 近似于在单能布拉格曲线的平台区域测量的材料与水的质量阻止本领比，并注意在非均匀模体中正确计算离子束的射程。然而，除了能量损失之外，固体模型中的吸收剂量测量还可能受到初级和次级粒子的散射功率以及次级粒子的产生速率的差异的影响。虽然 PMMA 不是组织等效材料，在治疗计划中的 CT 值与 c_{solid} 对照表中也没有准确描述，但是它经常用在剂量测量设备中进行射程调节。对于 PMMA，c_{solid} 可以从质量密度中获得，质量密度为 1.19 g/cm^3[5]，与束能量和离子类型无关；必须注意的是，材料的密度变化可能导致 c_{solid} 几个百分点的变化。

8.4.2 用于吸收剂量分布测量的探测器

除电离室外，其他几种类型的辐射探测器也可用于治疗离子束的剂量测量。它们中的大多数表现出对辐射质量的强烈依赖性，这将它们的临床应用限制在恒定辐射质量的相对吸收剂量测量条件下，例如，垂直于浅深度 (或不包括半影区域的较大深度) 的单能束的轴。这使三维吸收剂量分布的测量变得复杂。Karger 等对现有的探测器及其在临床离子束放射治疗中的应用进行了全面综述 [6]。

8.4.2.1 电离室

电离室是离子束剂量测量中最重要的探测器。对于参考剂量测定，建议将体积相当大的参考室 (例如 Farmer 型) 与参考静电计结合使用。敏感体积小于 0.02 cm^3 的较小电离室可用于相对吸收剂量分布的测量，而且它们能提供除吸收剂量梯度陡峭的区域外适当的空间分辨率。为了提高效率，几个电离室可以与多通道静电计结合使用。具有分条电极的二维离子室阵列或平面平行电离室可用于测量垂直于束轴的吸收剂量分布。

对于原始或分散布拉格峰中的吸收剂量与深度的测量，建议使用平行板电离室。此外，还开发了多层电离室 (MLIC)。这些电离室由填充气体的平行板电离室组成，这些电离室被固体模体材料 (如 PMMA) 隔开，这允许在横向均匀的离子场中同时测量吸收剂量与深度的分布 [21]。

8.4.2.2　二维探测器

薄膜测量可用于高空间分辨率的吸收剂量分布测量。射线照相胶片的响应强烈地取决于辐射质量，并且对于高 LET 值，胶片响应饱和。对于具有均匀 LET 的辐射场，可以将薄膜与 LET 相关的校准曲线结合使用，该校准曲线将光密度与吸收剂量相关联。对于 LET 分布不均匀的辐射场，光密度和吸收剂量之间没有唯一的关系；然而，基于辐射场，可以预测薄膜的响应。对采用局部效应模型的质子和碳离子而言，已经执行这样的方法 [22-24]。

此外，临床上已经引入了放射性铬膜来测量吸收的剂量分布。这些膜具有自显影的优点，并且可以在环境光条件下使用。此外，薄膜响应是线性的，直到相对较高的吸收剂量。Castriconi 等已经研究了质子和碳离子在不同辐照条件下的辐射变色膜的响应，并报道了 LET 依赖性 [25]。与放射线照相胶片类似，布拉格峰中的响应会被抑制。具有 $Gd_2O_2S{:}Tb$ 陶瓷活性层的闪烁屏已被用于测量垂直于单能束轴的二维吸收剂量分布 [26]。在该设备中，屏幕在黑暗条件下被照射，并且辐射引起的光输出由 CCD 相机记录。记录分布的空间分辨率仅取决于 CCD 相机的分辨率，并且可能优于 1 mm。在固定的 LET 值下，例如，在单能量束流的平台中，荧光屏对吸收的剂量做出线性响应。然而，它们在具有混合 LET 贡献的束流中的应用受到响应的 LET 依赖性的阻碍。基于非晶硅的平板探测器也已被研究用于离子束放射治疗的不同方面，并被认为是薄膜的良好替代品 [27]。它们还显示出线性但依赖于 LET 的吸收剂量反应。

8.4.2.3　其他探测器

还有多种其他探测器可用于离子束的高分辨率测量。金刚石探测器已用于测量光子和质子辐射场中的吸收剂量分布；然而，只有有限的报告可用于离子束。Sakama 等报道了金刚石探测器对从氢到氩的不同离子的响应的 LET 依赖性，并发现了强烈的 LET 相关性 [28]。医用硅二极管通常能在没有外部偏置的情况下工作，其中本征耗尽区用于产生信号。金属-氧化物-半导体场效应晶体管 (MOSFET) 也已被用于质子辐射场 [29]，但不用于其他粒子辐射场。

8.4.3　相对吸收剂量测量

相对吸收剂量测量通常在治疗设施调试期间以及随后的质量保证程序中进行。一个重要方面是获取用于治疗计划系统的输入数据。相对测量可以分为深度剖面和横向剖面的测量。

8.4.3.1 深度剖面

吸收剂量分布的相对深度剖面需要作为治疗计划系统的输入。在均匀扫描束的情况下，SOBP 轮廓与可用的能量调制器有关。SOBP 剖面是使用平面平行电离室在水模体中测量的。由于整个场是同时传送的，因此，相对于束流监测器的信号可以非常有效地进行测量。对于扫描系统，需要可用能量的单能布拉格曲线作为治疗计划系统的输入。由于在单能笔形束中无法可靠地测量这些吸收剂量与深度的关系，因此，使用大平面平行电离室来测量横向积分的吸收剂量与厚度的关系。这种测量通常使用可调节水柱和两个大平面平行电离室进行[30]。在这种设置中，水柱前面的电离室用作监测电离室，而水柱后面的第二电离室正在记录信号。改变水柱厚度就可非常有效地测量出不同深度处的相对吸收剂量。

这些横向积分的吸收剂量与深度的关系曲线并不代表传统的吸收剂量，并且它们的正确测量主要依赖于假设笔形束的所有初级和次级粒子都被两个电离室记录。然而，对于大的深度，一些粒子可能由于其大的角度分布而被第二电离室损失。这种损失必须通过蒙特卡罗计算进行校正。通常，在调试期间只测量代表性能量下的选定布拉格曲线。在调整蒙特卡罗代码以再现这些结果之后，可以模拟剩余的布拉格曲线[31]。

8.4.3.2 横向剖面

治疗计划中横向剖面的正确建模对于离子束放射治疗非常重要。为此，需要对具有代表性的治疗场的半影进行精确测量以进行比较。对于通常具有不同焦点尺寸的单能笔形束流，还需要横向剖面。大照射野的半影可以根据敏感的体积、真实的梯度，通过使用单个电离室或电离室阵列的重复测量来获得。对于笔形束流的轮廓，使用位于平台区域的薄膜、闪烁屏幕或平板进行二维测量[26,32]。

8.4.4 绝对吸收剂量测量

除相对吸收剂量测量外，绝对吸收剂量测量对于治疗计划系统的调试和患者特定治疗计划的剂量测定验证也是必要的。

为了验证治疗计划系统的吸收剂量计算算法，有必要对测量和计算的吸收剂量进行比较。为此，分别使用均质或非均质模体为规则几何形状和不规则几何形状生成治疗计划。然后利用精确电离室在吸收剂量分布内的代表性位置进行吸收剂量测量。这些测量需要使用一个适当校准的束流监测器来完成，也可以通过绝对吸收剂量测量来实现，但这种情况需要使用参考条件。测量的和计算的吸收剂量之间产生的偏差被认为是吸收剂量计算的不确定性。

　　配送吸收剂量验证旨在检测单个治疗计划的剂量配送是否正确，通常被认为是复杂束流配送技术所必需的。在被动配送的束流中，相对吸收剂量分布由几个硬件部件确定，并且假设这些部件正确对准，则可以通过在吸收剂量分布的单个位置测量吸收剂量来实现最终验证。然而，对于扫描束流传输，每个笔形束流是单独控制的，并且所产生的吸收剂量可能在一个位置是正确的，但在另一个位置是错误的。因此，需要更大的测量样本。为了提高效率，工作人员通常在水体模中使用与多通道剂量计组合的指型电离室堆叠或阵列进行吸收剂量测量，并在水体模中重新计算患者的治疗计划 [33]。然后将这些电离室定位在包括远端边缘的吸收剂量分布的高吸收剂量区域中。在这种布置中，由于指型电离室不能彼此独立地定位，一些电离室可能位于陡峭的吸收剂量梯度中，从而导致测量的和计算的吸收剂量之间的大偏差。成功的吸收剂量验证还依赖于正确校准的束流监测器，以及治疗计划系统的成功调试。测量的和计算的吸收剂量之间产生的偏差随后被视为配送中的不确定性，尽管它们也可能受到吸收剂量计算的系统误差的影响。必须注意的是，在水模体中进行的吸收剂量验证对治疗计划系统的范围计算中的误差不敏感。除了 SOBP 区域中的直接吸收剂量测量外，平台区域中的能量选择性注量测量可以使用闪烁屏幕或平板探测器进行。这些注量分布可以与治疗计划系统的波束模型一起使用，以重建三维吸收剂量分布 [26,34]。必须注意的是，重建的吸收剂量值的正确性在很大程度上取决于束流模型的正确性，而对于电离室的直接吸收剂量测量，情况并非如此。

小　结

　　剂量学是离子治疗中吸收剂量准确性的关键，本章重点讲述了重离子束的剂量测量，分析了电离室的影响因素和测量的不确定性，进一步总结了束流监测器及其校准方法，针对均匀扫描束和单能笔形束的参考条件是不同的，围绕参考辐射场和非参考辐射场的剂量测量进行了描述。

复习思考题

1. 重离子束剂量测量的参考条件包括哪些？
2. 常用于离子束剂量测量的设备有哪些？
3. 绝对吸收剂量测量的方法有哪些？
4. 剂量测量的影响因素有哪些？

参 考 文 献

[1] AAPM. American Association of Physicists in Medicine. Protocol for Heavy Charged-Particle Therapy Beam Dosimetry. AAPM Report 16. New York: American Association of Physicists in Medicine, 1986.

[2] Vynckier S, Bonnett D E, Jones D T. Code of practice for clinical proton dosimetry. Radiother Oncol, 1991, 20: 53-63.

[3] Vynckier S, Bonnett D E, Jones D T. Supplement to the code of practice for clinical proton dosimetry. ECHED (European Clinical Heavy Particle Dosimetry Group). Radiother Oncol, 1994, 32: 174-179.

[4] ICRU. ICRU Report 59: Clinical proton dosimetry part I: Beam production, beam delivery and measurement of absorbed dose. Bethesda, Maryland: International Commission on Radiation Units and Measurements, 1998.

[5] IAEA. IAEA TRS-398: Absorbed dose determination in external beam radiotherapy: An international code of practice for dosimetry based on standards of absorbed dose to water. Vienna: International Atomic Energy Agency, 2000.

[6] Karger C P, Jäkel O, Palmans H, et al. Dosimetry for ion beam radiotherapy. Phys Med Biol, 2010, 55: R193-R234.

[7] ICRU. ICRU Report 93: Prescribing, recording, and reporting light ion beam therapy. J ICRU, 2016, 16(1-2): 3-211.

[8] Tsujii H, Kamada T, Shirai T, et al. Carbon-Ion Radiotherapy. Tokyo: Springer, 2014.

[9] Deutsches Institut für Normung. Procedures of Dosimetry with Probe-Type Detectors for Proton and Ion Radiation – Part 1: Ionization Chambers, DIN 6801-1. Berlin: Beuth Verlag GmbH, 2016.

[10] ICRU. ICRU Report 90: Key data for ionizing radiation dosimetry: Measurement standards and applications. Journal of the ICRU, 2014, 14(1): 1.

[11] Andreo P, Wulff J, Burns D T, et al. Consistency in reference radiotherapy dosimetry: Resolution of an apparent conundrum when ^{60}Co is the reference quality for charged-particle and photon beams. Phys Med Biol, 2013, 58: 6593-6621.

[12] Ziegler J F, Biersack J P, Ziegler M D. SRIM—The Stopping Power and Range of Ions in Matter. 2008. http://www.srim.org/ (SRIM Co., Chester, Maryland) [2024-4-30].

[13] Paul H. Stopping Power of Matter for Ions: Graphs, Data, Comments and Programs. MSTAR Ver. 3, 2003. https://www-nds.iaea.org/stopping/(International Atomic Energy Agency, Geneva) [2024-4-30].

[14] Gomà C, Andreo P, Sempau J. Spencer-Attix water/medium stopping-power ratios for the dosimetry of proton pencil beams. Phys Med Biol, 2013, 58: 2509-2522.

[15] Geithner O, Andreo P, Sobolevsky N, et al. Calculation of stopping power ratios for carbon ion dosimetry. Phys Med Biol, 2006, 51: 2279-2292.

[16] Paul H, Geithner O, Jäkel O. The influence of stopping powers upon dosimetry for radiation therapy with energetic ions. Adv Quantum Chem, 2007, 52: 289-306.

[17] Henkner K, Bassler N, Sobolevsky N, et al. Monte Carlo simulations on the water-to-air stopping power ratio for carbon ion dosimetry. Med Phys, 2009, 36: 1230-1235.

[18] Sánchez-Parcerisa D, Gemmel A, Jäkel O, et al. Experimental study of the water-to-air stopping power ratio of monoenergetic carbon ion beams for particle therapy. Phys Med Biol, 2012, 57: 3629-3641.

[19] Kanai T, Fukumura A, Kusano Y, et al. Cross-calibration of ionization chambers in proton and carbon beams. Phys Med Biol, 2004, 49: 771-781.

[20] Schulz R J, Venkataramanan N, Huq M S. The thermal defect of A-150 plastic and graphite for low-energy protons. Phys Med Biol, 1990, 35(11): 1563-1574.

[21] Yajima K, Kanai T, Kusano Y, et al. Development of a multi-layer ionization chamber for heavy-ion radiotherapy. Phys Med Biol, 2009, 54: N107-N114.

[22] Spielberger B, Scholz M, Kramer M, et al. Experimental investigations of the response of films to heavy-ion irradiation. Phys Med Biol, 2001, 46: 2889-2897.

[23] Spielberger B, Scholz M, Kramer M, et al. Calculation of the X-ray film response to heavy charged particle irradiation. Phys Med Biol, 2002, 47: 4107-4120.

[24] Spielberger B, Krämer M, Kraft G. Threedimensional dose verification with X-ray films in conformal carbon ion therapy. Phys Med Biol, 2003, 48: 497-505.

[25] Castriconi R, Ciocca M, Mirandola A, et al. Dose-response of EBT3 radiochromic films to proton and carbon ion clinical beams. Phys Med Biol, 2017, 62: 377-393.

[26] Furukawa T, Saotome N, Inaniwa T, et al. Delivery verification using 3D dose reconstruction based on fluorescence measurement in a carbon beam scanning irradiation system. Med Phys, 2008, 35: 2235-2242.

[27] Hartmann B, Telsemeyer J, Huber L, et al. Investigations of a References 195 flat-panel detector for quality assurance measurements in ion beam therapy. Phys Med Biol, 2012, 57: 51-68.

[28] Sakama M, Kanai T, Kase Y, et al. Responses of a diamond detector to high-LET charged particles. Phys Med Biol, 2005, 50: 2275-2289.

[29] Kohno R, Nishio T, Miyagishi T, et al. Experimental evaluation of a MOSFET dosimeter for proton dose measurements. Phys Med Biol, 2006, 51: 6077-6086.

[30] Jäkel O, Jacob C, Schardt D, et al. Relation between carbon ion ranges and X-ray CT numbers. Med Phys, 2001, 28: 701-703.

[31] Parodi K, Mairani A, Brons S, et al. Monte Carlo simulations to support start-up and treatment planning of scanned proton and carbon ion therapy at a synchrotron-based facility. Phys Med Biol, 2012, 57: 3759-3784.

[32] Martisikova M, Hartmann B, Hesse B M, et al. Characterization of a flat-panel detector for ion beam spot measurements. Phys Med Biol, 2012, 57: 485-497.

[33] Lomax A J, Böhringer T, Bolsi A, et al. Treatment planning and verification of proton therapy using spot scanning: Initial experiences. Med Phys, 2004, 31: 3150-3157.

[34] Martisikova M, Brons S, Hesse B M, et al. High-resolution fluence verification for treatment plan specific QA in ion beam radiotherapy. Phys Med Biol, 2013, 58: 1725-1738.

第 9 章　粒子临床放射治疗的质量保证

9.1　质量保证方法

9.1.1　基本概念

　　放射治疗质量保证 (QA) 规程是为了达到预期治疗目标而制定的一系列策略和方案 (图 9.1)。它涵盖了临床和物理两个方面，包括临床方针、治疗计划与实施、设备性能的质量控制、设备维护、辐射防护与安全以及事故医学照射的调查等内容，通常通过验收测试和试运行，放射治疗设备可以得到充分的验证和评估，医疗团队可以熟悉设备的性能和特点，并制定相应的 QA 规程 [1]。QA 规程的制定是为了确保放射治疗的安全性、准确性和有效性。它的来源包括国际组织和机构发布的相关准则、标准和最佳实践，以及医疗机构内部的经验总结和专家共识。

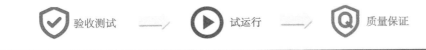

验收测试　　　　　试运行　　　　　质量保证

| · 按技术要求对系统进行的一系列测试和验收。
· 确定设备功能、性能、部件配置与合同声明一致。
· 同时熟悉设备性能特点、了解日常检查和维护工作。 | · 治疗机及其附属系统在投入治疗使用前，采集、分析和比较临床治疗所需必要数据的过程。
· 了解设备的性能和局限性。
· 确定日常QA规程。 | · 为达到预期治疗目标，在放射治疗的全过程中所采取的策略和方案。
· 涉及临床方针、治疗计划与实施、设备性能的质量控制、设备维护、辐射防护与安全以及事故医学照射的调查等。 |

图 9.1　放射治疗设备需要进行的质量保证规程

　　放射治疗设备的验收测试是在设备交付后进行的一系列测试和验收，旨在确认设备的功能、性能和部件配置是否符合合同要求。这一过程由相关的用户或独立的测试人员根据测试计划和目标要求进行，他们对设备进行详细的测试，包括功能测试、性能测试、配置验证等 [2-5]。验收测试的目的是确保设备能够正常工作，并且满足预期的技术规格和功能要求。通过验收测试，医学物理工作者可以熟悉设备的性能特点，并了解设备的日常检查和维护工作。

　　试运行是指在放射治疗设备正式投入临床使用之前的一个阶段。在试运行阶段，我们采集、分析和比较临床治疗所需的必要数据，以了解设备的性能和局限性。通过验证和评估设备的各项性能指标，确保设备在实际治疗中能够达到预期的要求。同时，在试运行阶段还会制定日常 QA 规程，用于设立设备的日常性能验证和质量控制的标准。通过试运行，医疗团队可以更全面地了解设备，并制定适合的质量保证措施，为日后的治疗工作打下基础。

QA 规程具有以下基本原则和特征：

标准化：QA 规程应根据国际和行业标准进行制定，确保在不同的医疗机构之间具有一致性。通过遵循标准化的 QA 规程，可以确保放射治疗的质量和安全性得到有效保证。

全面性：QA 规程应覆盖放射治疗的各个环节，包括设备的质量控制、人员培训、治疗计划与实施、辐射防护等方面。通过全面性的 QA 规程，可以确保所有关键环节都得到适当的管理和控制。

实施性：QA 规程应能够在实际操作中得到有效的应用和执行，具备可操作性和可测量性。这意味着 QA 规程应具备清晰的操作指南和可衡量的目标，以便实际应用和评估。

持续性：QA 规程是一个持续改进的过程，需要根据实际情况进行评估和更新，以确保其与技术和实践的发展保持一致。医疗机构应定期评估 QA 规程的有效性，并根据新的技术和经验进行相应的更新和改进。

这些步骤对于确保放射治疗的安全性、准确性和有效性至关重要，对于提高治疗质量和患者的治疗效果具有重要意义。同时，通过 QA 规程的制定和实施，可以确保放射治疗在整个过程中得到科学有效的管理和控制，为患者提供优质的医疗服务。

放射治疗 QA 规程的制定方法和技巧是确保放射治疗设备和过程的安全性和质量的关键。如图 9.2 所示，与 QA 规程相关的特征以及制定 QA 规程的方法和技巧包括：

(1) 分类。QA 规程可以根据其所涉及的测量和控制对象进行分类。一方面，它可以涉及直接测量束流参数，例如剂量分布、射束形状等；另一方面，它还可以涉及测量和控制与束流参数相关的物理设备的参数，例如机器校准、线性加速器参数等。根据不同的分类，制定相应的 QA 规程，确保覆盖所有关键参数的测量和控制。

(2) 分级。在制定 QA 规程时，应该综合考虑不同束流参数或设备相关参数的重要程度和风险级别。这包括评估其对治疗结果和患者安全的影响程度，以及 QA 测量的难度和时间需求。通过分级制定 QA 规程，可以确保将资源和注意力重点放在对治疗质量影响最大的参数上。

(3) 分时。在治疗中心中，根据不同的治疗机器配置、状态以及束流配送方式，应考虑并实施风险评估和风险管理技术。类似于 TG 100 中所概述的技术，评估错误和故障发生的可能性、严重性和可检测性，并根据需要优化 QA 测量的频率和方法。这种分时的方法可以确保 QA 规程与实际情况相匹配，并根据实际需求进行调整和改进。

(4) 动态。QA 规程应该是一个可以通过数据反馈和风险分析进行动态修订的实时协议。通过故障模式和影响分析 (FMEA) 技术，可以确定与质量缺陷或错误相关的风险，并对其进行优先排序。这样可以及时识别潜在的风险并采取相应的措施，以持续改进和优化 QA 规程，提高放射治疗的质量和安全性[3,4]。

QA规程设计原则：分类、分级、分时、动态

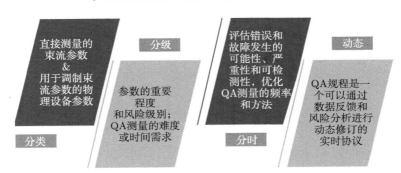

图 9.2　QA 规程设计原则分析图

在制定 QA 规程时，还需要考虑以下因素：

(1) 参考国际和行业标准。参考国际组织和机构发布的相关准则、标准和最佳实践，确保 QA 规程符合行业要求和最新技术发展。

(2) 医疗机构内部经验和专家共识。充分利用医疗机构内部的经验总结和专家共识，结合实际情况制定 QA 规程。

(3) 定期评估和更新。QA 规程是一个持续改进的过程，需要定期评估其有效性，并根据新的技术和实践进行更新和改进。

(4) 培训和沟通。制定 QA 规程的同时，还需要制定相应的培训计划，并确保与相关人员进行充分的沟通和理解，以确保规程的正确实施。

通过合理的分类、分级、分时和动态的方法，结合参考标准、内部经验和专家共识，制定并定期更新 QA 规程，可以有效确保放射治疗设备和过程的质量和安全性。这将有助于提高治疗的准确性、有效性和效果。

9.1.2　质量保证类型和频率

为了开发 QA 规程，有必要区分两种测量类型：直接测量束流参数及测量与控制或修改与束流参数相关的物理设备的参数。因此，该 QA 规程应识别重要的

临床束流剂量学特性，并与可影响它们的设备参数相关联，然后确定 QA 测量是否涉及直接测量束流的剂量学量，或者特定组件的行为是否会影响该剂量学量。QA 规程的制定应综合考虑束流参数或设备相关参数的重要程度和风险级别，以及对应 QA 测量所涉及的难度或时间。

不同的束流配送方式中射束可以通过不同的技术调制和配送，存在不同的感兴趣剂量学范围，因此需要为每种剂量配送方式确定表征剂量分布的关键参数，以制定最合适的 QA 规程。

通常来说，从加速器中引出的束流可以用能量、能量分布、横向尺寸和束流强度等参数来描述。通过将这些基本参数结合起来，创建与患者治疗相关的各种临床参数。因此首先需要检查这些参数，以确保束流配送的一致性和准确性。如果出现偏差，了解原始束流参数和临床参数之间的关系有助于追踪问题的根源。

控制系统能够通过布置在束流传输路径上的监测探测器获得原始束流参数，这些探测装置本身的性能参数也应该定期检查。

因此，重要的是要确保：束流射野的平坦度和对称性 (或者在更一般的情况下，临床剂量符合度) 始终在可接受的临床限度内；测量束流临床参数的在线监测探测器功能完备且响应正常 [6,7]。

参考 ICRU 78 号报告对质子束临床参数的分析，界定了与碳离子均匀扫描和笔形束扫描配送系统相关的剂量学参数，包括：

(1) 水中的射程，定义为远端 90% 剂量对应的深度，dd_{90}；

(2) 远端剂量下降 (DDF) 宽度，定义为水中剂量从 80% 减少到 20% 对应的束轴距离范围。

9.1.3　剂量学测量系统及标准测量条件

重离子 QA 规程涉及一大批不同的剂量学测量系统。QA 项目的重要程度和优先程度及其所测参数的规模决定了剂量学测量系统的选择。20 世纪初，放射治疗领域总结了关于临床剂量学验证思路和决策的范式 [8-18]，这种被称为 "概念金字塔" 的范式存在 4 个不同特异性程度的层级 (图 9.3)。理想情况下，当临床应用中引入了新的或者改进的临床治疗技术 (如三维适形调强、IGRT 等) 时，放射治疗 QA 规程也相应地从金字塔顶端开始执行，如第一步实施面向治疗计划和束流配送的 3D 验证技术。如果 3D 剂量验证结果显示超出容许范围的差异，下一步是在金字塔上下降一级，降到一个更具体、更直接的测量水平。以此节奏重复操作，直到分析出错误源头。本节将介绍各临床剂量学测量系统的特点。

9.1.3.1　电离室

由于对测量所涉及的物理过程原理及此类探测器性能可靠性有深入探索，积累了丰富的经验和知识，使用公认的剂量学协议 (如国际原子能机构协议) 和经校准的电离室进行吸收剂量测定,通常被认为是辐射剂量学中的金标准。在参考条件下, 高能光子辐射场中物理吸收剂量测量时的理论标准不确定性通常约为 1.5%。非参考条件下不确定性通常较高,如输出因子测量或者百分深度剂量曲线测量时。

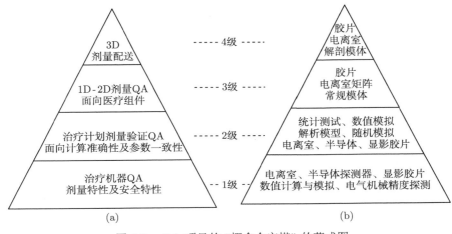

图 9.3 QA 项目的 "概念金字塔" 的范式图

9.1.3.2 标准测量条件

1) 跳数

在质子及碳离子治疗系统,直接使用监测计数作为剂量监测值 (跳数 MU 值)。TPS 计算剂量通过实测的标定因子再转化成剂量监测值,因为束流配送的复杂性,无法直接计算标定因子。而 X 射线直接计算转换因子获取剂量监测值。

2) 角度位置

除非另有要求,对于固定角度治疗头 (机架),应在国际电工委员会 (IEC) 固定坐标系中规定的每个射束角度进行测试。

除非另有要求,限束系统的旋转角度为 0°。

3) 模体的材料和位置

除非另有要求,模体必须是水模,如果模体是用其他材料制成,则必须做适当修正。

对于任何要求使用模体的试验,模体表面必须垂直于辐射束轴。

模体必须比射束边缘扩展至少 5 cm。模体深度至少比测试点深度深 5 cm。

4) 测试点位置

除非另有要求,测试位置为 (取最适合的一种位置):

辐射束轴上标定位置 (水等效深度 1 cm);

患者平面内。

9.2　日　检

　　每日 QA 规程的确定取决于对所用特定治疗系统的分析，每一个确定的程序都需要通过由流程分析、逻辑推理、经验总结、实际测量获得的数据及风险评估来做出说明和解释。每日 QA 规程由受过培训的放射治疗物理师或技术员执行 (每日 QA 汇总表范例见表 9.1)，但所有结果应每天由合格的医学物理学家 (QMP) 审查，任何超出容许范围的日检结果应立即报告给 QMP 负责人。

表 9.1　每日 QA 表

碳离子治疗系统 每日 QA 项目	基准		备注
	束流配送方式		
	均匀扫描	点扫描	
束流剂量学参数			
标定因子重复性	±1%	±1%	
标定因子日稳定性	±2%	±2%	
下降沿稳定性 (短时)	±0.5 mm	±0.5 mm	
峰位稳定性 (每日)	±1 mm	±1 mm	
束流调制宽度和相对射程	±2%/±2 mm	±2%/±2 mm	
束斑大小	—	±1 mm	
束斑位置	—	±1 mm	
基本安全与联锁			
治疗控制流程检查			
治疗床运动	正常	正常	
激光对齐基准	正常	正常	
控制台模式切换	正常	正常	
拍片及重建	正常	正常	
治疗计划传输	正常	正常	
参数加载	正常	正常	
安全指示灯	正常	正常	
设备预置	正常	正常	
门禁联锁	正常	正常	
模拟照射	正常	正常	
记录与验证	正常	正常	
安全联锁检查			
剂量联锁	正常	正常	
紧急停止按钮测试	正常	正常	
阻挡器响应	正常	正常	
指示灯状态	正常	正常	
中断与重启	正常	正常	
人身安全联锁	正常	正常	
监视及辐射指示装置			
音频对讲	正常	正常	
视频监控	正常	正常	
环境剂量指示	正常	正常	

9.2.1 束流剂量学参数

9.2.1.1 剂量标定因子

碳离子治疗系统通常直接使用监测计数作为剂量监测值 (跳数 MU 值)。TPS 计算得到的辐照剂量，通过实测的标定因子再转化成监测计数。测定监测计数与物理吸收剂量之间的关系，即剂量标定因子，是每日必做的 QA 项目之一。在此基础上，应关注剂量监测系统的剂量重复性和日稳定性[19,20]。

剂量标定的测量点应位于低剂量梯度区域。根据治疗设备及治疗技术的不同，测量点可位于坪区，也可位于射程调制宽度对应的中心位置 (SOBP 中心)。

9.2.1.2 束流射程稳定性

束流能量与射程的对应关系是一个识别和表征治疗设备稳定性的重要剂量学参数。坚持每天束流射程测量，有助于验证束流配送系统的完整和稳定[21-23]。对于具有较多能量步长的基于同步加速器的治疗设备，可以在不同的日子测量不同标称能量的射程，以便在合理的时间内测量和验证所有标称能量。通常情况下，建议使用三维水箱测量系统精确测量选择能量下的深度剂量分布曲线，获取束流射程。可以使用二维阵列或其他商业工具同时快速测量粒子束的射程。

束流射程在治疗中的稳定性也需要进行检查。推荐使用三维水箱测量系统在布拉格峰远端剂量跌落区测量特定剂量对应的深度变化情况，以此验证束流射程的稳定性。

测量时，基于三维水箱测量系统，将大面积平行板电离室置于所测能量的远端 50% 峰区剂量值对应深度，应以合适的时间间隔在远端 50% 峰区剂量值对应深度对碳离子束射程进行抽样，测量持续 2 min，最终根据远端 50% 峰区剂量值给出水中碳离子束射程对应的最大偏差。

对碳离子治疗系统，在 2 min 的标准治疗中，在水中碳离子射程的最大偏差不应超过 ±0.5 mm。

9.2.1.3 束流调制宽度和相对射程

对于基于旋转射程调制装置或脊形过滤器实施束流门控或者流强调制的束流配送系统，建议每天至少测量一个调制场的调制宽度。对于 PBS，应验证笔形束射程 (能量) 调整能力，以确保在线能量转换系统正常工作。一种验证技术是测量 SOBP。虽然这一概念可能不适用于 PBS 领域，但它确实可以证实布拉格峰是否按预期组合在一起形成特定 SOBP 宽度且调制中心在预期的正确位置上。射程调制的不同组合可以在不同的日期测量，有利于有序涵盖与临床实践相关的组合。

调制宽度通常定义为 SOBP 曲线近端和远端 90% 剂量点之间的距离。该定义可能因粒子治疗系统制造商及治疗机构而异。各机构应与粒子治疗系统制造商合作，确保在各环节使用 SOBP 宽度时，束流配送系统、治疗计划和物理参数之间定义的一致性。

推荐使用三维水箱测量系统建立快速测量方法进行束流调制宽度的验证。可以使用二维阵列或其他商业工具快速测量射程调制宽度。

对碳离子治疗系统，在标准测量条件下，在水中碳离子射程调制宽度的最大偏差不应超过 $\pm 2\%/\pm 2\,\mathrm{mm}$。

9.2.1.4　笔形束配送的稳定性

粒子治疗设备必须在治疗头配置束流监测系统，在笔形束扫描治疗头，其可作为笔形束剖面及位置监测系统使用，在辐照过程中持续测量笔形束的剂量剖面规格及笔形束位置分布，计算并验证束斑规格及位置的稳定性。这些笔形束精确束流参数通常在治疗设备试运行时期测量获得，之后通过数学建模纳入治疗计划系统的机器配置参数表中[24]。因此，在预期的辐照过程中进行笔形束束流参数的测量并判断是否超出治疗计划束流模型参数范围，有利于预测并验证临床治疗计划的准确性。通常，实时的笔形束剖面与位置监测可以用作束流配送的反馈机制，以进行束斑位置偏移校正等。

笔形束扫描配送目标剂量的能力与扫描定位、束斑大小和剂量 (流强) 控制能力直接相关。为了确保笔形束配送的安全，需要每天检查束流监测系统的稳定性。

在目前的临床实践中，验证笔形束配送系统稳定性的策略有两种。一种策略直接评估某个辐照模式下单个束斑的大小和位置；另一种策略通过测量扫描射野剂量分布的均匀性和剂量半影综合评估扫描点预期扫描及剂量叠加分布的符合性[10,24,25]。两种策略的目标都是通过第三方设备确认束斑监测系统工作在容许范围内。可用于完成此任务的第三方设备包括放射显影胶片、电离室矩阵、大面积分条电离室或 CCD 荧光检测系统。

直接评估单个束斑大小和位置时，应根据机构和治疗设备的特点，设置适合的辐照模式。通常情况下应包括不同能量的束斑，应保证各扫描点之间的距离足够远，避免剂量干扰，以便于对单点进行评估。典型的扫描点分布模式可包括束流轴线中心点和最大可输出射野尺寸的角点，或者与第三方测量装置最大尺寸相关的远角点。应结合束流或成像坐标系评估不同位置处的束斑质心的绝对位置，验证笔形束配送的效果。

测量时应给出以下信息：

(1) 测量时的治疗头 (机架) 角度；

(2) 测量的和选择的 X_b、Y_b 坐标中 X 和 Y 点位置之间的最大偏差；

(3) 测量的和选择的 X_b、Y_b 坐标中 X 和 Y 点位置之间的均值和标准差的绝对偏差；

(4) 测量和选择等中心或设备参考点 (equipment reference point，ERP) 的主轴和副轴的半高全宽的最大偏差。

通常情况下，在标准测量条件下，对于标称能量，测量的和选择的扫描点位置之间的最大偏差应不超过 1 mm。

在综合评估方法中，通常选择在点扫描模式下对通过均一照射形成剂量均匀分布的 2D 射野进行测量分析。2D 射野的均匀性存在的偏差，可以直接反映出扫描点的照射位置存在的误差；如果存在束斑大小不一致的情况，2D 射野的剂量半影将会出现偏差。通过与基准值进行比较，可以对束流配送的性能做出预警。

9.2.2 基本安全与联锁

基本安全功能检查是治疗机构必须每日实施的，包括但不限于国家规定的检查项目。束流中断与终止、安全联锁、视听监控系统和辐射警示装置应每天进行验证以确保功能正常。通常情况下，可以在一个模拟治疗的过程中完成基本安全与联锁的检查。

9.2.2.1 治疗控制流程检查

在患者治疗前，首先应进行治疗控制流程检查。在治疗计划系统，影像归档和通信系统 (PACS) 与治疗控制系统之间进行简单的信息传递和文件交换，可以识别数据通信可能存在的问题。一个简单的测试方法是从影像归档和通信系统加载一个 QA 患者，实施简单的图像采集和模拟照射，以帮助建立测量、验证和记录过程，验证治疗控制流程的顺畅及相关上行下行信号通路的正确及时响应。

9.2.2.2 安全联锁检查

每天应通过实际操作检查安全联锁设备的逻辑和功能，每天查看机械安全装置如紧急停止按钮、阻挡器、电源及信号线缆等硬件的状态 (供电、紧固、反馈信号等)，确保正常的治疗流程闭环和人身安全控制。

通常情况下，治疗控制面板及辐射安全联锁系统上的紧急停止按钮具有最高优先级。用于避免机械碰撞风险的专用紧急停止按钮可激活联锁装置来停止机械运动，通常配置在成像设备、治疗床及治疗头周围，应每天验证这些传感器和按钮的工作状态。根据治疗设备的特点，拥有高优先级的紧急停止按钮应尽可能增加安全联锁检查频率。

每日安全联锁检查可在治疗设备待机状态下 (由制造商规定机器状态) 进行，即在治疗控制系统发出束流申请信号及束流配送系统准备就绪之前进行。此时可按下紧急停止按钮，通过治疗控制系统相关安全指示灯的不同颜色响应，验证联锁装置的正确响应，确保功能正常。

9.2.2.3　监视及辐射指示装置

尽管患者视听监控系统独立于治疗控制系统，每日的检查仍然必不可少。患者视频监控系统应正常工作且具备特定的数据存储能力。治疗室内外音频和通话应反应迅速且清晰。应每日检查验证灯光指示 (包括治疗控制面板及治疗室门禁上的指示) 和辐射警示装置 (包括监测装置及辐射水平指示装置) 的逻辑功能 (如红灯、绿灯、黄灯)。

9.3　周　　检

每周的 QA 检查项目应限于对临床安全影响较小的项目和程序。在风险分析环节中，这些项目和程序的错误未被检出的概率和错误所带来的后果应低于每日进行测试的那些，也应高于每月进行测试的那些。治疗机构应定期进行风险评价，适时修订检定项目和频次。每日 QA 结果的评审应作为每周 QA 的一部分，并应包括评估日常测试中的任何系统偏差或不一致性。周检项目可专门安排在周末的一天来检测。物理师会同技术员来实施每周 QA(表 9.2)，并评审所有结果。

表 9.2　每周 QA 表

碳离子治疗系统每周 QA 项目	基准		备注
	束流配送方式		
	均匀扫描	点扫描	
剂量监测系统			
周稳定性	±3%	±3%	
最小成野剂量	0.3 Gy	—	每周验证
束流射程 (峰位)	±1 mm	±1 mm	
均整度	±2%	—	
对称性	±2%	—	
笔形束偏转精度	—	±1 mm	每周偏转标定后进行位置精度验证
治疗床位移精度	±1 mm		
激光对准精度	±2 mm		
成像设备等中心符合度			
X 射线角度偏差	±0.5°		
DR 与激光等中心	±1 mm		
DR 与束流等中心	±2 mm		
治疗计划验证			

9.3.1　临床剂量学

9.3.1.1　剂量监测系统

应每周确认剂量标定因子的适用范围，确定剂量监测系统可用的最小剂量分辨，并验证均匀扫描模式下形成标称均整射野的最小剂量。

除了对剂量监测系统进行每日剂量标定，并考察每日剂量重复性，每周还应进行剂量监测系统本身性能的评估。应评审一周的剂量重复性数据，分析剂量监测系统的周稳定性。持续的分析有利于考察并预测监测系统的运行能力及长期稳定性[20]。

9.3.1.2 束流射程稳定性

如前所述，对于具有较多能量步长的基于同步加速器的治疗设备，不同标称能量的射程应每周进行验证与评估。每周所测能量应尽量跨越患者治疗常用的能量范围，除了治疗常用的能量，应将治疗设备全部能量分配至每周的束流射程验证程序中。

9.3.1.3 射野均整度、对称性

每个治疗头的最大标称辐射场的射野均整度和对称性必须每周测量一次。值得注意的是，均整度的定义在多个国际组织中存在差异，计算方法不同导致指标数值差异明显。本报告推荐遵循 IAEA 398 号报告及国家标准 GB15213—2016 中的定义，使用百分剂量比值来标识射野均整度。实测均整度和对称性与验收测试确定的机器配置参数库中的标准值相比，误差应控制在 ±2%；绝对数值范围应在 104% 至 108% 之间。

某些粒子治疗设备配备了旋转机架，制造商会规定其适用的旋转范围。治疗机构也可能根据临床实践经验规范机架旋转角度范围。在线剂量监测系统的响应或者束流光学路径可能会随旋转机架的角度而变化。为了保证剂量配送的一致性，建议在各个标称机架角度条件下都检查射野均整度和对称性。

均匀扫描治疗模式下，扫描束的规格、扫描模式、扫描频率、扫描同步类型等都将影响所测照射野的均整度和对称性。在 2D 层叠适形照射技术中，由于层叠的扫描同步是随机的，进入射野的扫描起始位置和结束位置也是随机的，因此单个射野测量中可能无法实现与基准偏差小于 2% 的对称性，但在整个治疗过程中，层叠射野的对称性偏差平均应小于 2%。

9.3.1.4 笔形束偏转精度

带电粒子在磁场中会发生偏转，重离子主动式束流配送正是利用扫描磁铁产生的磁场主动引导碳离子笔形束扫描照射肿瘤靶区。磁场通常是磁铁感应线圈中的磁激电流产生的，且磁激电流与磁场的大小是呈比例关系的。在束流正交平面中笔形束横向偏转位置与磁激电流的大小存在一定的关系。在实施照射时，加速器照射控制系统将根据输入的目标位置调整扫描磁铁磁激电流的大小来得到合适的束流偏转磁场，以此控制笔形束的偏转。因此，在点扫描照射前，需要对扫描磁铁主动引导位置进行标定，即建立磁激电流与笔形束横向偏转位置之间的表征

关系。精确的束流偏转控制意味着对扫描磁铁以及电源系统的稳定性和灵活性要求很高。

9.3.1.5 治疗计划验证

为了验证治疗设备尤其是束流配送系统医学物理性能以及治疗计划系统计算性能，需要每周实施标准治疗计划的验证[24-31]。比如考察验证治疗计划优化计算可重复性和准确性或者考察加速器束流调制宽度半影水平及扫描精度等物理性能的综合符合程度。通常选用通用的组织等效模体 (水模体、固体水模体、解剖模体)，按照验收测试时确认过的标准治疗计划进行剂量测量。剂量测量结果与标准数据进行比对。实测剂量数据分析可以反映当前束流配送系统物理参数及剂量计算的准确性，而标准治疗计划的长周期验证数据可以反映治疗设备的运行稳定性。通常情况下，粒子治疗计划点剂量测量的容许误差与测量位置，即剂量分布区域相关，不同的剂量分布分区剂量容许误差不同[28,32-49]。具体的规定参考制造商提供的技术要求或者验收测试时的技术标准。

9.3.2 患者摆位验证

9.3.2.1 治疗床位移精度

粒子治疗中患者的位置精度特别重要，因为粒子射程对不同的解剖结构和组织的变化非常敏感，同时，粒子束也需要准确照射到患者病灶。许多粒子系统使用多自由度机械臂治疗床，在治疗过程中可以方便地纠正患者的位置与平移和旋转。当使用这些机器人系统时，简单的线性运动可能需要几个机器人关节的复杂连接，因此需要定时对治疗床的位移精度进行检查[50]。通常情况下，如果患者在治疗床移位后不重新进行患者摆位验证，则建议每周对机械臂治疗床进行唯一精度校准。如果患者在每次治疗床移位后重新定位验证，则建议每月校准治疗床平移精度。

9.3.2.2 激光指示器

通常情况下，激光指示器用来在束流坐标系和治疗设备机械参考点中心的位置投射标记。推荐每周对激光指示器的指示精度进行校准。可使用包含内部标记的特殊模体或者定制工具来辅助校准。一般通过对模体进行成像并与基准标记位置进行比对来验证激光定位的准确性。借助治疗设备机械基准或者定制工具进行验证时，可不借助 X 射线成像设备。在治疗室墙壁或者治疗头外壳设置简单的标记可快速验证激光指示的准确性。

9.3.2.3 成像设备等中心符合度

患者摆位验证的主要工具是医学成像设备，通常通过使用两个正交的 X 射线设备 (某些制造商使用的是一个 X 射线装置分两次正交成像的技术)，借助相应算法进行坐标系匹配和计算，模拟并引导患者的定位，确保将目标靶区放置在束流照射方向的计划位置。患者摆位实际上是将患者坐标系与束流坐标系及成像坐标系进行匹配。为了确保摆位正确，首先需要保证成像设备围绕等中心的运动是精确的。

推荐每周实施成像设备与束流轴线的等中心符合度校准。

治疗机构可借助自制或者商业的等中心验证 QA 模体建立简单的验证程序，QA 模体应能快速定位到治疗设备参考点或机架等中心。所采集的图像可验证成像设备运动中心与室内激光指示出的等中心的符合程度。

组织等效模体配合放射显影胶片基于星射线方法可用于检查成像设备与束流配送系统等中心的一致性。

束流坐标系中，成像设备的等中心符合度可以从以下容许误差考量：正交 X 射线设备角度偏差应小于 $\pm 0.5°$；X 射线束轴偏差应小于 ± 1 mm；综合等中心偏差应小于 ± 2 mm。

9.4 月 检

9.4.1 基本安全

9.4.1.1 急停功能

紧急停止按钮的功能应每月检查一次，测试时机可以是辐照期间或者准备状态，确保此时触发注入运动停止、束流停止、灯光报警灯正确的机械安全联锁动作。

一般来说，机械安全联锁检查时，应发出联锁信号 (如正常终止、警告、异常、急停等信号) 或者操作机械 (如按下紧急停止按钮，所有设备或者位置上的紧急停止按钮均应在合适的时间序列中进行验证)，确认触发了正确的反应或者机械响应 (如阻挡器插入、逻辑信号锁止、移动停止)，并检查验证治疗设备在合理的时间内通过特定的流程和操作能从联锁状态中恢复。

通常，按下治疗室内外的专用紧急停止按钮可停止一个或多个机械部件的移动。紧急停止按钮通常具有双重功能，不仅可以停止机械运动，还可以停止粒子和/或 X 射线辐射。在这种情况下，测试这些按钮的功能既是一项机械安全检查，也是一项辐射安全检查。

在每月检查紧急停止按钮的同时，应着重检查束流配送系统和记录与验证系统 (模块)，考察是否如实读取/记录被联锁中断时束流监测系统的实际跳数 (或者实际束流参数)。这种测试可以确保在恢复治疗时治疗控制系统可以获取正确的剩余跳数 (剩余剂量)。

9.4.1.2　联锁逻辑检查

安全联锁的逻辑和规范也应每月进行一次测试。例外的是，在安全联锁的阈值和逻辑进行了更新时应立即进行安全联锁检查。安全联锁的月度检查结果应由医学物理技术人员按照 QA 规程进行仔细评审。特定的联锁参数，如绝对剂量、最高剂量率、射野均整度和对称性、束斑尺寸和位置、能量验证信号等，应进行单独测试，必要时应在单一故障状态下进行测试。

某些硬件设备在准备过程中的监测也应该纳入联锁规范，尤其对于治疗头中与束流调制有关的硬件设备 (多叶光栅、射程移位器、射程调制装置、阻挡器等)。对于使用多叶光栅的治疗设备，当计划要求的叶片位置超出最大允许伸展或者收缩范围时，应触发联锁，禁止束流配送。同样，当检测不到补偿器或者补偿器规格与计划要求不相符时，也应禁止束流配送。对于同时具备均匀扫描和调制扫描配送的多功能治疗头，当切换调制扫描模式时，联锁逻辑也应自动切换，束流调制设备应进行相应的硬件调整，以配合系统安全联锁，如光栅叶片必须停止运动并收回至最大射野状态；补偿器状态检查标准应为空。

联锁逻辑检查规范应由有资质的医学物理师讨论制定，纳入质量管理计划，并按照风险分析结果适时修订。

9.4.1.3　感生放射性检测

带电粒子与束流路径上的金属材料介质之间的核相互作用可以产生放射性核素，如 MLC 叶片、脊形过滤器等将获得感生放射性。为了确保放射性不会因放射性核素的长期积累而增大，必须每个月选择束流配送系统处于"间歇期"的时候对环境辐射水平进行检测。间歇期一般是指几个小时内没有束流配送过程，或者治疗设备处于冷却待机状态 (每天的治疗周期开始前)。在任何情况下，都必须遵守国家和地方的辐射防护监管限制，例如辐射工作人员的最大剂量为 50 mSv/年。

9.4.2　运动管理设备

呼吸运动可通过改变治疗部位 (如肺、肝和纵隔) 的放射路径长度显著影响剂量分布，造成放射治疗风险。在这种情况下，包括呼吸门控系统在内的运动管理设备可以通过尽可能合理地最小化肿瘤的运动，并通过运动反馈调制束流配送 (运动信号低于阈值时启用辐照)，从而尽量避免靶区之外的正常组织或危及器官遭受过多的额外剂量照射，降低风险。如果配置了运动管理系统，建议实施运动管理系统的每月 QA 程序，重点利用运动肿瘤模型或者专用呼吸运动模体检查辐射阈值水平的参数一致性及表征信号 (呼吸信号) 与启用辐照信号的同步误差。每月应实施束流门控模式下的治疗计划剂量验证。对于呼吸门控系统，建议参照美国医学物理学会 (AAPM) TG 76 号报告中的 QA 检查标准。

9.4.3 医学成像设备

成像系统的图像质量需要每月检查一次，因为成像系统的清晰度和对比度会影响患者定位计算的准确性。图像质量检查，包括低对比度和高对比度分辨率、均匀性和噪声、平面成像仪的缩放、CBCT 的几何畸变和 CT 值 (单位 HU)，应对照试运行或者验收测试的标准值进行审查。AAPM TG 142 号报告中概述的建议和程序适用于此类试验和检查。如果治疗室配备了 CBCT，则应使用 AAPM TG 179 号报告和 AAPM TG 142 号报告中规定的程序对该设备进行月度 QA。

9.4.4 治疗设备机械性能

9.4.4.1 机架与治疗系统等中心

某些粒子治疗设备配备了旋转机架。机架旋转将带来机械误差，影响粒子束的辐射路径耦合，从而影响射程和均整射野的横向位置准确性，应每月验证旋转机架与治疗系统 (治疗床、多叶光栅) 的等中心符合度；同一治疗室的多个固定角度治疗头由于实施的依然是等中心治疗，也需要进行每月的机架与治疗系统等中心验证，以确保有能力向预期目标正确配送剂量。

治疗设备制造商应提供等中心验证 QA 模体，协同治疗机构建立治疗系统等中心验证程序；QA 模体应能快速定位到治疗设备参考点或机架等中心，验证治疗设备等中心与室内激光指示出的等中心的符合程度。可通过束流的星射线方法或者用于 CBCT 等中心验证的商用设备进行验证。

9.4.4.2 治疗床 (患者支撑系统) 运动精度

应每月验证治疗床旋转、平移和垂直升降的刚度。治疗床用于固定支撑患者或相对于束流坐标系移动定位患者。前者在患者定位后运动锁定并立即照射患者；后者依赖治疗床的机械运动精度在患者固定后按照治疗计划要求移动患者并经验证后启动照射，主要发生在非共面照射下。非共面照射方法下对治疗床的精度要求更高。治疗机构应根据实际临床应用来制定治疗床运动精度标准。治疗床绕轴旋转的角度精度应不大于 $\pm 0.2°$；床面平移的精度应不大于 ± 0.5 mm；横向平移范围内，床面的刚度应不大于 5 mm 且倾斜角不应超过 $0.5°$。应验证垂直运动轴线的准确性。垂直升降范围内，等中心的最大偏移不应超过 2 mm。同时也应检查各轴向运动数字指示和实际结果的符合程度。

所有测试应在床面负载 135 kg，均布在床面 2 m 的范围内，负载重心作用在等中心点的条件下进行。

9.4.4.3 治疗头设备纵向精度

治疗头设备包含多叶光栅、补偿器等可纵向移动设备，在患者治疗和 QA 过程中使用频率较高。运动轨道的磨损和机械性能的失衡可能影响其运动。每月应验证治疗头设备的纵向运动精度。同时也应检查运动数字指示和实际结果的符合程度。

9.4.4.4　光野、射野一致性

对于在治疗头内配置了光野指示器的治疗设备，每月应检查特定辐射条件下光野和射野的符合性。这是因为在多数治疗条件下，虚拟辐射源 (有效源位置) 设置不是一成不变的，它会随照射模式、射程调制宽度、射野大小位置及治疗头位置而变化；这种条件下不建议强行测试光野指示符合度。只有当治疗机构确定了辐射条件以匹配特定的束流配送辐射场 (如治疗头颈部的辐射场) 时，才使用光野指示来匹配标称辐射场。测试可通过射野剂量分布测量装置来直接进行。

9.4.4.5　多叶光栅

对于使用 MLC 的粒子治疗设备，应每月实施 MLC 的射野重复性测量和叶片位置精度测试。辐射野尺寸之间的最大偏差不应超过 ±2 mm；辐射野中心与治疗设备等中心位置 (束轴位置) 偏差不应大于 2 mm。叶片末端的位置准确性应好于 1 mm，重复定位精度应好于 2 mm。建议遵循国家或行业机构确认的标准，如 YYT0971、AAPM TG 50 和 AAPM TG 142 报告。

每月 QA 表范例如表 9.3 所示。

表 9.3　每月 QA 表

碳离子治疗系统 每月 QA 项目	基准		备注
	束流配送方式		
	均匀扫描	点扫描	
基本安全			
急停功能测试	正常		
联锁逻辑检查	正常		
感生放射性检测	$(200\ \mu\text{Sv/h})/(2.5\ \mu\text{Sv/h})$		离外壳 5 cm/1 m,3 min
运动管理设备			AAPM TG 76
束流门控	功能正常		
点剂量验证	±5%		
医学成像设备			
空间分辨率	2.0 lp/mm		AAPM TG 179;
	2.0 lp/mm		AAPM TG 142
图像质量	正常		
治疗设备机械性能			
机架与治疗系统等中心	≤ 2 mm		等中心直径
治疗床等中心	≤ 2 mm		等中心直径
治疗床平移精度	±1 mm/±2 mm		30 kg/135 kg 负载下
治疗床旋转准确性	±0.2°		
垂直运动时轴偏差	±1°/ ± 2 mm		倾角/等中心
治疗头设备纵向精度	±1 mm		
光野、射野一致性	±2 mm	——	如适用

续表

| 碳离子治疗系统
每月 QA 项目 | 基准 | | 备注 |
| | 束流配送方式 | | |
	均匀扫描	点扫描	
数值显示一致性			
多叶光栅			
叶片位置精度	±2 mm		
辐射野尺寸偏差	±2 mm		
辐射野等中心偏差	±2 mm		

9.5 年 检

年度 QA 测试比月度测试需要更多的时间。检测项目包括检查所有机械功能、评估成像设备临床应用的性能、检查安全程序和联锁装置，以及对试运行期间和全年剂量输出校准收集 (日检、周检、月检) 的剂量数据子集进行比对验证和评审分析 (表 9.4)。下文列出了年度 QA 规程的建议检查项目。在治疗机构临床应用专家的评审下，可以根据对治疗系统的性能风险分析，结合合理适用的 QA 设备能力，对年度 QA 规程进行修改。

表 9.4 每年 QA 表

| 碳离子治疗系统
每年 QA 项目 | 基准 | | 备注 |
| | 束流配送方式 | | |
	均匀扫描	点扫描	
临床剂量学			
标定因子稳定性	±2%	±2%	参考剂量仪；不同机架角度
束流射程一致性			
(时间轴上的重复 稳定性、峰位分布 的均匀性)	±1 mm		患者平面离轴区域
SOBP 稳定性	±2 mm	—	层叠方式
点扫描射程调制宽度	—	±2 mm	
笔形束尺寸与分布		±10%	一致性检查
束斑位置验证		±1 mm	
有效源轴距	±10%	±10%	测试验证
剂量学校正因子			
线性 (停止效应)	±2%	±2%	累加等效
RSF	±2%	±2%	
SOBP 因子	±2%	±2%	如适用
ROF	±2%	±2%	如适用
离轴响应		±2%	
在线监测器组响应标定			
线性	±2%	±2%	剂量率范围
重复性	±1%	±1%	
最大/最小剂量响应	正常	正常	
响应偏差	±0.01 Gy	±0.01 Gy	等效偏差

续表

碳离子治疗系统 每年 QA 项目	基准		备注
	束流配送方式		
	均匀扫描	点扫描	
非治疗辐射			IEC 60601-2-64
感生放射性所致非治 疗辐射			IEC 60601-2-64
成像设备表面曝光 剂量	与基准相符		YY/T0888-2013
剂量仪年检	±1%	±1%	
现场剂量仪交叉标定	±2%	±2%	参考剂量仪
基本安全			
材料活化	2.5 μSv/h		
防碰撞	正常	正常	
材料磨损	正常	正常	
紧固件	正常	正常	
环境辐射探头	正常	正常	
辐射警告标识	正常	正常	
紧急停止按钮	正常	正常	
使能开关	正常	正常	
指示灯	正常	正常	
音视频监控	正常	正常	
清场按钮	正常	正常	
门禁	正常	正常	
治疗计划系统			
医学影像解剖结构			
几何精度			
水等效长度系数校正			
治疗中断后恢复照射 的准确性验证			

9.5.1　临床剂量学

9.5.1.1　标定因子稳定性

每年应保证一次对剂量监测系统的年度校准验证，年度校准验证可使用参考级剂量仪 (不同于每日剂量标定时所用的治疗级剂量仪和电离室)，校准方式与每日剂量标定的检查类似。

应评审分析全年的剂量数据子集，结合剂量输出校准的年度验证，评估治疗系统剂量标定因子的稳定性，检查束流配送系统的性能波动情况。

在线剂量监测系统的响应或者束流光学路径可能会随旋转机架的角度而变化。为了保证剂量配送的一致性，建议每年检查剂量标定随机架角度的变化情况。年度检查的角度应与月度检查的有区别，应尽可能测量非常用角度。对于 360° 旋转机架，建议至少选取 4 个角度。对于 180° 旋转机架，建议至少选取 3 个角度。

9.5.1.2 束流射程一致性

束流射程一致性年度检查的目的是验证相对试运行期间数据的束流射程偏差情况,以此反映治疗设备束流路径上所有介质的完整性及射程损失。对于调制扫描,必须验证单个笔形束和点扫描辐射场中的射程。建议在年度的射程 QA 测试中考虑不同的机架角度,也应选取某些离轴区域进行深度剂量分布来验证射程稳定性。

建议通过在布拉格曲线下降沿选取垂直于束轴的剖面测量射程均一分布状态来验证射程均匀性。

射程调制装置如射程移位器中各规格吸收体 (降能片) 的完整性应在年度测试中通过测量其射程移位损失来进行验证,也可以通过目视检查或者 CT 扫描来检查介质材料是否有裂纹或翘曲。

9.5.1.3 SOBP 稳定性

对于射程调制展宽设备如脊形过滤器,如果射程调制的不同组合已经按照每日 QA 规程在不同的日期完成了一次或多次测量,则应在年度 QA 规程里,基于剂量学数据分析其质量性能趋势,评估其完整性和稳定性,确保束流射程调制宽度符合临床应用要求。

粒子治疗中,三维层叠适形治疗方法使用迷你脊形过滤器,治疗控制系统利用通量调制将迷你展宽的等能量断层通过射程移位的方式叠加起来,形成所需的均匀分布。迷你脊形过滤器对束流射程调制的准确性在每日 QA 规程中进行了规定。推荐每年按照临床应用范围及能量适用范围实施层叠方式的射程调制宽度稳定性专项检查。主要方法是在预定的深度对累积剂量进行抽样检查,验证层叠调制 SOBP 的近端与远端边界。

9.5.1.4 点扫描射程调制宽度

点扫描治疗模式中,控制系统按照治疗计划的规划,将精确的能量输出与通量调制结合起来,通过等能量断层的叠加,产生生物有效剂量均匀 (物理吸收剂量均匀) 的剂量分布。推荐每年实施点扫描的射程调制宽度稳定性专项检查。测量方法上,点扫描射程调制宽度测量方式与点扫描横向射野验证类似,都是利用电离室在预定的深度对累积剂量进行抽样测量,因此可选择在某个时间来同时实施点扫描横向射野验证及层叠调制 SOBP 的近端与远端边界验证,以提高效率,尽管两者的整体测试频率不一致。测量时,多个电离室同步测量有助于节省时间,降低系统误差。

9.5.1.5 笔形束尺寸与分布

笔形束的尺寸与分布是点扫描束流配送中剂量优化计算与点扫描射程射野调制的最基本参数。每年需要定期进行全面测量和校正,以确保笔形束束斑的横向剂量分布与治疗计划系统中参数配置模块中使用的束流模型参数一致。除此之外，笔形束束斑验证和参数校正还应在以下条件下进行：在对可能影响束斑形状的治疗头部件进行任何修复后，在束流约束调整 (特别是影响束流光学的调谐) 发生任何变化后，以及当在患者的临床剂量学 QA 中发现笔形束扫描剂量验证出现任何异常差异时。

应每年验证粒子治疗设备每个治疗头中与等中心不同距离、不同能量和不同机架角度下空气中的笔形束横向剂量分布。

通常利用放射显影胶片或者闪烁体探测器进行测量。此外，还可以使用 CCD 相机荧光探测系统、多丝探测器或气体电子倍增类探测器进行剂量成像测试。

9.5.1.6　束斑位置验证

在每周进行笔形束偏转校正的基础上，每年应定时对点扫描束流配送系统中的束斑位置监测探测器进行刻度和校正，以确保按照计划排布和路径正确配送笔形束。束斑位置监测探测器承担着点扫描位置偏差监控的任务，应每年校正相对于等中心治疗靶区内束斑分布的映射到监测探测器位置处的束斑分布样式关系和容许偏差，更新一套完整的等中心平面和其他临床应用平面束斑配准的临床数据集。年度束斑位置验证是每周偏转校正所述试验的扩展，旨在验证相对配准和监测的灵敏度，以确保束斑位置监测联锁装置在束斑位置超出公差时阻断剂量传输。此年度测试和校正完成后，应进行单一故障试验验证，并确认治疗控制系统尤其是记录与验证系统中止束流并记录剩余剂量数据，且安全联锁系统功能正常。

9.5.1.7　有效源轴距

应每年进行有效源轴距的绝对剂量校正。有效源轴距与虚拟源轴距有区别，是在假定剂量距离分布服从平方反比定律的前提下通过测量空气中不同等中心距离横向平面的剂量输出关系确定的。宽束射野中，当测量点与 "有效源" 的距离发生变化时，可借助平方反比关系校正当前测量点的剂量。

这种近似关系应每年校准。测量时在均质模体中利用电离室测量与等中心不同距离处的绝对剂量，并与使用平方反比校正因子的预测剂量进行比较。

9.5.1.8　剂量学校正因子

用于剂量监测系统跳数计算或者剂量校正的剂量学校正因子应每年进行测量校准。对于治疗设备的标称能量及可用射程调制方式，这些剂量学校正因子包括但不限于以下几个：线性校正、能量吸收体 (射程移位器) 因子 (RSF)、SOBP 因子和相对标定输出因子 (ROF)。线性校正指在临床应用剂量范围内验证剂量监测计数所代表的标称物理吸收剂量与实测物理吸收剂量之间的偏差，线性校正主要能降低剂量监测系统的累加系统误差 (如在一系列短辐射照射中收集的电荷量与在一次长辐射照射中收集的电荷量相同时出现的误差)。RSF 表征的是不同能量吸收体与等效水对 SOBP 中心剂量的相对影响,测量时需保证前端水层厚与吸收体厚度一致。SOBP 因子是指不同宽度 SOBP 中心相对于参考 SOBP 中心位置的物理吸收剂量。ROF 是指标准束流峰位处标定因子与不同能量下参考 SOBP 中心处剂量标定因子的比值。

对于点扫描治疗模式,还应每年对剂量监测探测器实施离轴响应验证。在同一辐照条件下,当扫描点通过射束通量监测器的不同离轴位置传输时碳离子辐射的比值的最大值和最小值之间的最大偏差不应超过 ±2%。

9.5.1.9　在线监测器组响应标定

通常粒子治疗设备的在线监测系统都是成组配置的 (包括主从配置和独立冗余配置等方式)。每年应实施在线监测器组的剂量响应标定,并调整电子学输出算法和阈值,确保联锁信号的输出逻辑符合临床应用且得到验证。

每年应验证以下项目 (包括但不限于):剂量线性、重复性、最大最小剂量响应、剂量率响应特性、离轴响应、剂量因子校正。

9.5.1.10　非治疗辐射

尽管包括泄漏辐射在内的非治疗主辐射,例如束流与光栅材料核反应产生的核碎片及其二次辐射剂量,被认为是治疗射束的一部分,且不被认为是安全问题,但是治疗机构及治疗设备制造商应强调对泄漏辐射等非治疗辐射的监测和控制。每年应进行非治疗辐射的监测,确保其符合临床安全标准。

泄漏辐射主要来自于多叶光栅等限束装置。MLC 的泄漏辐射主要来源于叶片间、相对叶片间隔泄漏及支撑叶片构型的上游机械部件 (辐射野投影之外)。测量透过 MLC 叶片构型的非治疗辐射时,应在每排所有叶片完全闭合且横跨束流中心轴 (叶片组合过程中) 及相对叶片完全闭合两个状态下依次进行。测量辐射野投影之外屏蔽支撑结构的泄漏辐射时,应在治疗头光栅牵伸和收缩两个极限位置处测量。这些年度测试应使用治疗设备标称最高能量和最大辐射野,测量结果应与 MLC 验收阶段的基准结果进行比较。

叶片本身所带来的中子非治疗辐射通常在试运行期间得到了验证和评估。由于叶内非治疗辐射主要由叶片材料及上游零部件构造产生,一般不会随时间而改变,因此,面向限束装置的中子非治疗辐射测试可以不纳入常规 QA 规程。

9.5.1.11　感生放射性所致非治疗辐射

尽管每周都监测间歇期 (冷却待机状态) 治疗头尤其是 MLC 的感生放射性水平,但是出于保护辐射实践工作人员的目的,每年仍然需要监测治疗头附近患者环境内由放射性核素带来的辐射剂量水平。这项测试也应遵循相关国家标准和规范，且应与试运行期间的基准比对。

根据全国辐射防护委员会 (National Committee on Radiation Protection, NCRP) 151 号报告及 IEC 60601-2-64 标准，测量从治疗头设备发射的电离辐射引起的环境剂量当量时，应在治疗人员能进入的治疗室内部区域内，在最大规定吸收剂量率下，进行 4 Gy 辐照，以间歇 10 min 的方式连续运行 4 h 后，在最后一次辐照终止后的 30 s 内开始测量，累积 5 min，测量距离 MLC 表面不应超过 30 cm。辐照应在治疗设备标称最大能量、最大辐射野和最大的 SOBP 宽度条件下进行。

9.5.1.12　成像设备表面曝光剂量

应每年检查成像系统的辐射暴露剂量。这些成像系统可能是 CT、DR 或者 CBCT，其在图像引导或者摆位验证过程中带给患者的额外剂量应做年度评估。应按照 YY/T0888—2013 标准或者《质子碳离子治疗系统技术审查指导原则》等国家法规或标准的要求，对照制造商规定的预置曝光方案 (电压、电流、曝光时长) 进行成像测试，考察入射曝光量或者组织等效成像吸收剂量。

9.5.1.13　剂量仪年检

粒子治疗设备的照射是由剂量监测系统的跳数 (MU 值) 来控制的。治疗用的跳数通常通过绝对剂量校准后推导出的剂量标定因子来确定。因此，确保剂量测量本身的可信度对于保证照射剂量靠近预期的 "真值" 是必不可少的。用于绝对剂量测量的剂量仪的维保就显得尤为重要。通常每个治疗设备至少配备 2 套剂量仪：一套用作日常剂量计的现场剂量仪；一套作为参考剂量仪，可将量值追溯到国家标准。

参考剂量仪必须由国家资质认定的计量实验室 (一般为次级剂量标准实验室) 每年强制检定一次。建议在多个同类型治疗设备之间进行参考剂量仪的交叉比对，并保持与中国辐射剂量学标准量值传递的可追溯性。

对于现场剂量仪，由于在带电粒子辐射场中会由于辐射损伤导致灵敏度下降，因此，每个治疗机构应当至少每 6 个月在治疗设备的标准辐射场 (X 射线、γ 射线或质子碳离子辐射场) 利用参考剂量仪来校准一次现场剂量仪的校准系数。通常现场剂量仪的长期稳定性应好于 ±1%，对束流强度的依赖程度应不超过 ±0.5%。

9.5.2　基本安全

年度机械性能 QA 测试，应首先评估每月测试中收集的包括治疗床、治疗头 (多叶光栅)、激光灯、成像系统等设备的所有平移、旋转运动精度及等中心符合度，在此基础上，年度机械质量检查应验证临床应用所规定的运动范围；在验证所有设备的最大允许运动范围的基础上应测试各种设备运动方案下的防碰撞能力；所有运动范围应保持实际数值和位置、角度指示器一致。

还应检查治疗头所有机械设备及其安装基座和附件 (如治疗床基座、机械臂基座、脊形过滤器、射程移位器、运动轨道、齿轮、卡扣等治疗相关机械运动部件) 的磨损情况、紧固情况，确保安全牢靠，无机械危害风险。

应检查独立开关、计时器、辐射水平指示装置、警告灯和门禁系统，确保可用性。

由于带电粒子和束流路径上的介质会发生各种非弹性散射、电离和激发等轫致辐射过程，不可避免地将活化某些介质。所涉及的材料通常事先被制造商定义为带放射性物质。因此，年度安全检查还应对列入放射性物质清单的如射程调制部件、准直器挡块、吸收体和光阑等零部件进行辐射安全检查。如果活化水平有变化，应对照制造商规定的辐射水平基准，评估其是否符合辐射安全标准，确保环境中的辐射安全水平不超过监管限值，确保运维人员在接触这些零部件时，对其辐射水平知情，并能保证辐射人身安全。

如有必要，年度安全质量检查应结合设备机械维护保养程序进行。

9.5.3　治疗计划系统

放射治疗的基本策略是尽可能地将高辐射剂量定位到肿瘤，同时尽量减少对健康组织，特别是关键器官的不必要的辐射剂量。为此，采用了治疗计划系统来模拟和优化治疗参数配置，评估剂量分布。治疗计划系统首先在 CT 图像上绘制靶体积和关键器官的形状，然后优化计算出束流传输装置的参数，准直器、补偿器的形状，以及体内的剂量分布。治疗机构应对治疗计划系统的关键参数和性能实施年度验证。

9.5.3.1　医学影像解剖结构几何精度

医学影像解剖结构的几何精度直接影像剂量计算，应每年验证，通过治疗计划系统验证 CT 成像的解剖结构几何精度。验证 CT 成像精度的同时也能确保 CT 图像到治疗计划系统的传输过程的数据准确性。

体积重建精度：对于实际体积大于 $10\ cm^3$ 的情况，在治疗计划的患者建模任务中生成结构的计算体积与实际体积差不超过 $\pm 2\%$。

线性尺寸精度：所报告的建模几何物体的线性尺寸与治疗计划中清晰可见的高对比度物体的测量尺寸相差不得超过 $\pm 1\ mm$。

9.5.3.2　水等效长度系数校正

带电粒子放射治疗中，剂量计算的基准是水，需要治疗计划将 CT 图像每个像素的 CT 值 (单位 HU，代表人体组织各成分的电子密度) 转换为相对于水的阻止本领参数。一系列的水等效转换参数形成了一条 CT-WEPL 转换曲线，剂量计算时直接调用转换曲线。

每年应通过实验校准或更新 CT-WEPL 转换系数 [39,40]。主要通过比较已知 CT 值的组织模体厚度与水等效厚度对标称能量粒子束的阻挡情况来获得水等效系数。通常组织模体包括水、肺组织、骨头和肌肉或其替代品。在更换新的 CT 机、X 射线球管或探测器的情况下，也应进行水等效系数的校正。

9.5.3.3　治疗中断后恢复照射的准确性验证

建议每年实施一次照射分段中剂量计算的准确性验证，即在治疗中断再恢复的情况下，测量累积吸收剂量，与治疗计划系统中计算剂量、完整照射实测剂量进行比较，评估治疗计划系统剂量计算的准确性和鲁棒性。测试选用标准治疗计划 (与每周验证所用治疗计划及设备保持一致)，在治疗过程中 (随机选择时间，建议半个照射时间)，手动中断照射，记录模体中物理吸收剂量，随后启动治疗恢复计算程序，恢复剩余处方剂量的束流配送，最终累加两次所测物理吸收剂量。

小　　结

粒子放射治疗 QA 规程通过一系列涵盖了临床和物理两个方面的策略和方案，确保治疗计划质量达标、设备性能稳定达标、临床方针实现。QA 规程的制定是为了确保放射治疗的安全性、准确性和有效性。

本章介绍了通过验收测试和试运行，充分验证和评估放射治疗设备，使得医疗团队熟悉设备的性能和特点，并制定相应的 QA 规程的理念、原则、方法和程序。通过 QA 规程的制定和实施，可以确保放射治疗在整个过程中得到科学有效的管理和控制，为患者提供优质的医疗服务。

复习思考题

1. 粒子放射治疗 QA 规程的制定有哪些原则？
2. 为什么粒子放射治疗 QA 规程是动态的？动态调整的依据是什么？
3. 你知道质量保证 (QA) 与质量控制 (QC) 的区别与联系吗？
4. 你了解放射治疗医学物理师的工作吗？

参 考 文 献

[1] Arjomandy B, Taylor P, Ainsley C, et al. AAPM Task Group 224: Comprehensive proton therapy machine quality assurance. Med Phys, 2019, 46(8): e678-e705.

[2]　Li Y, Hsi W C. Analysis of measurement deviations for the patient-specific quality assurance using intensity-modulated spot-scanning particle beams. Phys Med Biol, 2017, 62(7): 2675-2693.

[3]　Arjomandy B, Sahoo N, Zhu X R, et al. An overview of the comprehensive proton therapy machine quality assurance procedures implemented at the University of Texas M. D. Anderson Cancer Center Proton Therapy Center-Houston. Med Phys, 2009, 36(6): 2269-2282.

[4]　Freislederer P, Batista V, Öllers M, et al. ESTRO-ACROP guideline on surface guided radiation therapy. Radiother Oncol, 2022, 173: 188-196.

[5]　Low D A, Harms W B, Mutic S, et al. A technique for the quantitative evaluation of dose distributions. Med Phys, 1998, 25(5): 656-661.

[6]　Klein E E, Hanley J, Bayouth J, et al. Task Group 142 Report: Quality assurance of medical accelerators. Med Phys, 2009, 36(9): 4197-4212.

[7]　Hanley J, Dresser S, Simon W, et al. AAPM Task Group 198 Report: An implementation guide for TG 142 quality assurance of medical accelerators. Med Phys, 2021, 48(10): e830-e885.

[8]　Fraass B, Doppke K, Hunt M, et al. American association of physicists in medicine radiation therapy committee task group 53: Quality assurance for clinical radiotherapy treatment planning. Med Phys, 1998, 25(10): 1773-1829.

[9]　Ezzell G A, Burmeister J W, Dogan N, et al. IMRT commissioning: Multiple institution planning and dosimetry comparisons, a report from AAPM Task Group 119. Med Phys, 2009, 36(11): 5359-5373.

[10]　Ezzell G A, Galvin J M, Low D, et al. Guidance document on delivery, treatment planning, and clinical implementation of IMRT: Report of the IMRT Subcommittee of the AAPM Radiation Therapy Committee. Med Phys, 2003, 30(8): 2089-2115.

[11]　Kutcher G J, Coia L, Gillin M, et al. Comprehensive QA for radiation oncology: Report of AAPM Radiation Therapy Committee Task Group 40. Med Phys, 1994, 21(4): 581-618.

[12]　Benedict S H, Yenice K M, Followill D, et al. Stereotactic body radiation therapy: The report of AAPM Task Group 101. Med Phys, 2010, 37(8): 4078-4101.

[13]　Nelms B E, Simon J A. A survey on planar IMRT QA analysis. J Appl Clin Med Phys, 2007, 8(3): 76-90.

[14]　Galvin J M, Ezzell G, Eisbrauch A, et al. Implementing IMRT in clinical practice: A joint document of the american society for therapeutic radiology and oncology and the american association of physicists in medicine. Int J Radiat Oncol Biol Phys, 2004, 58(5): 1616-1634.

[15]　Miften M, Olch A, Mihailidis D, et al. Tolerance limits and methodologies for IMRT measurement-based verification QA: Recommendations of AAPM Task Group No, 218. Med Phys, 2018, 45(4): e53-e83.

[16]　Bedford J L, Warrington A P. Commissioning of volumetric modulated arc therapy

(VMAT). Int J Radiat Oncol Biol Phys, 2009, 73(2): 537-545.

[17] Dorsch S, Paul K, Beyer C, et al. Quality assurance and temporal stability of a 1.5 T MRI scanner for MR-guided photon and particle therapy. Z Med Phys, 2023, S0939-S3889(23): 00046-6.

[18] LoSasso T, Chui C S, Ling C C. Comprehensive quality assurance for the delivery of intensity modulated radiotherapy with a multileaf collimator used in the dynamic mode. Med Phys, 2001, 28(11): 2209-2219.

[19] González-Castaño D M, Gómez F, Brualla L, et al. A liquid-filled ionization chamber for high precision relative dosimetry. Phys Med, 2011, 27(2): 89-96.

[20] Almond P R, Biggs P J, Coursey B M, et al. AAPM's TG-51 protocol for clinical reference dosimetry of high-energy photon and electron beams. Med Phys, 1999, 26(9): 1847-1870.

[21] Vai A, Mirandola A, Magro G, et al. Characterization of a MLIC detector for QA in scanned proton and carbon ion beams. Int J Part Ther, 2019; 6(2): 50-59.

[22] Mirandola A, Magro G, Lavagno M, et al. Characterization of a multilayer ionization chamber prototype for fast verification of relative depth ionization curves and spread-out-Bragg-peaks in light ion beam therapy. Med Phys, 2018, 45(5): 2266-2277.

[23] Bedford J L, Lee Y K, Wai P, et al. Evaluation of the Delta4 phantom for IMRT and VMAT verification. Phys Med Biol, 2009, 54(9): N167-N176.

[24] Grevillot L, Moreno J O, Fuchs H, et al. Implementation of Sphinx/Lynx as daily QA equipment for scanned proton and carbon ion beams. J Appl Clin Med Phys, 2023, 24(4): e13896.

[25] Rossi E, Russo S, Maestri D, et al. Characterization of a flat-panel detector for 2D dosimetry in scanned proton and carbon ion beams. Phys Med, 2023, 107: 102561.

[26] Varasteh Anvar M, Attili A, Ciocca M, et al. Quality assurance of carbon ion and proton beams: A feasibility study for using the 2D MatriXX detector. Phys Med, 2016, 32(6): 831-837.

[27] Hartmann B, Telsemeyer J, Huber L, et al. Investigations of a flat-panel detector for quality assurance measurements in ion beam therapy. Phys Med Biol, 2012, 57(1): 51-68.

[28] Poppe B, Blechschmidt A, Djouguela A, et al. Two-dimensional ionization chamber arrays for IMRT plan verification. Med Phys, 2006, 33(4): 1005-1015.

[29] van Esch A, Clermont C, Devillers M, et al. On-line quality assurance of rotational radiotherapy treatment delivery by means of a 2D ion chamber array and the Octavius phantom. Med Phys, 2007, 34(10): 3825-3837.

[30] Spezi E, Angelini A L, Romani F, et al. Characterization of a 2D ion chamber array for the verification of radiotherapy treatments. Phys Med Biol, 2005, 50(14): 3361-3373.

[31] Karger C P, Jäkel O, Hartmann G H. A system for three-dimensional dosimetric verification of treatment plans in intensity-modulated radiotherapy with heavy ions. Med Phys, 1999, 26(10): 2125-2132.

[32] Jursinic P A, Nelms B E. A 2-D diode array and analysis software for verification of intensity modulated radiation therapy delivery. Med Phys, 2003, 30(5): 870-879.

[33] van Esch A, Depuydt T, Huyskens D P. The use of an a Si-based EPID for routine absolute dosimetric pre-treatment verification of dynamic IMRT fields. Radiother Oncol, 2004, 71(2): 223-234.

[34] Nichiporov D, Solberg K, Hsi W, et al. Multichannel detectors for profile measurements in clinical proton fields. Med Phys, 2007, 34(7): 2683-2690.

[35] van Dyk J, Barnett R B, Cygler J E, et al. Commissioning and quality assurance of treatment planning computers. Int J Radiat Oncol Biol Phys, 1993, 26(2): 261-273.

[36] Magro G, Fassi M, Mirandola A, et al. Dosimetric validation of a GPU-based dose engine for a fast in silico patient-specific quality assurance program in light ion beam therapy. Med Phys, 2022, 49(12):7802-7814.

[37] Choi K, Mein S B, Kopp B, et al. FRoG—A new calculation engine for clinical investigations with proton and carbon ion beams at CNAO. Cancers (Basel), 2018, 10(11): 395.

[38] Kopp B, Fuglsang Jensen M, Mein S, et al. FRoG: An independent dose and LETd prediction tool for proton therapy at ProBeam®facilities. Med Phys, 2020, 47(10): 5274-5286.

[39] Volz L, Collins-Fekete C A, Piersimoni P, et al. Stopping power accuracy and achievable spatial resolution of helium ion imaging using a prototype particle CT detector system. Curr Dir Biomed Eng, 2017, 3(2): 401-404.

[40] Matter M, Nenoff L, Meier G, et al. Alternatives to patient specific verification measurements in proton therapy: A comparative experimental study with intentional errors. Phys Med Biol, 2018, 63(20): 205014.

[41] Zhu X R, Poenisch F, Li H, et al. A single-field integrated boost treatment planning technique for spot scanning proton therapy. Radiat Oncol, 2014, 9: 202.

[42] Nelms B E, Zhen H, Tomé W A. Per-beam, planar IMRT QA passing rates do not predict clinically relevant patient dose errors. Med Phys, 2011, 38(2): 1037-1044.

[43] Létourneau D, Publicover J, Kozelka J, et al. Novel dosimetric phantom for quality assurance of volumetric modulated arc therapy. Med Phys, 2009, 36(5): 1813-1821.

[44] Herzen J, Todorovic M, Cremers F, et al. Dosimetric evaluation of a 2D pixel ionization chamber for implementation in clinical routine. Phys Med Biol, 2007, 52(4): 1197-1208.

[45] Dong L, Antolak J, Salehpour M, et al. Patient-specific point dose measurement for IMRT monitor unit verification. Int J Radiat Oncol Biol Phys, 2003, 56(3): 867-877.

[46] Low D A, Dempsey J F. Evaluation of the gamma dose distribution comparison method. Med Phys, 2003, 30(9): 2455-2464.

[47] Kruse J J. On the insensitivity of single field planar dosimetry to IMRT inaccuracies. Med Phys, 2010, 37(6): 2516-2524.

[48] Sadagopan R, Bencomo J A, Martin R L, et al. Characterization and clinical evaluation of a novel IMRT quality assurance system. J Appl Clin Med Phys, 2009, 10(2): 104-119.

[49] Grevillot L, Osorio Moreno J, Letellier V, et al. Clinical implementation and commissioning of the MedAustron Particle Therapy Accelerator for non-isocentric scanned proton beam treatments. Med Phys, 2020, 47(2): 380-392.

[50] Pella A, Riboldi M, Tagaste B, et al. Commissioning and quality assurance of an integrated system for patient positioning and setup verification in particle therapy. Technol Cancer Res Treat, 2014, 13(4): 303-314.

第 10 章　重离子临床治疗及适应证

10.1　重离子治疗的适应证

重离子具有较好的剂量分布、较高的 RBE 等物理和生物学优势,在保证肿瘤组织得到高剂量照射的同时,可较好地保护毗邻正常组织。临床应用中,重离子治疗通过减少分割次数而缩短总治疗时间,通过提高疗效而改善成本增益比,因此,重离子有望成为癌症治疗的一种较为理想的技术。

由于重离子治疗中心的建造和维护成本远高于光子或质子放射治疗中心,对于这种昂贵的治疗方法而言,临床研究的数量和质量远低于光子放射治疗和质子放射治疗。当前有限的临床研究数据基本来自于国际上少数几个拥有重离子治疗中心的国家,如日本、德国、意大利和中国,临床研究主要集中于对常规光子放射不敏感肿瘤、乏氧肿瘤、复发肿瘤的再程放射治疗及某些特殊部位肿瘤的治疗方面,肿瘤包括但不限于以下类型 [1-3]:

(1) 四肢及躯干部位的骨与软组织肉瘤。已发表的关于重离子治疗骨与软组织肉瘤的临床研究,其研究对象大多数为特殊部位、不可切除或复发的肿瘤患者,如对于躯干和四肢骨肉瘤患者,由于手术切除具有较高的复发率和严重的肢体残疾率,碳离子治疗的应用给传统手术治疗带来了挑战。而对于一些特殊部位的软组织肉瘤,如四肢骨部位的肿瘤,碳离子的应用促进了肢体保留率的提高,而且无明显毒副反应发生。骶尾骨脊索瘤作为一种特殊部位、特殊类型的骨肿瘤,在生物学行为上属于低度恶性,对常规光子放射治疗抗拒,且手术难以完整切除,因此碳离子治疗成为目前骶尾骨脊索瘤最为有效的治疗手段,治疗模式包括术后碳离子治疗或单独碳离子治疗。

(2) 头颈部肿瘤 (包括颅底肿瘤)。头颈部解剖结构复杂导致手术困难、肿瘤组织学类型多样且大多数对常规光子放射治疗敏感性差,如腺癌、腺样囊性癌、黏膜恶性黑色素瘤、软组织肉瘤等,碳离子的应用让这类肿瘤患者获益明显,不仅提高了肿瘤控制率,也大大改善了患者的生活质量,目前大多数的研究结果都支持以上结论。颅底肿瘤由于解剖部位的特殊性,手术切除困难,常规光子放射治疗因危及器官所限无法给予较高剂量,而且脊索瘤和软骨肉瘤均属于常规放射抗拒肿瘤,从理论上而言,碳离子治疗对这类肿瘤具有独特的优势,因此其临床研究数据较为丰富,相关研究报道的碳离子治疗剂量为 60~72 GyE,5 年 LC 可达

70%~100%，且无严重毒副反应发生。头颈部其他特殊部位肿瘤，如涎腺肿瘤、耳部肿瘤、鼻腔鼻窦癌、口腔癌等，由于解剖结构特殊、病理类型复杂，碳离子在这类肿瘤的应用方面治疗模式多样、剂量不统一、缺乏大样本的临床研究数据。回顾各个中心发表的临床研究结果，多采用 IMRT 联合碳离子推量的治疗模式，对于复发性疾病的二程放射治疗，则采用单独碳离子照射，根据病理类型的不同，可联合化疗、分子靶向治疗等药物治疗手段。

(3) 中枢神经系统肿瘤。高级别胶质瘤多为放射抗拒肿瘤，手术切除联合替莫唑胺同步放化疗是目前主要的综合治疗模式，但其生物学特性决定了该病具有术后复发率高、化疗有效率低、临床预后差等特点，碳离子凭借其独特的放射生物学优势在高级别胶质瘤的治疗中被寄予厚望。目前碳离子在高级别胶质瘤中的临床研究方案主要为术后常规光子放射治疗后碳离子于瘤床区推量，并同步化疗，对于术后或首程放射治疗后复发肿瘤，则选择单独碳离子放射治疗。

(4) 肺癌 [4]。碳离子主要应用于非小细胞肺癌 (NSCLC)，特别是对于早期 NSCLC 具有较好的疗效，多采用大分割单纯碳离子治疗模式，在 60 GyE/4 Fx(Fx 表示分次) 的治疗模式下，LC 在 T1 期肿瘤达 98%，T2 期肿瘤达 80%，且无 4~5 级肺毒性发生。对于局部晚期 NSCLC，碳离子治疗的研究也越来越多，从剂量分割模式来说，不同于早期 NSCLC，多采用 16~20 分次的治疗，剂量为 60~72 GyE。

(5) 消化系统肿瘤 [5]。碳离子对于单发肝细胞肝癌 (HCC) 疗效显著，临床研究趋向于大分割治疗模式，特别是对于早期 HCC，多采用 52.87~60 GyE/4 Fx 的分割模式，邻近中央区肿瘤为 60 GyE/12 Fx，5 年 LC 可达 90%。碳离子治疗胆管细胞癌的数据较少，目前只有日本相关研究机构进行了报道。日本碳离子放射肿瘤研究组 (Japan Carbon-Ion Radiation Oncology Study Group，J-CROS) 报道了 56 例碳离子治疗不可手术的肝内 (27 例) 及肝门部 (29 例) 胆管细胞癌的临床结果，采用 76 GyE/20 Fx 的剂量分割模式，中位 OS 分别为 23.8 个月和 12.6 个月，总体安全性良好。结直肠癌的肝寡转移病灶是碳离子治疗的适应证之一，而且分割次数趋向于单次分割照射，53~58 GyE 的单次治疗模式对于远离肝门区的病变来说是一种有效且安全的治疗选择。碳离子治疗胰腺癌的临床研究集中于治疗模式探讨方面，对于潜在可切除胰腺癌，新辅助碳离子治疗能够显著提高手术切除率，改善局部控制率；对于局部晚期病变，J-CROS 报道了来自于日本 3 个中心的 72 例局部晚期胰腺癌，采用 52.8~55.2 GyE/12 Fx 的剂量分割模式，中位 OS 达 21.5 个月，2 年局部复发率为 24%。碳离子同步含吉西他滨方案化疗或质子及光子放射治疗后碳离子 GTV 推量模式的研究正在进行，其结果值得期待。直肠癌术后复发，特别是骶前区复发，一方面毗邻膀胱及结直肠等重要脏器，另一方面常规光子放射治疗效果较差，日本 J-CROS 的经验显示，70.4 GyE/16 Fx 或 73.6 GyE/16 Fx 的剂量模式，5 年 OS 可达 51%，LC 高达

88%, 且仅有 3 例患者出现 3 级毒性反应, 无 4~5 级毒性事件发生, 说明碳离子治疗直肠癌术后复发安全有效。

(6) 泌尿系统肿瘤。前列腺癌碳离子治疗的临床研究数据主要来自于日本, 局限期患者采用单独碳离子治疗, 而进展期病例多采用盆腔淋巴结 IMRT+前列腺及精囊腺区碳离子推量技术。J-CROS 1501 是一项来自于日本的多中心观察性研究, 纳入 2157 例患者, 高、中、低危组的 5 年无生化复发率分别为 99%、100% 和 100%, 晚期泌尿道和消化道毒性分别为 4.6% 和 0.4%, 无 3 级以上毒副反应发生。碳离子在原发性肾细胞癌的治疗中也具有良好的疗效和安全性。NIRS 报道了 19 例采用 12 分次或 16 分次 CIRT 的患者, 5 年癌症特异性生存率为 100%, 5 年 LC 为 94.1%。

(7) 妇科肿瘤。采用碳离子治疗宫颈癌的临床研究较少, 一项荟萃分析 (Meta-analysis) 汇总分析了 8 项来自于 NIRS 的临床研究, 治疗模式包括单独碳离子治疗 (全盆腔 48 GyE/16 Fx、宫颈局部推量至 72.0 GyE/24 Fx)、碳离子同步每周顺铂化疗 (74.4 GyE)、碳离子联合三维腔内近距离放射治疗 (全盆 36 GyE/12 Fx+ 宫颈局部推量 19.2 GyE/4 Fx+ 内照射), 结果显示碳离子放射治疗是一种安全有效的宫颈肿瘤治疗方法, 当剂量高于 70 GyE 时, 宫颈癌局部复发率较低。对于不可手术的子宫内膜癌, 碳离子治疗也是一种有效的治疗手段, 其经验也主要来自于日本。在 NIRS 9704 和 9404 研究中, 主要纳入不可手术和未经治疗的 I~III 期子宫内膜癌患者, 无主动脉旁淋巴结转移, 给予全盆腔照射 36 GyE/12 Fx, 局部推量至 62.4~74.4 GyE/20 Fx, 所有患者均不进行近距离治疗, 5 年 OS 和 LC 分别为 68% 和 86%。

根据美国临床试验注册网站 (www.clinicaltrials.gov) 和日本临床试验注册网站 (www.umin.ac.jp/ctr) 的信息, 目前开展碳离子治疗注册临床试验的中心有日本国立放射线医学综合研究所 (NIRS)、日本群马大学重离子医学中心、日本佐贺重离子中心 (HIMAT)、日本神奈川离子辐射肿瘤中心 (iROCK)、德国海德堡大学、中国上海市质子重离子医院和意大利国家肿瘤强子治疗中心 (CNAO)。研究类型方面, 早期开展的研究大多数为单臂 I/II 期临床研究, 近年来也开展了部分随机或非随机对照临床试验, 如日本神奈川离子辐射肿瘤中心牵头开展的 iROCK-1504LU 为一项比较碳离子治疗和外科手术治疗早期 NSCLC 的非随机、II 期对照临床试验, 其结果值得期待; 德国海德堡大学开展了直接比较质子和碳离子的系列研究, 如 HIT-1 研究为一项比较质子和碳离子治疗颅底脊索瘤的前瞻性、随机对照、III 期临床试验, ISAC 研究为一项比较质子和碳离子治疗骶尾部脊索瘤的随机对照临床试验, CSP12C 为一项比较质子和碳离子治疗颅底软骨肉瘤的随机对照临床试验, 其结果均值得期待; 另外, 上海市质子重离子医院也注册开展了非随机对照临床研究, 其中一项为比较碳离子及碳离子联合 GM-CSF 治疗肝细胞肝癌的非随机对照 Ⅱ 期临床试验，另一项为比较每分次 2.5 GyE 和 3.0 GyE 的碳离子治疗局部复发鼻咽癌的毒性差异的 I/Ⅱ 期非随机对照研究；意大利 CNAO 开展的 SACRO 研究为一项比较外科手术和碳离子治疗骶骨脊索瘤的随机对照研究。

伴随着国产碳离子治疗系统的研发进程，我国也开展了相关的碳离子治疗肿瘤临床研究。2006~2013 年，中国科学院近代物理研究所在 HIRFL 上建成碳离子治疗肿瘤装置，通过医学伦理审查，联合甘肃省肿瘤医院开展了 213 例恶性肿瘤的碳离子治癌临床前期相关研究，使得我国成为世界上第四个开展碳离子束临床治疗恶性肿瘤的国家。2018 年 4 月，武威重离子中心国产碳离子治疗系统完成第三方检测，于 2018 年 11 开展了注册临床试验，共 46 例受试者入组临床试验，病种涉及全身各个部位，治疗采用均匀扫描和点扫描两种模式，胸、腹部肿瘤治疗时采用呼吸门控技术，根据病理类型不同，分别采用 50.4~68 GyE/10~16 Fx 的剂量分割模式，治疗结束随访 12 个月，1 年 LC 为 90.6%，客观缓解率为 34.7%，仅有 1 例 (2.2%) 患者发生 3 级治疗相关晚期毒副反应。基于此研究结果，我国自主研发的碳离子治疗系统于 2019 年 10 月正式获得国家药品监督管理局的批准注册。2020 年 3 月 26 日武威重离子研究中心正式开始临床运营，并逐步开展了部分临床研究，其数据有待进一步随访。

重 (碳) 离子主要对具有下列特性的肿瘤类型的治疗更为有效：①放射抵抗性肿瘤，包括大多数类型的软组织肉瘤、骨肉瘤与恶性黑色素瘤等；②乏氧特征明显的肿瘤；③光子或质子放射治疗后局部复发的肿瘤。

技术上而言，适合光子放射治疗的大多数恶性肿瘤适应证，均可采用质子放射治疗，且目前质子放射治疗的技术较光子调强放射治疗更为精确，具更高的适形性。然而，尽管重 (碳) 离子具有更高的 RBE 且细胞杀灭效果更强，但因影响其生物学效应的因素极为复杂，不同类型、性质、细胞周期、环境 (比如乏氧与否) 的肿瘤或正常组织细胞受重离子射线照射后的生物学应答作用差异较大，并非所有的肿瘤类型都适用重离子放射治疗。比如美国劳伦斯伯克利国家试验中心的研究即显示，对分裂速度较快的肿瘤类型，如大多类型的淋巴瘤、小细胞肺癌等，重离子射线的疗效尚不及光子射线，故单一重离子射线治疗不适用于上述类型肿瘤。

目前在儿童肿瘤尤其是病发于婴幼儿的肿瘤的治疗方面，因质子治疗技术可将照射剂量集中分布于肿瘤靶区，避免了靶区外未发育或发育未完成的组织、器官 (包括骨骼) 的照射，故有效避免了光子治疗可能对儿童患者造成的后遗症，包括内分泌功能减退、骨骼发育不平衡及更为严重的电离辐射诱发的第二原发肿瘤。质子治疗是儿童肿瘤的放射治疗中最为重要的治疗技术。然而，重离子治疗技术因缺乏临床安全性和有效性的数据和经验，仍属于儿童肿瘤治疗的禁忌。

此外，根据日本学者的经验，恶性脑胶质瘤患者采用单一重离子射线治疗后，肿瘤及周围正常脑组织坏死的概率和严重程度均远超过预期，并造成了患者功能的严重损伤；许多食管癌患者在完成单一 (碳) 离子射线治疗后出现了严重的食管壁破溃或食管瘘。因此，目前临床上对诸如颅内肿瘤、食管癌等疾病，均不建议采用单一重 (碳) 离子射线治疗。

针对已经出现远处转移的恶性肿瘤患者，除了以下情况外，对原发病灶和转移病灶均不建议采用重离子放射治疗：①单一或寡 (小于等于 3 处) 转移病灶，即原发病灶完全控制且无其他转移病灶；②有限的 (通常少于 4 处) 骨或肺转移病灶有可能被全身药物治疗长期控制的鼻咽癌、前列腺癌和腺样囊性癌等少数类型肿瘤。

10.2　中国肿瘤谱内的重离子治疗适应证

上海市质子重离子医院在德国和日本学者前期实践的基础上，通过大量的前瞻性 I/II 期临床研究，确定了适合中国肿瘤谱和发病特征的重离子治疗的适应证，包括：

(1) 局部复发性肿瘤：身体各部位光子放射治疗后局部复发且未出现远处转移的鳞癌、腺癌、腺样囊性癌、软组织肉瘤等。

(2) 原发性肿瘤。①眼部肿瘤：葡萄膜恶性黑色素瘤。②眼眶内肿瘤：鳞癌、腺癌、腺样囊性癌、恶性黑色素瘤、软组织肉瘤。③颅底肿瘤：脊索瘤、软骨肉瘤、脑膜瘤。④其他头颈部肿瘤：鼻腔和鼻旁窦的鳞癌、腺癌、腺样囊性癌、恶性黑色素瘤、软组织肉瘤；鼻咽、口咽、口腔、下咽等部位的鳞癌，碳离子治疗仅限于光子或质子治疗至亚临床控制剂量后的局部加量，不可采用单一碳离子射线治疗。⑤肺癌：未扩散到胸膜和胸腔外的鳞癌、腺癌、腺鳞癌。已扩散至骨骼、大脑或肝脏的肺癌患者不采用碳离子治疗。⑥食管癌：碳离子治疗仅限于光子或质子治疗至亚临床控制剂量后的局部加量，不可采用单一碳离子射线治疗。⑦原发性肝癌。⑧胆囊癌和胰腺癌。⑨前列腺癌。⑩骨肉瘤、软骨肉瘤。⑪软组织肉瘤：除儿童肿瘤以外的各类软组织肉瘤，包括尤文肉瘤、滑膜细胞肉瘤、脂肪肉瘤、平滑肌肉瘤、横纹肌肉瘤、硬纤维瘤／侵袭性纤维瘤、恶性纤维组织细胞瘤 (malignant fibrous histiocytoma, MFH)、血管肉瘤、恶性外周神经鞘瘤 (malignant peripheral nerve sheath tumor, MPNST)、肺泡软组织肉瘤 (ASPS)、透明细胞肉瘤 (CCS) 等。

小　　结

根据重离子治疗的特点，本章总结了重离子治疗的适应证，主要包括对常规放射治疗 X 射线不敏感的放射抗拒肿瘤等，并对不同适应证的治疗方案进行了具体的分析，这对指导重离子临床治疗具有非常重要的作用。另外，在国外学者前期重离子治疗临床实践的基础之上，根据我国肿瘤谱和发病特征，给出了适合我国肿瘤谱的重离子治疗适应证，这对指导我国重离子治疗临床实践同样具有重要作用。重离子治疗适应证的依据主要来源于重离子射线在物理学、生物学以及临床方面所表现出的特性。

复习思考题

1. 依据重离子治疗的特点，重离子治疗的适应证主要包括哪些？
2. 重离子治疗在临床上所表现出的特点主要有哪些？
3. 重离子治疗为什么是儿童肿瘤治疗的禁忌？

参 考 文 献

[1] Tsujii H, Kamada T, Shirai T, et al. Carbon-Ion Radiotherapy Principles, Practices, and Treatment Planning. Tokyo: Springer, 2014.

[2] Mohamad O, Yamada S, Durante M. Clinical indications for carbon ion radiotherapy. Clinical Oncology, 2018, 30(5): 317-329.

[3] Combs S E, Debus J. Treatment with heavy charged particles: Systematic review of clinical data and current clinical (comparative) trials. Acta Oncologica, 2013, 52(7): 1272-1286.

[4] Nakajima M, Yamamoto N, Hayashi K, et al. Carbon-ion radiotherapy for non-small cell lung cancer with interstitial lung disease: A retrospective analysis. Radiation Oncology, 2017, 12(1): 144.

[5] Okazaki S, Shibuya K, Shiba S, et al. Carbon ion radiotherapy for patients with hepatocellular carcinoma in the caudate lobe carbon ion radiotherapy for hepatocellular carcinoma in caudate lobe. Hepatology Research, 2021, 51(3): 303-312.

第 11 章　重离子治疗技术展望

精准化、智能化、高效化是重离子放射治疗技术的发展方向，但具体针对我国重离子放射治疗技术发展路线，一方面应该着眼于国际重离子放射治疗技术的发展前沿，另一方面也应立足于我国当前及可预见未来的基本情况，如技术实力与市场需求等，从而合理规划我国重离子治疗技术的发展路线，实现我国重离子治疗技术从"跟跑"到"并跑"，再到"领跑"的跨越。为实现这一目标，应在以下重离子治疗技术方面开展攻关。

11.1　大力发展主流重离子放射治疗技术

重离子放射治疗照射技术大体可分为被动型和主动型两种方式。目前国际上主流的发展方向是重离子调强放射治疗技术，大力解决其中的关键技术是我们的当务之急。

重离子调强放射治疗的原理是使用笔形束流高速而准确地瞄准肿瘤区域的靶点并根据计划实施精确的剂量照射。因此，我们需要解决束流高速运动、准确瞄准以及精确照射的技术问题，具体就是从高速扫描磁铁及电源、高精度照射控制系统、高精度束流探测技术等方面进一步提高我国装置技术水平。另外，在离子束调强放射治疗中，如何对运动靶体实施准确的照射一直以来是人们关注的焦点[1]。常规手段是利用呼吸信号进行门控照射。日本发展起来的门控多次扫描 (PCR) 技术已经用于临床治疗；德国 GSI 研究的主动跟踪技术实现难度大，到目前为止还未用于临床治疗；我们针对重离子加速器的特点提出的呼吸信号引导的门控治疗，可以提高束流利用率，缩短照射时间。因此，未来我们可将此技术应用于临床治疗，也可和 PCR 技术相结合，进一步提高照射效率与精度。

治疗计划系统是放射治疗系统的大脑，一套先进的治疗计划系统软件不仅能提高放射治疗的效率，还能提高肿瘤治疗的疗效。因此，在治疗软件系统方面应该加大研发支持力度。目前，针对患者摆位误差以及离子束射程不确定性，国外治疗计划系统已经具备了鲁棒性计划的设计能力。因此，国产重离子治疗计划系统中也应增加此项功能。同时，针对运动肿瘤的治疗计划制定，需要在 4D 剂量计算的基础上考虑 4D 鲁棒优化。此外，用于剂量计算的解析算法，如笔形束算法，被越来越多地证明是有缺陷的，尤其是对于组织异质性程度较高的肿瘤，如头颈部肿瘤、肺癌等。当前，基于快速蒙特卡罗模拟的剂量计算引擎已被应用在国外质子计划系统，而重离子治疗由于具有更复杂的物理反应过程，目前还处于研究开发阶段。因此，国产重离子治疗计划系统也应该考虑改进现有剂量计算方法，实现快速且精确的剂量计算，为后续治疗计划的设计实施奠定基础。同时，利用快速蒙特卡罗方法还可实现治疗计划的剂量验证和患者特定的质量保证 (PSQA)。

重离子放射治疗的一大优势是其具有高的相对生物学效应 (RBE)。重离子治疗计划系统除了需要高精度的物理剂量计算，同时也需要一套准确可靠的 RBE 理论计算模型用于生物有效剂量的计算。我们已经构建了一套基于纳剂量学量的 RBE 理论计算模型，简称 LNDM。初步的研究表明，LNDM 对 RBE 的预测准确性与国外的 RBE 理论模型相当，甚至更好。因此，有必要加快 LNDM 在重离子治疗计划系统中实现，并投入临床检验与应用。

11.2　加大对新型治疗技术研究的支持

加大对新型治疗技术的科学研究与工程开发投入，有利于我国在重离子治疗技术领域跻身世界前沿。

11.2.1　加快固定束多角度调强放射治疗技术的研发

为了实现对肿瘤靶区的多角度照射，在常规放射治疗中通常采用旋转束流的方式。然而，建造能将重离子束绕患者旋转的机架是非常昂贵的，并且技术上也相当困难。为了规避建造旋转机架，可以考虑采用旋转患者的方式在固定束上实现多角度照射。

旋转患者放射治疗需要一整套解决方案，其中最为关键的是旋转式患者支撑装置的研发，包括旋转治疗椅、站立式患者支撑装置等。除此之外，整套解决方案中还应包括相应的患者固定装置、垂直 CT、图像引导装置及治疗计划系统等。

最后需要指出的是，研制重离子旋转机架的工作不能停止，旋转患者的放射治疗技术只是一种短期的替代方案。

11.2.2　研发重离子弧形调强放射治疗技术

在不增加皮肤等正常器官受照剂量的前提下，进一步提高肿瘤区域的剂量需要采用更多方向的射野照射。为了在传统直线加速器设备上实现类似螺旋断层放射治疗 (tomotherapy) 技术的效果，人们发明了光子弧形容积调强 (VMAT) 技术，并已运用于临床治疗。在质子放射治疗中，弧形调强放射治疗技术 [1,2] 还在研究中，重离子弧形调强放射治疗技术的研究更少。若采用重离子弧形调强放射治疗技术，可以进一步提高肿瘤靶区的生物有效剂量，这一技术有望实现肿瘤放射治疗的超低分割。

11.2.3 研发多离子调强放射治疗技术

多离子调强放射治疗技术是离子束放射治疗技术的发展前沿 [2,3]，日本 NIRS 计划开展此项技术的临床试验，目前尚未见报道。多离子治疗容易实现对 LET 分布的操控，比如让辐射抗性的肿瘤获得更大 LET 的照射，或在肿瘤的不同区域实现不同 LET 的照射，并保证生物有效剂量在肿瘤靶区的均匀分布不受影响。同时，多离子调强放射治疗有利于肿瘤靶区获得均匀的辐射质照射，从而降低 RBE 不确定性的影响。

11.2.4 研究 FLASH 治疗技术

最近几年，关于超高剂量率放射治疗技术，即 FLASH 治疗技术的话题非常热门 [4,5]。然而，对重离子束是否存在超高剂量率效益，目前的研究结果还不能给出明确的答案。因此，不管重离子束照射是否存在超高剂量率效应，利用重离子束研究 FLASH 治疗技术及潜在的生物物理机制都是有必要的。

11.2.5 研发重离子治疗中的图像引导与射程监测技术

精确的重离子束流配送离不开图像引导技术，因此有必要加大对图像引导技术的研发投入。基于磁共振的图像引导技术已经在光子治疗中得到临床应用，尽管在质子和重离子领域，磁共振图像引导技术还处在研究阶段，但其非常有可能在不久的将来用于质子或重离子治疗中。

在探测离子束在体内的射程方面，基于瞬发光子的成像技术被认为比 PET 成像技术更具有实时性优势 [1,5]。离子束 CT 技术可以降低离子束在体内的射程不确定性。将高、低双能离子束分别用于成像和治疗，也可以减少离子束在体内分布的不确定性，使得离子束照射更精准。采用相同荷质比的混合离子束 (如 ^{4}He^{2+} 和 ^{12}C^{6+})，少量的较轻离子作为探针，可实时探测离子束在体内的射程变化并获得患者动态解剖影像。这些技术虽各有优缺点，但都值得我们去探索研究。

11.3 研究新型的重离子治疗计划技术

重离子放射治疗在生物学效应方面存在很大的不确定性，目前所有用于重离子放射治疗的 RBE 模型都不能完全描述重离子在体内的生物学效应。在传统光子放射治疗中，物理吸收剂量可以作为辐射生物学效应的唯一指标，而在重离子放射治疗中，辐射生物学效应不再单独依赖于重离子物理吸收剂量，还和其他物理量相关，如 LET、离子种类等。单一的微剂量学量或纳剂量学量也不能表征重离子束的辐射品质，因此在治疗计划系统里纳入某一种辐射质进行计划优化的方法并不一定可靠。由于放射生物学效应的复杂性，在多维度或多尺度建立辐射生物学效应模型，并用于重离子治疗计划的设计，或许是降低重离子放射治疗生物学效应不确定性的一个有效手段。

11.4　加快人工智能技术在重离子治疗中的应用研究

人工智能 (AI) 技术在医学图像处理中已经有很多的应用，在放射治疗计划设计中的组织器官的分割、靶区的勾画以及剂量分布的预测等方面都取得了巨大的成功，使得治疗计划设计的自动化程度得到了显著的提高。在重离子放射治疗技术中如何进一步应用 AI 技术，提高重离子放射治疗技术的智能化程度是当前的一个重要研究方向。可喜的是，利用 AI 技术实现由 DR 单视图生成三维 CT 图像已经取得显著的进展，这使得利用重离子治疗中现有的图像引导技术实现自适应放射治疗成为可能。另外，利用 AI 技术的不同模态医学图像的相互预测也为重离子自适应放射治疗的快速实现提供了可能。在重离子生物适形调强放射治疗技术的开发中，AI 技术的应用也会加快其实现的可能。总之，AI 技术在智能化重离子治疗技术的研发中发挥着至关重要的作用，应当在今后重离子治疗技术的研发中加以重视。

小　　结

精准化、智能化、高效化是重离子放射治疗技术的发展方向，本章针对重离子放射治疗技术的这些发展方向，对重离子治疗技术进行了展望，目的在于引领重离子治疗技术的发展，使得重离子治疗在整个放射治疗领域更具竞争力，且使重离子治疗的优势得以充分发挥，最大程度地提高重离子治疗的效果，进一步降低对正常组织的损伤。重离子治疗是放射治疗领域最具活力的研究方向，充满了希望，值得各界人士关注并加以充分利用。

复习思考题

1. 重离子治疗技术的发展方向是什么？
2. 如何才能保证我国在重离子治疗研究领域的前沿地位？
3. 如何看待人工智能技术在重离子治疗技术中的应用？

参 考 文 献

[1] Durante M, Debus J, Loeffler J S. Physics and biomedical challenges of cancer therapy with accelerated heavy ions. Nature Reviews Physics, 2021, 3(12): 777-790.

[2] Loeffler J S, Durante M. Charged particle therapy—Optimization, challenges and future directions. Nature Reviews Clinical Oncology, 2013, 11(7): 411-424.

[3] Ebner D K, Frank S J, Inaniwa T, et al. The emerging potential of multi-ion radiotherapy. Frontiers in Oncology, 2021, 11(2): 624786.

[4] Kirkby K J, Kirkby N F, Burnet N G, et al. Heavy charged particle beam therapy and related new radiotherapy technologies: The clinical potential, physics and technical developments required to deliver benefit for patients with cancer. British Journal of Radiology, 2020, 93(1116): 20200247.

[5] Graeff C, Volz L, Durante M. Emerging technologies for cancer therapy using accelerated particles. Progress in Particle and Nuclear Physics, 2023, 131(7): 104046.

后　　记

　　《离子治疗中的医学物理学》一书终于付梓，作为编者，我们心中充满了感激与欣慰。这本书的完成，离不开众多同仁、朋友和机构的支持与帮助。在此，我们谨向所有为本书做出贡献的人致以最诚挚的谢意。

　　首先，我们要特别感谢参与本书评审的各位专家。你们的专业意见和宝贵建议，不仅帮助我们完善了书稿的内容，也提升了本书的学术价值。你们的严谨态度和无私奉献，是本书得以顺利出版的重要保障。

　　其次，我们要感谢中国科学院近代物理研究所和中国科学院大学领导对本书的高度重视和大力支持，你们的远见卓识和对学科发展的支持，为本书的出版创造了良好的条件。你们的关怀与鼓励是我们前行的动力，也让我们深感责任重大，也激励我们不断追求卓越。特别感谢中国科学院近代物理研究所教育处和中国科学院大学核科学与技术学院的老师们。你们的支持与指导，为本书的编写提供了坚实的后盾。无论是资源的调配，还是学术氛围的营造，你们都给予了我们极大的帮助。

　　特别值得一提的是，本书的编写离不开一群勤奋而富有才华的学生及其他人员。他们在资料整理、数据分析、图表绘制以及文字校对等方面付出了大量的心血。以下是参与本书编写工作的学生及其他人员名单 (按姓氏笔画排序)：

石峰 (中国科学院近代物理研究所客座研究员/上海大图医疗科技有限公司)：参与第 5 章撰写与校对工作。

李佳昕：参与第 1 章的部分内容撰写与图表绘制。

俞博毅：参与第 3 章的图表绘制。

高菲妃：参与第 1 章的数据收集分析与图表绘制。

高玉婷：参与第 3 章的图表绘制及部分内容撰写。

戴天缘：第 4 章的部分内容撰写。

　　你们的努力与付出，为本书增添了光彩。希望你们在未来的学术道路上继续发光发热，为医学物理学的发展贡献更多力量。

　　最后，我们要感谢我们的家人和朋友。你们的理解与支持，是我们能够全身心投入编写工作的最大动力。你们的陪伴与鼓励，让我们在繁忙的工作中依然感受到温暖与力量。

　　本书的出版，既是对离子治疗领域医学物理学研究成果的一次总结，也是对